甲状旁腺疾病诊疗

主审　田　文

主编　吕　晶

郑州大学出版社

图书在版编目(CIP)数据

甲状旁腺疾病诊疗 / 吕晶主编. — 郑州：郑州大学出版社，2023.4
ISBN 978-7-5645-9500-5

Ⅰ. ①甲…　Ⅱ. ①吕…　Ⅲ. ①甲状旁腺疾病 – 诊疗　Ⅳ. ①R582

中国国家版本馆 CIP 数据核字(2023)第 061581 号

甲状旁腺疾病诊疗

JIAZHUANGPANGXIAN JIBING ZHENLIAO

策划编辑	张　霞		封面设计	苏永生
责任编辑	刘　莉		版式设计	苏永生
责任校对	张彦勤		责任监制	李瑞卿

出版发行	郑州大学出版社		地　　址	郑州市大学路 40 号(450052)
出 版 人	孙保营		网　　址	http://www.zzup.cn
经　　销	全国新华书店		发行电话	0371-66966070
印　　刷	河南瑞之光印刷股份有限公司			
开　　本	850 mm×1 168 mm　1 / 16			
印　　张	14.5		字　　数	382 千字
版　　次	2023 年 4 月第 1 版		印　　次	2023 年 4 月第 1 次印刷

书　　号	ISBN 978-7-5645-9500-5		定　　价	198.00 元

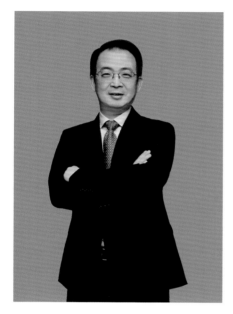

田文,教授,主任医师。中国人民解放军总医院普通外科医学部甲状腺(疝)外科主任。

现任中国医师协会医学科普分会副会长、中国医师协会外科医师分会甲状腺外科医师委员会主任委员,中国研究型医院学会甲状腺疾病专业委员会主任委员,中华医学会外科学分会疝与腹壁外科学组副组长。

国内甲状腺外科及疝与腹壁外科领域学术带头人,组织牵头制定和参与编写甲状腺领域、疝与腹壁外科相关临床指南和专家共识近30篇。获军队、省部级科学技术进步奖一等奖、二等奖多项。牵头编写及录制卫健委甲状腺系列教学录像。主编、主译专著 10 部。现任学术期刊 *Annals of Thyroid* 主编及《中华内分泌外科杂志》《中华疝和腹壁外科杂志》副主编。以第一作者和通讯作者发表文章 100 多篇。

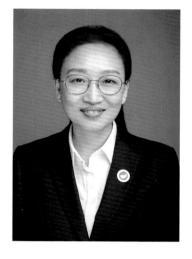

吕 晶，九三学社社员，郑州大学附属郑州中心医院甲状腺及甲状旁腺诊疗中心主任，主任医师。

学术任职

中国研究型医院学会甲状腺疾病专业委员会常务委员，河南省健康科技学会甲状腺乳腺腔镜专业委员会第一届主任委员，河南省健康科技学会乳腺专业委员会第一届常务委员，河南省抗癌协会乳腺癌专业委员会委员，河南省生命关怀协会乳腺癌专业委员会第一届委员会常务委员，河南省预防医学会乳腺保健与疾病防治专业委员会常务委员，河南省医院协会乳腺疾病管理与创新分会第一届常务委员，河南省医师协会首届甲状腺及甲状旁腺疾病专业委员会副主任委员，河南省中西医结合学会甲状腺疾病分会常务委员，河南省医学会甲状腺外科学分会第一届委员会委员，河南省药理学会甲状腺药理专业委员会副主任委员，中国抗癌协会康复会学术指导委员会委员。

专业特长

擅长甲状腺及甲状旁腺良恶性肿瘤的诊断治疗、颈部肿瘤的诊断治疗，擅长甲状腺良性肿瘤射频消融术、腔镜甲状腺及甲状旁腺手术、腔镜辅助小切口甲状腺手术、甲状腺癌颈淋巴结清扫术。

擅长乳腺良恶性肿瘤诊断治疗，擅长乳腺肿瘤微创旋切术、乳腺癌根治及保乳手术、乳腺再造整形手术、乳腺癌综合治疗。

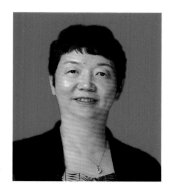

张凌,女,中日友好医院肾内科二级主任医师。学术任职:中国研究型医院学会血液净化专业委员会 CKD-MBD 学组组长,中国医院协会血液净化中心管理分会常委,中国非公立医疗机构协会肾脏病透析专业委员会国际交流与合作学组副组长,中国老年保健医学会老年骨质疏松分会常委,北京医师协会血管通路分会常委,北京医师协会肾脏内科分会理事,北京医学会健康管理学分会委员。

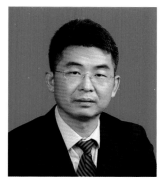

程靖宁,男,医学硕士,中日友好医院耳鼻喉头颈外科主任医师。学术任职:中国医师协会微无创委员会委员,中国研究型医院学会甲状旁腺及骨代谢疾病专业委员会委员,北京肿瘤学会理事委员,北京癌症防治学会头颈肿瘤 MDT 专业委员会委员,中国医疗保健国际交流促进会甲状腺疾病分会青年委员,中国中西医结合耳鼻喉委员会颅底肿瘤综合专家委员,国家药品监督管理局有源植入器械分类评审专家等。

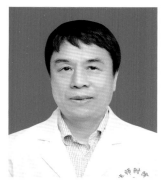

郑丰,男,博士研究生导师,华东师范大学医学与健康研究院特聘教授,华东师范大学附属芜湖医院常务副院长。学术任职:第三届中国病理生理学会肾脏病专业委员会常务委员,中国生理学会肾脏专业委员会委员,整合生理学专业委员会委员。在国内外杂志上发表论文 120 多篇。获得国内外发明专利多项,2015 年出版专著《老年肾脏病诊治的重点与难点》,获中华医学科技奖一等奖和国家科学技术进步奖一等奖等。

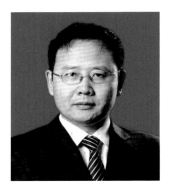

　　韩志江,男,医学博士,浙江大学医学院附属杭州市第一人民医院放射科主任医师,科室副主任,硕士研究生导师。学术任职:中华医学会放射学分会第十六届委员会头颈学组 Youth Club 成员,中华医学会放射学分会第十六届委员会医学影像教育工作组成员,中国医疗保健国际交流促进会甲状腺疾病分会委员,中国抗癌协会甲状腺癌专业委员会委员,中国研究型医院学会甲状腺疾病专业委员会委员,浙江省数理医学会甲状腺疾病专业委员会副主任委员,浙江省抗癌协会甲状腺癌专业委员会委员,浙江医师协会甲状腺疾病专业委员会委员。

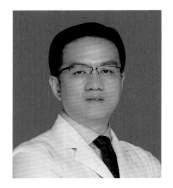

　　张青松,男,医学硕士,郑州大学附属郑州中心医院甲状腺及甲状旁腺诊疗中心副主任医师。学术任职:中国研究型医院学会甲状腺疾病专业委员会委员,河南省健康科技学会甲状腺乳腺腔镜专业委员会副主任委员,河南省医学会甲状腺外科分会青年委员会委员,河南省医师学会甲状腺及甲状旁腺专业委员会委员,河南省抗癌协会甲状腺专业委员会委员。

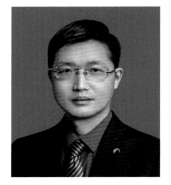

　　陈征,男,医学硕士。郑州大学附属郑州中心医院甲状腺及甲状旁腺诊疗中心副主任医师。学术任职:河南省健康科技学会甲状腺乳腺腔镜专业委员会常务委员,河南省医学会甲状腺专业委员会委员,河南省医师协会甲状腺(甲状旁腺)专业委员会委员,河南省中西医结合学会甲状腺疾病专业委员会委员,河南省健康科技学会甲状腺及甲状旁腺专业委员会委员。

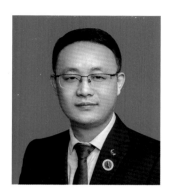

钱跃军,男,医学硕士,郑州大学附属郑州中心医院甲状腺及甲状旁腺诊疗中心副主任医师。学术任职:中国抗癌协会肿瘤微创治疗专业委员会乳腺学组委员,河南省抗癌协会乳腺专业委员会青年委员,河南省健康科技学会甲状腺及甲状旁腺专业委员会委员,河南省健康科技学会甲状腺乳腺腔镜专业委员会秘书,河南省中西医结合学会甲状腺疾病分会青年学组委员。

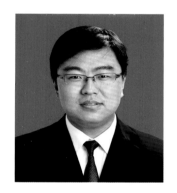

董汉华,男,医学硕士,郑州大学附属郑州中心医院甲状腺及甲状旁腺诊疗中心副主任医师。学术任职:河南省健康科技学会甲状腺乳腺腔镜专业委员会常委,河南省医师协会青年委员会委员等。主要研究方向:乳腺、甲状腺及甲状旁腺疾病的诊治及手术治疗,发表医学学术论文10余篇。

张青松　郑州大学附属郑州中心医院

张卓恒　郑州大学附属郑州中心医院

张俊妍　华东师范大学医学与健康研究院

张棕帆　郑州大学附属郑州中心医院

陈　国　郑州大学附属郑州中心医院

陈　征　郑州大学附属郑州中心医院

郑　丰　华东师范大学医学与健康研究院
　　　　华东师范大学附属芜湖医院

赵　悦　郑州大学附属郑州中心医院

赵亚通　郑州大学附属郑州中心医院

赵亚鹏　郑州大学附属郑州中心医院

赵伟新　郑州大学附属郑州中心医院

赵芳芳　华东师范大学医学与健康研究院

赵海舟　郑州大学附属郑州中心医院

钱跃军　郑州大学附属郑州中心医院

郭　丽　郑州大学附属郑州中心医院

黄永杰　郑州大学附属郑州中心医院

曹琼亚　郑州大学附属郑州中心医院

谌童童　郑州大学附属郑州中心医院

董汉华　郑州大学附属郑州中心医院

董美霞　郑州大学附属郑州中心医院

敬广霞　郑州大学附属郑州中心医院

韩志江　浙江大学医学院附属杭州市第一人民医院

程靖宁　中日友好医院

内容提要

　　本书受郑州大学附属郑州中心医院甲状腺及甲状旁腺诊疗中心临床工作中遇到的各类问题的启发,结合近年甲状旁腺疾病诊疗的相关文献及本科室的实践经验,联合肾内科、耳鼻喉科、麻醉科、超声科、核医学科、放射科、检验科、病理科等多个相关科室经验丰富的实践者撰写而成。本书依次介绍了甲状旁腺疾病的历史、现状,以及各种甲状旁腺疾病的流行病学、发病机制、诊断、治疗,旨在使甲状旁腺疾病的诊疗更加规范化。本书图文并茂,以精练易懂的文字结合经典病例及罕见病例,使内容更加形象化,为相关专业人员提供借鉴参考,也可作为科普读物便于大众学习甲状旁腺的相关知识。

序 言

　　甲状旁腺相关疾病是因甲状旁腺激素增多或减少而引起的全身多系统反应的一类疾病,已成为我国常见内分泌疾病之一。甲状旁腺疾病的临床表现多种多样,发病早期症状多不典型。由于人们对甲状旁腺疾病认识的不足,其在各级医院都存在漏诊、误诊的情况。

　　近年来,随着甲状旁腺相关病理生理、影像学、核医学、外科技术等关键诊疗技术的迅速发展,甲状旁腺疾病的诊治水平得到较大的提升。目前临床上非常系统及实用的甲状旁腺疾病的专著比较缺乏,吕晶教授主编的《甲状旁腺疾病诊疗》一书是一部从基础、临床、诊断、治疗、预防等方面出发,结合临床实践、研究前沿、诊疗技术、众多国内外指南及研究进展而编写的专著。

　　《甲状旁腺疾病诊疗》一书是作者结合近年甲状旁腺疾病诊疗的临床实践及相关文献,与肾内科、耳鼻喉科、麻醉科、超声科、核医学科、放射科、检验科、病理科等多个相关科室经验丰富的实践者联合撰写而成。本书依次介绍了甲状旁腺疾病的诊疗历史、现状,以及各种甲状旁腺疾病的流行病学、发病机制,旨在使甲状旁腺疾病的诊疗更加规范化。本书图文并茂,以精炼易懂的文字结合经典病例及罕见病例,为相关专业人员提供借鉴参考;也可作为科普读物,便于大众了解甲状旁腺的相关知识,实用性强。相信此书能为甲状旁腺疾病的诊疗规范化做出贡献!

中国医师协会外科分会甲状腺外科医师委员会主任委员

中国研究型医院学会甲状腺疾病专业委员会主任委员

中华医学会外科学分会疝与腹壁外科学组副组长

中国医师协会科学普及分会副会长

中国人民解放军总医院普外医学部甲状腺疝外科主任

2022 年 12 月

随着科技的发展和健康观念的改变,甲状旁腺疾病的发病率和发现率逐年增加,已成为一种常见的内分泌疾病。甲状旁腺是人体中调节钙、磷代谢最重要的器官,其疾病可累及骨骼、泌尿、消化、心血管、神经肌肉等多个系统,且临床表现极复杂,发病早期可能并无症状,加上临床医生对甲状旁腺认识不足,漏诊、误诊情况相当严重。在临床上,尤其令人痛心的是本可以早期手术治疗的病例,由于没有得到及时的治疗,到了终末期,形成了无法挽回的残疾,这种病例比比皆是,尽己所能减少此类现象的发生是我们撰写本书的初衷。当然,早期成功救治的病例也给了我们极大的鼓励,患者手术治疗后能重返生活和工作岗位,由此我们也体会到了治病救人的深刻含义。

由于甲状旁腺疾病累及全身多个系统,其诊断、治疗需要多学科协作(MDT),涉及内分泌科、肾内科、超声科、核医学科、麻醉科、骨科、检验科等。随着人们对甲状旁腺疾病认识的进一步提高,国内多家三级甲等医院成立了甲状旁腺功能亢进症 MDT。所以总结经验,普及甲状旁腺疾病知识非常有必要。

近年来,随着对甲状旁腺疾病研究的不断深入,人们在分子生物方面和外科手术、术后管理方面有了新的认识。我们有幸邀请到国内在甲状旁腺疾病方面颇有建树的郑丰院长、张凌教授、程靖宁教授和韩志江教授编写甲状旁腺的基础、继发性甲状旁腺功能亢进症、CT 检查。这些教授的加盟是本书的最大亮点。编者在查阅大量文献的基础上,进行了反复斟酌和修改,撰写出本书,希望本书能给予临床医生更大的帮助,提高甲状旁腺疾病的诊疗水平。

郑州大学附属郑州中心医院甲状腺及甲状旁腺诊疗中心主任

中国研究型医院学会甲状腺疾病专业委员会常务委员

河南省健康科技学会甲状腺乳腺腔镜专业委员会第一届主任委员

河南省医师协会首届甲状腺及甲状旁腺疾病专业委员会副主任委员

河南省医学会甲状腺外科学分会第一届委员会委员

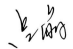

2022 年 12 月

目 录

第一章

甲状旁腺简介

甲状旁腺是我们人体中最小、发现最晚的器官。甲状旁腺分泌的激素对维持生命的基本元素钙和磷的代谢至关重要。人们对于甲状旁腺的存在和其分泌物即甲状旁腺激素（parathyroid hormone，PTH）作用方式的了解有着漫长的历史，在长期的研究中，与其他医学领域的研究一样，有着引人注目的故事。

一、甲状旁腺的早期认识

甲状旁腺最早的发现伴随着偶然。1850 年，当时英国皇家外科学院教授兼博物馆保护人 Richard Owen 对犀牛进行尸检时发现，"一个小而紧凑的黄色腺体附着在静脉出现处的甲状腺"，并于 1952 年发表。Cave 在 1953 年指出，Richard Owen 是第一个发现这些腺体的人。但是真正认识甲状旁腺的还是始于 Sandström 的发现，他是瑞典的解剖学家和组织学家，早在 1880 年，他在一篇论文中写道："大约 3 年前，我在一只小狗的甲状腺上发现了一个微小的生长物，几乎没有大麻种子那么大，它与腺体位于同一个组织囊内，尽管它的不同之处在于其较浅的颜色。"随后他继续对猫、牛、马和兔子进行比较解剖学研究，同时并对甲状旁腺有了详细的描述："尽管腺体通常通过软结缔组织与甲状腺结合，但它们通常可以靠着其囊移动。许多腺体是与甲状腺囊分离的明确的脂肪小叶。每个腺体都有一个或多个来自甲状腺下动脉的小动脉分支，在间质组织中通常有相当多的脂肪细胞，并且可能数量众多，以至于腺体的实质只出现在脂肪之间的空间中。"最后他进行了 50 次的人类尸体解剖，在其中 43 人的颈部发现了 4 个腺体，但其位置、形状和颜色在人体上不尽相同，他将这些结构命名为"glandulae parathyroidea"。在那个年代他并不知道甲状旁腺有什么功能，更不知道其分泌的 PTH 的作用机制。只是预测未来的病理学家将在这个组织中发现肿瘤。

在 Sandström 的发现随后的十多年里，人们对甲状旁腺的研究并不多，法国生理学家 Eugene Gley 在研究甲状腺时发现了 Sandström 的报道，同时对动物进行实验时，发现甲状腺手术后，动物有时会发生致命性的抽搐,结合 Sandström 的报道,提出甲状旁腺具有重要的功能,这一研究成果的发现开启了医学工作者对这一重要器官的研究。

二、甲状旁腺功能的研究

19 世纪 70 年代末,著名的维也纳外科医生 Theodor Billroth 教授的助手之一,Anton Wolfler 完成了 1 例甲状腺手术后,他描述了患者发生的一个不寻常的现象:患者经历了痉挛性抽搐和肌肉痉挛,双手处于助产手的状态。在此之前,Theodor Billroth 教授进行了 38 例甲状腺手术,其中有 10 例患者经历了术后抽搐,甚至死亡,因此甲状腺手术被放弃,经过了 10 年,再次启动该手术仍然出现不寻常的事件。Theodor Billroth 教授因为很多创新的外科手术而闻名,但他发现的这种新的并发症成了一个全新的研究领域。其实这些甲状腺术后的并发症与 Sandström 解剖时发现的微小腺体相关联。这也开启了在人体上对甲状旁腺的研究,毕竟这些细小的颗粒关系到术后严重的并发症,甚至死亡。

病理学家冯·雷克林豪森(Von Recklinghausen)的发现值得进一步提及,在纪念 Rudolph Virchow 70 周年诞辰发表的纪念文集中,他描述了几位患有骨骼疾病的患者,其中一位患者有骨折史,其骨骼中的钙浓度低于正常值,并被结缔组织和囊肿部分替代,他的骨架看起来就像一块瑞士奶酪。Von Recklinghausen 将这种情况命名为纤维囊性骨炎,并指出甲状腺左侧有一个"小红棕色的淋巴结",此描述符合病理性的甲状旁腺,但他没有将 Sandström 的发现与自己的发现联系起来。毫无疑问,这只是一个历史奇观,因为甲状旁腺疾病与世界一样古老:Denninger 于 1931 年在伊利诺伊州的史前骨骼上发现了囊性纤维性骨炎的特征性迹象。

在当时,颈部手术后患者经常出现抽搐,对于造成这种现象的原因有不同的理论:部分人认为这仅由于甲状旁腺组织的缺失,其他人则认为是由于甲状腺的去除,还有些人认为是以上两种原因的结合。Erdheim 对 3 例甲状腺术后死于抽搐的患者的整个颈部区域进行了完整的显微检查,没有发现残留的甲状旁腺组织。同时,Erdheim 通过破坏大鼠甲状旁腺组织,而不伤害甲状腺,观察到:部分切除甲状旁腺的大鼠,其前牙变色,因为老鼠的门齿在整个生命过程中会持续生长,因此他确定,如果留下足够的甲状旁腺组织,钙则可以沉积在大鼠生长的牙齿中。这也揭示了甲状旁腺与钙的关系,只是人们不知道其中的机制罢了。在随后的几十年里,这一机制逐渐被人知晓。

三、甲状旁腺功能异常的发现

甲状旁腺功能异常的发生和治疗进展将在本书后面章节有详细描述和讨论。在此,我们仅简要报道甲状旁腺肿瘤引起的早期病例,以了解当时人们对甲状旁腺肿瘤的认识和处理。

在 Sandström 发现甲状旁腺后大约 20 年,有几个孤立的甲状旁腺肿瘤病例。据报道,1900 年 DiSanti 首次记载了一个病例,肿瘤非常大,但是"没有达到癌症诊断标准"。

早在 1742 年,法国医生 Bevan 向皇家学会提交了一篇论文,题为《一个女性骨骼变得柔软而有弹性的非凡案例的描述》，发现骨病与"经常大量排尿""四肢虚弱和疼痛使她只能卧床不起"有关。这名患者在 40 岁时去世，尸检的描述非常有趣："她健康时有 5 英尺（约 1.5 m）高，在她死后测量，她身高只有 3 英尺 7 英寸（约 1.1 m）。"

Askanazy 于 1903 年在对一例患有骨折和骨软化症的男性进行尸检时发现了靠近甲状腺左侧的肿瘤，他认为这可能是甲状旁腺肿瘤。比利时外科医生 C. Goris 首次报道了 1 例甲状旁腺肿大经手术切除的病例。从 Goris 的报道中可以看出，他此前也进行过甲状旁腺手术，因为他指出"肿大的甲状旁腺肯定并不罕见，但是它也并非寻常的肿瘤"。

随后几年有大量关于甲状旁腺肿大与骨病之间关系的报道。1915 年，Schlagenhaufer 在维也纳的一次会议上建议，如果甲状旁腺肿大，应该将其切除。

1925 年，Felix Mandl 在维也纳比尔罗斯的老诊所第二外科诊所进行了第一次成功的手术。他为电车售票员 Albert Gahne 进行了手术，38 岁的 Gahne 因骨病（多处囊肿）、股骨骨折、肾结石、疲劳和骨骼疼痛而入院，他无法行走、坐下或站立，用甲状旁腺提取物治疗失败。然后，Mandl 按照 Erdheim 的理论，从一名事故受害者身上移植了新鲜的甲状旁腺组织，他因此受到批评，因为他没有在组织学上证实移植的组织类型。最后，Mandl 从颈部切除了一个甲状旁腺肿瘤，患者又开始挂着拐杖走路了。几年后，Gahne 因再次复发而再次接受了手术，但他在手术后死亡。

1928 年，美国巴恩斯医院的 Isaac Olch 进行了第一次成功的甲状旁腺肿瘤切除术。患者为 Elva Dawkins 夫人，56 岁，有 9 年的尿路结石、肌肉无力、自发性骨折和骨肿瘤病史，血清钙非常高。Olch 医生切除了她左侧甲状腺下极一个直径为 3 cm 的腺瘤。她在经历短暂的术后低钙血症后完全康复。

四、甲状旁腺激素提取及其与钙的联系

在 Sandström 发现甲状旁腺近 50 年以后，甲状旁腺的功能最终被确定。随着甲状旁腺病变的进一步发现，以及更多的动物实验的研究，人们对甲状旁腺的研究开启了新篇章。

法国生理学家 Gustave Moussu 是首先发现马甲状旁腺提取物可以治疗犬颈部手术后抽搐的科学家之一。

1905 年约翰斯·霍普金斯大学一名年轻的病理学家 William MacCallum 将甲状腺提取物给予去除了甲状旁腺的犬，发现其治疗抽搐的效果有所不同，有的病例效果很好，而有的病例却没有效果。同时他还报道了甲状旁腺切除犬的血钙水平大约低于正常犬的 1/2。

1924 年，加拿大一名大学教授 James B. Collip 报道，他已经成功地从甲状旁腺提取物中生产出了一种活性激素，可用于预防甲状旁腺切除后的抽搐。他还成功地用提取物治疗了一名肌肉抽搐的男孩，并且证明大剂量会引起纤维囊性骨炎。Collip 将这种新激素命名为甲状旁腺激素（PTH）。

关于钙的认识，不得不提起 19 世纪 80 年代初英国伦敦大学医学院 Sidney Ringer 医生使用分离的青蛙心脏来研究血液中含有的不同物质对心脏收缩能力的影响。Sidney Ringer 的实验表明，钙具有激素样效应，并像"第一信使"一样启动生理效应，没有钙，心脏很快停止跳动，处于挛缩状态，即"水性肌抽搐"；只有当溶液中存在钙时，心腔才可以扩张，心脏才可以正常工作。

1923 年,挪威生理学家 Harald Salvesen 发表了一篇文章,描述了在犬身上进行的系列实验,得出了以下结论:甲状旁腺功能不全的特征是血钙水平降低,当更多的腺细胞被去除时,此现象更显著。这些研究表明,甲状旁腺控制钙代谢,不仅肌肉和神经的功能受到影响,而且其他器官的功能也受到影响。

五、甲状旁腺研究新热点

随着临床对甲状旁腺功能认识的进一步深入,现代医学掌握了这个内分泌腺体新的基础知识和临床价值。甲状旁腺主要产物 PTH 被分离出来,并进行测序、分析和克隆,其合成和分泌受钙和 1,25-二羟维生素 D_3[1,25(OH)$_2D_3$]调节,骨和肾脏是其主要作用的靶器官。甲状旁腺激素相关蛋白(PTHrP)最早作为一种引起恶性肿瘤患者出现高钙血症的蛋白被发现,随着研究的深入,发现 PTHrP 和 PTH 是具有多种生物效应的多功能因子,这是该领域令人激动的新进展。最近克隆出一个 PTH 和 PTHrP 共同受体,这是一项令人震惊的成果,正如所设想的一样,PTH 与 PTHrP 可以利用多种第二信使,并且可能与多个受体相互作用。

在临床上,我们看到了原发性甲状旁腺功能亢进症的演化进展,开始了解这种疾病的分子特点。假性甲状旁腺功能减退症也逐渐被认识,现在认为其主要是由 G 蛋白缺乏所致。甲状旁腺功能减退症的自身免疫和分子特征已经被发现,并进行了研究。对与肾衰竭相关的继发性甲状旁腺功能亢进症的病理生理学的新认识将直接影响该疾病的管理和临床预后。现在认为 PTH 在骨骼的合成代谢中有重要的意义,提示其可能作为治疗骨质疏松症的药物。这份简要的概述充分说明甲状旁腺领域发展迅猛。

(董汉华　赵海舟)

参考文献

[1]约翰·P.毕勒兹凯.甲状旁腺基础与临床[M].3 版.何向辉,张平,朱梅,等译.天津:天津科技翻译出版有限公司,2021.

[2]COLLIP J B,CLARK E P. Further studies on the physiological action of a parathyroid hormone[J]. J Biol Chem,1964,239:2852-2857.

[3]DADAN J,NOWACKA A. A journey into the past——the history of thyroid surgery[J]. Wiad Lek,2008,61(1/2/3):88-92.

[4]DENNINGER H S. Osteitis fibrosa in a skeleton of a prehistoric American Indian[J]. Arch Path,1931,11:939-947.

[5]DUBOSE J,RAGSDALE T,MORVANT J. "Bodies so tiny":the history of parathyroid surgery[J].

Curr Surg,2005,62(1):91-95.

[6]ERDHEIM J. Über tetania parathyreopriva[J]. Wien Klin Wochensch,1906,19:716-717.

[7]GLEY E. Sur les fonctions du corps thyroid[J]. Compt Rend De Socde Biol,1891,3:843-842.

[8]MACCALLUM W G,VOEGTLIN C. On the relation of the parathyroid to calcium metabolism and the nature of tetany[J]. Buli Johns Hopkins Hosp,1908,19:91-92.

[9]RASMUSSEN H,WESTALL R G. The partial purification of parathyroid hormone by means of ultrafiltration and displacement chromatography[J]. Biochem,1957,67(4):658-663.

[10]ROWLANDS B C. Hyperparathyroidism:an early historical survey[J]. Ann R Coll Surg Engl,1972,51(2):81-90.

[11]SCHLAGENHAUFER F. Zwei falle von parathyroideatumore[J]. Wien Klin Wschr,1915,28:1362.

[12]TERRIS D J, DUKE W S, PASIEKA J L. Parathyroid surgery:fundamental and advanced concepts[M]. San Diego CA:Plural Publishing,2014.

第二章

甲状旁腺的基础

第一节　甲状旁腺胚胎学

一、胚胎发生的起源

甲状旁腺是进化相对保守的器官。鱼类咽和两栖动物具有甲状旁腺相关的细胞或结构。鱼类咽表达甲状旁腺激素（PTH），其中鳕鱼和鳗鱼的垂体中存在甲状旁腺激素样因子。两栖动物才开始出现甲状旁腺结构，甲状旁腺可能是两栖动物咽转化的结果。哺乳动物中甲状旁腺与胸腺、甲状腺、滤泡旁细胞都来源于胚胎咽囊内胚层。人类甲状旁腺起源于第三和第四咽囊内胚层，但也可能来源于外胚层和神经嵴。除主要的甲状旁腺外，人类在发育过程还会产生多个小型甲状旁腺簇。通常85%～95%的人含有4个甲状旁腺：上甲状旁腺起源于第四咽囊内胚层，与甲状腺侧叶密切相关；下甲状旁腺起源于第三咽囊内胚层和神经嵴细胞形成的甲状旁腺胸腺原基，与胸腺密切相关。由于胸腺进入上纵隔的过程较长，下甲状旁腺和胸腺的关系解释了下甲状旁腺异位的原因。

妊娠期第五到第六周，第三对咽囊背侧上皮细胞增生，形成细胞团，分化为下甲状旁腺，腹侧上皮细胞增生分化为胸腺；第四咽囊背侧翼的内胚层分化为上甲状旁腺，腹侧翼分化为后鳃体。妊娠第七周时，上、下甲状旁腺向内侧和下方迁移，上甲状旁腺最终位于甲状腺的后表面，胸腺/甲状腺原基继续沿尾腹内侧方向向前胸腔移动，直到阻滞在甲状腺尾侧的背侧。在此期间，甲状旁腺区域与胸腺的头部相连，当胸腺沿着甲状腺外侧通过时，甲状旁腺分离并保持在甲状腺附近，胸腺则继续迁移到前纵向与对侧胸腺叶相连。

成人甲状旁腺的发育与咽部解剖位置排序不一致，因为下甲状旁腺起源于第三咽囊，上甲状旁腺起源于第四咽囊。上甲状旁腺位于甲状腺叶中间部分后表面,通常在喉返神经进入喉部的前方。由于其在胚胎发育期间仅轻微下降,所以在成年期的位置保持相对稳定。而下甲状旁腺在胚胎期移动较远,因此在成人中的分布范围广,从下颌骨下到前纵隔,其异位位置与甲状旁腺、甲状腺、胸腺组织的共同起源有关。

二、甲状旁腺器官形成

我们对甲状旁腺器官形成的认识几乎都来自对小鼠的研究。甲状旁腺分化的早期调控因子,特别是胶质细胞缺失转录因子 2(glial cells missing transcription factor 2,Gcm2)是甲状旁腺发育的关键转录因子。Gcm2 在整个甲状旁腺胚胎发育过程中均表达,是了解甲状旁腺器官发生和发展的关键。

甲状旁腺器官的形成与胸腺器官密切相关,两者来自同一个咽囊的不同区域,在发育过程中,经历一系列形态发生事件,形成独立的器官。甲状旁腺来源于咽囊的背侧区域和咽囊衍生的器官原基,胸腺来源于咽囊的腹侧区域,胸腺/甲状旁腺原基必须通过局部凋亡从咽部分离。胸腺和甲状旁腺彼此分离的机制目前还不明确,可能涉及发育和分化相关生长因子浓度梯度及生物化学和物理应力等因素。另外,还包括微环境、细胞之间的信息交流、周围神经嵴细胞的影响和胸腺迁移的机械力等。目前的研究表明,虽然胸腺叶通过周围神经嵴细胞衍生的囊发生主动迁移,但甲状旁腺本身并不迁移,而是被迁移的胸腺"拖"着,直到分离过程完成。这一过程导致甲状旁腺最终位置的变化,最常在甲状腺侧面附近,但也可能在颈部的其他任何地方。

三、甲状旁腺发育的分子调节

(一)转录因子

转录因子 Gcm2 主要表达于甲状旁腺 PTH 分泌细胞,在胚胎期甲状旁腺细胞的分化发育及存活中起到了决定性作用。*Gcm2* 基因位于人类染色体 6p24.2 上,有 5 个外显子,由 506 个氨基酸组成,与果蝇的 *Gcm2* 基因同源。在哺乳动物中,Gcm2 是甲状旁腺发育的关键调节因子。*Gcm2* 基因首先是在果蝇中被发现的,该基因最初被鉴定为神经细胞转化为神经胶质细胞的开关。*Gcm* 基因在脊椎动物中有两个同源体,即 *Gcm1* 和 *Gcm2*。研究发现,*Gcm2* 基因在小鼠 E9.5 尾咽囊开始表达,在小鼠 E10.5 逐渐局限于第三咽囊内胚层的一个区域。Gcm2 不是甲状旁腺结构早期模式形成或甲状旁腺器官发生的起始所必需的,而是在初始器官结构域形成后,甲状旁腺前体细胞的分化和生存的关键分子。*Gcm2* 基因缺失的小鼠甲状旁腺结构域在 E10.5 可特异性分化,但在 E11.5-12 发生快速凋亡。其他转录因子如 T-box transcription factor 1(Tbx1)、GATA binding protein 3(GATA3)、SRY-box transcription factor 3(Sox3)、Aire1 等介导的信号通路也参与了甲状旁腺的形成与分化,但它们如何直接或间接地参与 *Gcm2* 基因表达和转录调控网络的机制仍不清楚。

Hoxa3、Pax1/9、Eya1、Six1/4 等转录因子是调节甲状旁腺及胸腺发生的分子基础。这些转录因子的基因缺失小鼠具有正常的初始囊,但无法形成甲状旁腺和胸腺,或出现甲状旁腺和胸腺发育不良。Hoxa3 是囊袋形成后最早调节器官形成和发育的转录因子。*Hoxa3* 基因敲除鼠中甲状旁腺标志物 Gcm2 一开始的时候存在,但在 E10.5 消失。*Hoxa3* 基因敲除导致甲状旁腺/胸腺原基无法启动形成,引起严重的甲状旁腺/胸腺器官发生缺陷。*Pax1* 基因敲除的小鼠 Gcm2 在甲状旁腺发育初始表达正常,但表达不能持续,导致甲状旁腺发育不良。Eya1 和 Six1 也被证明是 Gcm2 表达所必需的转录因子。在胸腺和甲状旁腺的模式形成和早期器官发生过程中,Pax1/9-Eya1-Six1/4 调节网络可能是在 *Hoxa3* 基因的下游发挥作用。Tbx1 和 GATA3 是甲状旁腺分化的两个重要的转录调节因子,表达于第三咽囊甲状旁腺结构域,并与 Gcm2 的调节有关。Tbx1 在 E10.5 特异地表达于甲状旁腺结构域,可能作用于 *Gcm2* 基因的上游,从而决定甲状旁腺发育的最终结果。GATA3 可以直接结合 *Gcm2* 基因启动子并上调其表达,但 GATA3 在器官命运决定中的作用目前尚不清楚。

Sox3 在甲状旁腺的胚胎发育中发挥作用。人类 *Sox3* 基因突变与甲状旁腺功能减退有关。小鼠 Sox3 在第三咽囊和发育中的甲状旁腺中表达,目前尚未发现 Sox3 与 Gcm2 表达,以及与甲状旁腺器官发生的其他方面有直接联系。因此,Sox3 的分子作用尚不清楚。

上述转录因子已被证明在甲状旁腺的发育和形成中发挥作用,但这些转录因子的调控基因和具体的作用机制目前还不清楚。它们在决定甲状旁腺细胞命运中的作用可能不是直接促进 Gcm2 表达,而是通过影响 *Gcm2* 基因及其下游信号。由于 *Gcm2* 基因缺失本身就足以引起细胞凋亡,因此所有这些基因的作用,无论是单独的还是作为通路或协同的成分,可能都是通过影响 *Gcm2* 基因这一中心环节来实现的。

(二)信号通路

信号通路可以在组织内或组织间发挥作用,从而影响细胞命运和分化。因此,决定甲状旁腺命运的信号既可以来自内胚层,也可以来自邻近的神经嵴细胞间充质,这两者都有证据。3 种信号通路——sonic hedgehog(SHH)、骨形态发生蛋白 4(BMP4)和成纤维细胞生长因子(FGF)在小鼠的第三咽囊中被认为是甲状旁腺命运的正向或负向调节信号。它们都在内胚层内表达。然而,来自神经嵴细胞缺失数据表明,囊内甲状旁腺结构域的大小部分由周围神经嵴细胞的信号决定。因此,来自其中一种或两种细胞类型的信号可以影响内胚层中甲状旁腺结构域的位置和大小。

SHH 基因是影响第三咽囊模式的最早基因之一,其信号传导发生于咽囊背侧内胚层和邻近的神经嵴细胞间充质中,可以影响甲状旁腺信号通路。*SHH* 基因突变小鼠中甲状旁腺区域未分化或未表达 Gcm2,胸腺扩散到整个咽囊。但是 SHH 信号是直接或间接作用于 Gcm2 仍不明确。SHH 信号可能通过激活甲状旁腺结构域的转录因子 Tbx1 发挥作用。然而,功能获得性研究表明,该通路不足以使正常甲状旁腺区域外的 Gcm2 表达,表明可能需要额外的 SHH 靶点或额外的信号或通路诱导甲状旁腺。

FGF 信号通路也参与了甲状旁腺分化,成纤维细胞生长因子 8(FGF8)通常在内胚层腹侧表达,在 E11.5 消失,起到抑制的作用。在小鼠中,FGF8 与第三咽囊形成和发育相关,但由于 *FGF8* 基因突变体不能形成尾囊,因此对于其功能研究有限。然而,在小鼠中,sprouty(Spry)类 FGF 抑制因子在第三咽囊中表达,其基因突变导致 E10.5 及之后 FGF 信号传导增强和异位。在 *Spry1*、*Spry2* 基因双敲除鼠中,甲状旁腺体积减小及 Gcm2 表达延迟,表明过度的 FGF 信号传导可以抑制甲状旁腺分化。然而,成纤维细胞生长因子 10(FGF10)也表达于背侧结构域附近的神经嵴间充质中,因此 FGF信号对甲状旁腺结构域的一些作用可能来自 FGF10。这些结果表明,FGF 信号通路对甲状旁腺器官发生的影响可能发生在早期的内胚层和神经嵴间充质,从而影响甲状旁腺的早期发育,在背侧囊部分就停止了。

最后一个涉及甲状旁腺命运的信号通路是 BMP 通路,特别是 BMP4。BMP4 的作用还不太清楚,有证据表明它既有积极作用,也有消极作用。与 FGF8 一样,BMP4 不表达于甲状旁腺结构域,而局限于腹侧胸腺结构域。在 SHH 缺失的情况下,BMP4 在整个第三咽囊表达伴随甲状旁腺结构域丧失及胸腺结构增加。此外,BMP 抑制剂 Noggin 在背侧甲状旁腺结构域周围的神经嵴细胞间充质中的表达表明,抑制 BMP 信号传导对甲状旁腺的命运或分化是重要的。综上所述,第三咽囊 SHH-BMP 相互拮抗的建立决定了甲状旁腺和胸腺细胞的命运。BMP 信号通路对甲状旁腺命运的决定和分化的作用,以及在这一过程中是否存在物种特异性差异,需要进一步研究。

四、胸腺和甲状旁腺

胸腺和甲状旁腺的功能完全不同,胸腺在 T 淋巴细胞产生中起着关键作用,而甲状旁腺通过产生 PTH 维持钙稳态。然而如上所述,两者在早期器官发生过程中的细胞、微环境和位置下行过程中存在着密切的联系。已知 Gcm2 基因是甲状旁腺器官发育的关键基因,但 Gcm2 基因敲除小鼠尽管没有甲状旁腺但仍然存活,只是出现甲状旁腺功能减退的表现,即血 PTH 下降、低钙血症和骨软化。进一步的研究显示,Gcm2 基因敲除小鼠胸腺可以表达 PTH,从而部分替代甲状旁腺的功能。此外,切除正常小鼠甲状旁腺并不会导致死亡和血 PTH 完全消失。其代偿来源可能也是胸腺。由于胸腺/甲状旁腺原基分离过程中有残余的甲状旁腺前体细胞附着在胸腺上,所以在特定情况下可能进一步增殖分化为甲状旁腺分泌细胞。另外,人类和小鼠可能出现颈部异位胸腺,其可作为小鼠 T 淋巴细胞发育的独立器官。有研究显示,颈部异位胸腺可能来源于甲状旁腺命运细胞的转分化和内胚层前体的延迟分化。

（郑　丰　赵芳芳）

第二节　甲状旁腺的解剖与生理

尽管甲状旁腺在 1850 年就被 Richard Owen 在印度犀牛身上首先发现,但它在人类内分泌腺中是最后一个被发现的,是人体最小的腺体之一。目前人们在狗、猫、兔子、牛、马、鸡、鸭、鹅、鼠等多种动物体中都发现了甲状旁腺。通常,啮齿动物如小鼠有 2 个甲状旁腺。人体有 4 个甲状旁腺,少

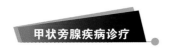

部分人会出现 3 个、5 个甚至 10 个的情况。

一、甲状旁腺的解剖

（一）甲状旁腺的解剖结构

甲状旁腺在解剖上存在较大的变异性。首先其颜色从浅黄色到红棕色不等；在形态方面，大多数情况下，形状为椭圆形或球形，但也可以被拉长，偶尔会呈双叶或多叶形状。甲状旁腺的典型解剖特征：形状为扁卵圆形，大小如黄豆，颜色为棕黄色。甲状旁腺表面光滑，为包膜所覆盖。人体甲状旁腺一般有 2 个上腺和 2 个下腺，在极少数患者中只发现 3 个腺体。正常甲状旁腺的大小约 5 mm×4 mm×2 mm，质量为 35~50 mg。增大的甲状旁腺的质量在 50 mg 至 20 g，通常为 1 g，直径为 1 cm。甲状旁腺一般在甲状腺左、右侧叶的后面，但亦可埋入甲状腺实质中或位于甲状腺鞘外。上甲状旁腺的解剖位置相对固定，位于甲状腺侧叶后缘的上、中 1/3 交界处，最常见于甲状腺中 1/3 的后边缘。大多数上甲状旁腺位于喉返神经和甲状腺下动脉连接部上方 1~2 cm 和喉返神经进入 Berry 韧带和环状软骨约 1 cm 的入口处，极少数在甲状腺上极以上或下咽部。下甲状旁腺的位置变异较大，它们通常位于前纵隔室，喉返神经前。50% 的下甲状旁腺位于甲状腺下极侧面；50% 的下甲状旁腺位于甲状腺下叶下方 1 cm 处。下甲状旁腺通常比上甲状旁腺大。下甲状旁腺还可位于下颌骨角和上纵隔之间的任一位置，但常见于甲状胸腺束或甲状腺叶下部的包囊内。约 2% 的甲状旁腺位于甲状腺内。虽然腺体所处位置具有一定的变异性，但它们通常在分布上呈对称关系。不同动物的甲状旁腺的位置亦不同，如肉食动物和马的两对腺体都包埋在甲状腺内部，而猪的两对腺体都位于甲状腺的前方，鸡的甲状旁腺紧贴甲状腺。甲状旁腺表面覆有薄层的结缔组织被膜，被膜携带血管、淋巴管和神经伸入腺内，成为小梁，将腺体分为不完整的小叶。小叶内腺实质细胞排列成索状或团状，其间有少量结缔组织和丰富的毛细血管。

临床上还有异位甲状旁腺和额外数目的甲状旁腺。异位甲状旁腺的发生可能是由于甲状旁腺发育迁移过程中受到了其他同胚胎组织发育时共同迁移的影响。发育过程中未完成迁移，即下降不够导致异位甲状旁腺。异位甲状旁腺可能是机体 4 个甲状旁腺之一，也可能是额外增多的。研究者在 102 例由于复发或持续甲状旁腺功能亢进需要进行二次手术的患者中发现，28% 的甲状旁腺位于食管周围，26% 位于胸腔纵隔，24% 位于胸腺内，11% 位于甲状腺内，9% 位于颈动脉鞘，还有 2% 位于颈部高位。

1.异位上甲状旁腺　在中纵隔、主干支气管前或升主动脉和肺主动脉交通窗中可以发现异位甲状旁腺的存在，这是上甲状旁腺胚胎错位的结果。有学者推测异位上甲状旁腺之所以在上述部位存在，其原因可能是甲状旁腺原基在其发育过程中由于颈动脉干的通过而被分隔或被推向侧面，存在于这些部位的腺体通常是额外多出来的。另有研究发现，还有一些罕见的但可能存在异位上甲状旁腺的位置，其中包括颈动脉鞘、颈外侧三角、食管壁。不同于下甲状旁腺，上甲状旁腺很少见于甲状腺内。

2.异位下甲状旁腺　没有下降的下甲状旁腺被认为是胚胎异常导致的结果，这种现象较为罕见。下甲状旁腺与胸腺一起从第三鳃袋发育而来,下甲状旁腺伴随着胸腺一起下降,且通常在甲状腺的下极水平停止。10%~40%的下甲状旁腺会进一步下降到甲状腺-胸腺轨道或胸腺舌叶的上方。少于2%的下甲状旁腺会在比主动脉弓还低的水平被拉入纵隔深部。如果下甲状旁腺不能随胸腺一起下降,它可能会停留在胚胎起源部位或者停留在颈动脉分叉上方。虽然1%~2%的下甲状旁腺会发生上述情况,但对一些甲状旁腺功能亢进的患者进行颈部手术探查时发现,下甲状旁腺未下降的发生率低于1%。未下降的下甲状旁腺约1%可能存在于甲状腺包膜下或完全在甲状腺内,或者位于颈内或靠近颈部的位置,又或者在纵隔胸腺前。

3. 额外数目的甲状旁腺　2.5%~15.0%的人除了拥有正常数目的甲状旁腺之外,还有额外数目的甲状旁腺。一般情况下,这类甲状旁腺大多数都具有体积小、发育不完全或散在的特征。额外数目的甲状旁腺体积的增大对甲状旁腺功能亢进症的发生也有一定的影响。这些额外的甲状旁腺增生可能是甲状旁腺手术后甲状旁腺功能亢进还持续存在的原因,易见于继发性甲状旁腺功能亢进症或家族性甲状旁腺功能亢进症患者。137 例甲状旁腺切除手术后仍存在甲状旁腺功能亢进的患者中,15%的病例发现额外数目的甲状旁腺的存在,它们的数目为5~8 个。额外数目的甲状旁腺可以存在于甲状腺后到胸腺之间的任一位置,胸腺也包括在内。额外数目的甲状旁腺最常见于胸腺内或甲状胸腺韧带周围。额外数目的甲状旁腺也可见于两个腺体之间的甲状腺中叶附近。

(二)甲状旁腺的血液供应

甲状旁腺正常功能的发挥需要充足的血液供应。在正常生理条件下,分布在甲状旁腺上的血管很细,不易判断其位置来源。每个甲状旁腺通常都有自己的终末动脉。甲状旁腺的动脉支分布多是从腺体门区到达腺体内。80%的甲状旁腺由单一动脉供应,15%的甲状旁腺由双动脉供应,5%的甲状旁腺由多动脉供应。甲状旁腺的动脉血液供应来源于甲状腺下动脉分支和/或甲状腺上动脉分支。甲状腺下动脉是甲状旁腺血液供应的主要来源,在76%~86%的病例中,上、下甲状旁腺的动脉供应均由甲状腺下动脉提供。甲状旁腺的动脉供应还可能由其所在区域的其他动脉分支来提供,包括喉部、气管和/或食管动脉,提示甲状旁腺的血液供应来源也会受其所处解剖学位置的影响。例如,位于甲状腺上极背面的病变甲状旁腺的血液供应通常来自甲状腺上动脉;位于环状、甲状软骨联合部的甲状旁腺的血液供应通常来自甲状腺下动脉;位于甲状腺下极的甲状旁腺的血液供应多数来自甲状腺下动脉降支;纵隔内甲状旁腺的血液供应来自胸廓内动脉胸腺支,偶尔甲状旁腺的血液供应来自对侧颈部。

1. 上甲状旁腺　上甲状旁腺的血液供应通常由甲状腺下动脉或甲状腺上动脉与甲状腺下动脉之间的吻合支提供,甲状腺下动脉是其主要供应来源。临床研究显示,20%~45%的甲状旁腺患者的上甲状旁腺血液供应来自甲状腺上动脉,通常从甲状腺上动脉位于甲状腺上极背面的血管分支而来。

2. 下甲状旁腺　下甲状旁腺的血液供应来自甲状腺下动脉。但约10%的患者没有甲状腺下动脉,其血液供应由甲状腺上动脉的分支提供。下降到前纵隔的下甲状旁腺的血液供应通常来自甲状腺下动脉,而位于中纵隔下方的下甲状旁腺的血液供应可来自胸内动脉的胸腺分支或主动脉弓的分支。

甲状旁腺的静脉多与动脉伴行。甲状旁腺的静脉汇入甲状腺静脉。纵隔甲状旁腺的静脉汇入胸腺静脉或胸廓内静脉。由甲状腺下动脉供应的血液一般汇入甲状腺下静脉。甲状腺下静脉和胸腺静脉之间常有吻合支。总体上,甲状旁腺的静脉引流由甲状腺的上、中、下静脉完成,甲状腺上、中两条静脉汇入颈内静脉,甲状腺下静脉汇入无名静脉。

(三)甲状旁腺的淋巴回流和神经分布

甲状旁腺的淋巴回流由诸多淋巴管完成,这些淋巴管往往与甲状腺和胸腺的淋巴管共行,引流到颈深部淋巴结和气管旁淋巴结。

甲状旁腺的神经支配是交感神经,其或者直接源于颈中、颈上交感神经节,或者源于后叶筋膜内的神经丛。神经的功能主要是通过调节血管收缩和舒张影响甲状旁腺的血液供应。

二、甲状旁腺的生理学

(一)甲状旁腺细胞

组织学上,甲状旁腺由密集的细胞组成巢状或索状结构。甲状旁腺实质主要包括排列成索状、团状的腺上皮和丰富的毛细血管及网状纤维。上皮细胞可以排列为滤泡状,腔内含少量胶质。在光镜下,腺细胞主要分为两种:主细胞和嗜酸性细胞。

1. 主细胞 主细胞是构成甲状旁腺实质的主体。大多数情况下,主细胞数目多于嗜酸性细胞。主细胞是甲状旁腺的功能细胞,可以合成和分泌PTH。其形状为多边形,直径为 $5\sim8\ \mu m$;细胞核呈圆形,内含大量核染色质;细胞质中富含脂滴、糖原颗粒、游离核糖体和粗面内质网等。80%的主细胞有细胞内脂肪。用铁苏木精或浸银法对主细胞进行染色,会发现细胞质中还存在一些直径为 $200\sim400\ nm$ 的分泌颗粒。分泌颗粒含有界膜和致密的核心。苏木精–伊红染色(HE染色)细胞质着色浅,呈弱嗜酸性。PTH储存于分泌颗粒中。主细胞膜上存在钙敏感受体(CaSR),低钙可以抑制CaSR,使储存于细胞内分泌颗粒中的PTH通过胞吐的形式释放入毛细血管,从而调节钙磷代谢。在未分泌PTH前,主细胞看起来较黑,一旦将PTH分泌出去,便会变成灰白色。

根据染色深浅、分泌颗粒和糖原含量的不同,主细胞可以进一步分为明细胞和暗细胞,两类细胞的数量比为(3∶1)~(5∶1)。电镜下明细胞和暗细胞的形态结构有所不同。明细胞处于功能活跃状态,细胞核较大,染色浅,细胞质着色亦浅,其中含有较多的粗面内质网、高尔基体、线粒体和分泌颗粒。相比之下,暗细胞处于相对静止状态,体积较小,细胞核小,细胞质着色较深,其中含有较少的高尔基体、粗面内质网、线粒体和少量的分泌颗粒,但有大量的糖原和脂滴。

2. 嗜酸性细胞 嗜酸性细胞在青春期开始出现,其细胞数量会随着年龄的增长而增加。它首先以单细胞的形式出现,接着成对,然后在40岁后出现结节。其通常单个或成群地存在于主细胞之间,有时也能观察到处于主细胞与嗜酸性细胞之间的过渡型细胞。外观上,嗜酸性细胞形状为多边形或不规则形,直径为 $8\sim12\ \mu m$,比主细胞更大更亮;它的细胞核小、染色深,因细胞质内含密集的嗜酸性颗粒,故显强嗜酸性。在电镜下观察发现其结构特征为:高尔基体小,内质网稀疏,含少量脂滴和酶类(如脱氢酶、氧化酶和 $5'$–核苷酸酶)和大量密集的长形多嵴线粒体和糖原。大量线粒体的存在是细胞具有强嗜酸性的主要原因。一般情况下,在正常甲状旁腺中,嗜酸性细胞无分泌颗粒,既不合成也不分泌 PTH。但是,甲状旁腺腺瘤患者的嗜酸性细胞内含丰富的粗面内质网、分泌颗粒及较大的高尔基体,能合成及分泌过量 PTH。嗜酸性细胞的功能仍然未知,但已被证实的是,它们表达与主细胞相同的甲状旁腺相关基因,还能产生额外的自分泌或旁分泌因子如甲状旁腺激素相关蛋白等。

3.其他细胞 甲状旁腺中也有脂肪细胞的存在,其数量会随着年龄的增长而增加,此外,血管细胞和神经细胞也存在于甲状旁腺中。

（二）甲状旁腺激素的合成及生物学作用

1.甲状旁腺激素的合成 PTH 是一种碱性单链多肽类激素,由主细胞和嗜酸性细胞合成和分泌。PTH 的编码基因位于 11 号染色体的短臂上。首先,*PTH* 基因转录完成后,在细胞质核糖体合成一个含有 115 个氨基酸残基的前原 PTH(prepro-PTH);接着在位于肽链 N 端的前信号序列的引导下,prepro-PTH 进入粗面内质网腔。在穿过内质网膜时,前信号序列 25 个氨基酸残基被去除,初步形成含有 89~90 个氨基酸残基的前 PTH(pro-PTH);最后,pro-PTH 进入高尔基体,在酪蛋白酶及羧肽酶的作用下切除 5~6 个氨基酸残基,形成一个成熟的含有 84 个氨基酸残基的分泌型 PTH(分子量为 9.5 kD),储存在细胞内的分泌颗粒中。PTH 氨基端的 1~34 个氨基酸片段(分子量为 2~3 kD)具有 PTH 的全部生物活性,因此称氨基端为活性端,而分子量占 PTH 总量约 4/5 的羧基端没有生物活性。PTH 羧基端的半衰期比 PTH 氨基端的半衰期长。甲状旁腺激素 1-84 片段 [PTH(1-84)]和甲状旁腺激素 1-34 片段[PTH(1-34)]均具有生物活性,若 PTH 片段少于 34 或多于 84 个氨基酸残基,也会具备一定的生物活性。PTH 序列中第一个氨基酸残基和第 2 个氨基酸残基在生物活性方面发挥重要作用。如果第 1 位氨基酸残基缺失,则 PTH 的生物活性明显减弱;如果第 1 位及第 2 位氨基酸残基均缺失或总氨基酸残基数目少于 27 个,则 PTH 的活性几乎完全丧失。PTH 的生物合成时间在 1 h 左右,而以胞吐方式分泌的过程在诱导低钙血症后的几秒内发生。

一旦进入血液循环,PTH(1-84)首先在肝内被切割成活性氨基和非活性羧基末端片段,然后被肾脏清除。肾脏是清除 PTH 羧基端片段的主要场所。当肾小球滤过率降低时,PTH(1-84)便会在体内堆积。钙离子(Ca^{2+})浓度升高可能促进甲状旁腺主细胞内 PTH(1-84)降解,导致不具有生物活性的 PTH 羧基末端片段释放,这些片段大多数是 PTH(34-84)和 PTH(37-84)。完整 PTH(1-84)血浆半衰期为 2~4 min,而羧基末端片段的血浆半衰期是前者的 5~10 倍。因此,在正常血钙条件下,只有大约 20% 的循环 PTH 是完整且具有生物活性的 PTH(1-84),其余 80% 的循环 PTH 由非活性片段组成。

2.甲状旁腺激素的生物学作用 如图 2-1 所示,PTH 总的生物学作用是调节钙磷代谢,主要表现为血钙升高和血磷降低。正常的血钙水平对于机体正常功能的维持十分重要。PTH 是调节血钙水平最重要的一个激素。PTH 作用的主要靶器官是肾脏、骨和肠道。PTH 对靶器官的主要作用是通过其与特定的甲状旁腺激素受体 1(PTH1R)结合而介导的。PTH1R 是一种 Ⅱ 型 G 蛋白偶联受体,是钙稳态的信号传导中心。当作用于骨时,PTH 动员骨钙入血,促进骨形成和骨吸收;当作用于肾脏时,PTH 促进肾小管对 Ca^{2+} 的重吸收和磷酸盐的排泄,使得血钙水平上升而血磷水平下降;PTH 还可间接作用于肠道,促进肠道对钙和磷的吸收。

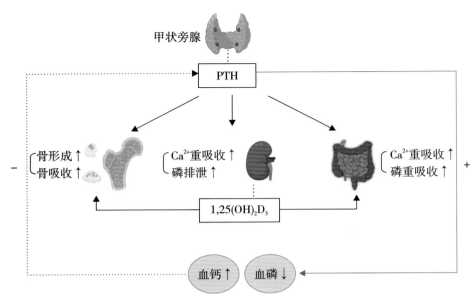

图 2-1 PTH 的生物学作用示意

（1）对骨的作用 人类及动物骨组织不断地进行着重塑。骨重塑过程包括骨的分解、吸收与新骨的形成。成骨细胞负责新骨形成，而破骨细胞负责骨分解和吸收。PTH 不仅可以直接动员骨钙入血，也可以作用于系列成骨细胞膜上的 PTH1R 刺激骨转换，进一步促进骨形成和骨吸收。系列成骨细胞中含有骨祖细胞、骨衬细胞、未成熟成骨细胞、成熟成骨细胞和骨细胞等。

成骨细胞表达 PTH 受体，是 PTH 作用的主要靶细胞。破骨细胞不表达 PTH 受体，因此在骨重塑过程中是被间接激活的。破骨细胞是在与成骨细胞相互作用的基础上形成的。这可能来自细胞与细胞间的通信，或者依赖于成骨细胞产生的与破骨细胞形成有关的调节分子，如核因子 κB（NF-κB）受体激活蛋白（RANK）、NF-κB 受体激活蛋白配体（RANKL）和骨保护素。PTH 可以增加 RANKL，同时抑制骨保护素的产生。因此，PTH 可以间接增加破骨细胞的数量和活性。在 PTH 的刺激下，前成骨细胞会分化为成骨细胞，产生胶原蛋白，随后促使基质矿化，同时还会释放细胞因子激活破骨细胞，促进骨吸收。近来研究发现，PTH 的羧基端还可以特异性地与破骨细胞膜上的一种未知受体结合来影响破骨细胞。PTH 的最终效应取决于它的作用模式和剂量。间歇性地给予小剂量 PTH 将主要作用于成骨细胞，刺激成骨细胞释放胰岛素样生长因子-1（IGF-1）、转化生长因子-β（TGF-β）等生长因子，促进成骨细胞增生分化，抑制成骨细胞凋亡，促进骨形成和骨密度增加。持续性地给予大剂量 PTH 主要使破骨细胞活动增强，骨吸收增加。

PTH 作用于骨，促使血钙水平升高涉及多种细胞机制：①PTH 作用于成骨细胞的前体间充质细胞，通过间充质细胞膜上的 PTH1R，刺激间充质细胞释放多种刺激因子，如巨噬细胞集落刺激因子（M-CSF）、RANKL 等。②M-CSF、RANKL 等刺激因子与破骨细胞前体细胞上的特异受体结合，诱导该细胞增殖分化为成熟的破骨细胞。③破骨细胞通过整合素与骨基质形成连接，进而介导微丝聚合形成足体，与骨组织紧密结合。然后在褶皱缘区以囊泡运输形式释放降解骨组织的酶类，产生骨吸收效应。

PTH 对骨的作用包括快速效应和延缓效应两个时相。①快速效应通常在 PTH 分泌后的数分钟内即可发生,是直接动员骨钙入血的过程。骨液与细胞外液之间有一层由骨细胞形成的膜。PTH 通过迅速提高骨细胞对 Ca^{2+} 的通透性,促进 Ca^{2+} 先从骨液进入骨细胞,同时加强骨细胞膜上的钙泵活力,将 Ca^{2+} 泵入细胞外液,然后入血。②延缓效应一般在 PTH 作用后 12~14 h 发生,几天甚至几周后达高峰。破骨细胞在这一过程中发挥主要作用。PTH 不仅刺激破骨细胞的溶骨活动,使骨吸收效应加强,大量的钙和磷入血,而且还能促进破骨细胞的生成。快速和延缓效应两个时相相互配合,不仅可以对低钙血症做出迅速应答,还能在较长时间内维持血钙水平。

(2)对肾脏的作用 PTH 对肾脏总的作用一方面是促进肾脏对 Ca^{2+} 和 Mg^{2+} 的吸收,抑制肾脏对磷和碳酸氢盐的吸收;另一方面是促进 25-羟维生素 D_3 [25(OH)D_3] 活化为 1,25-二羟维生素 D_3 [1,25(OH)$_2D_3$] 来间接促进肠道对 Ca^{2+} 的重吸收。

尽管肾单位中的大部分都可以吸收 Ca^{2+},但 PTH 对 Ca^{2+} 吸收的激素调节仅限于远端肾单位,包括髓袢升支粗段皮质部(CTAL)、远端小管和连接管。CTAL 大约重吸收 20% 的滤过钙。远端小管和连接管大约重吸收 15% 的滤过钙。PTH 结合 PTH1R,增加钠-钾-氯共转运体的活性,该转运体驱动 NaCl 的重吸收,刺激细胞旁 Ca^{2+} 和 Mg^{2+} 的重吸收。因此,PTH 可以促进钙的重吸收,减少尿钙,升高血钙。另一方面,存在于 CTAL 膜上的 CaSR 通过感知细胞外液中的 Ca^{2+} 浓度上调连接蛋白 14,从而减少 Ca^{2+} 的重吸收。肾脏中磷的重吸收主要发生于近端小管。近端小管刷状缘膜上表达 II 型钠-磷共转运体 a(NPT2a)和 II 型钠-磷共转运体 c(NPT2c)。PTH 可直接与 NPT2a、NPT2c 结合,导致转运体蛋白被内在化和降解,磷重吸收减少,尿磷增加,血磷降低。这对防止因 PTH 水平升高而致血钙升高,从而形成大量钙磷沉积物,损害机体有重要意义。同时也使得更多的血清钙以游离的形式存在。

PTH 可以激活肾近端小管的 1α-羟化酶。该酶的作用是催化 25(OH)D_3 羟基化转变为 1,25(OH)$_2D_3$。1,25(OH)$_2D_3$ 是维生素 D 最活跃的形式,可以促进小肠对钙和磷的吸收,影响骨组织的钙代谢。同时,PTH 可以降低 24-羟化酶活性,抑制 1,25(OH)$_2D_3$ 的失活,间接促进钙磷吸收。1α-羟化酶在肾外组织细胞中也有表达,但 PTH 水平升高或血钙水平降低对肾外组织细胞中的 1α-羟化酶的激活没有影响。血磷降低或成纤维细胞生长因子 23(FGF23)/Klotho 对肾脏 1α-羟化酶的合成有抑制作用,但对肾外组织 1α-羟化酶的合成亦没有影响。

(3)1,25(OH)$_2D_3$ 的作用机制 1,25(OH)$_2D_3$ 可以通过跨细胞(能量依赖)和细胞旁(紧密连接)途径刺激小肠对钙的吸收。其作用机制是 1,25(OH)$_2D_3$ 进入小肠黏膜细胞后激活细胞核维生素 D 受体(VDR),促进基因转录,生成有转运功能的钙结合蛋白,促进钙吸收,与此同时,磷吸收也加强。此外,1,25(OH)$_2D_3$ 能增强 PTH 对骨的作用,直接促进骨钙动员和骨盐沉积。

3.甲状旁腺激素分泌的调节 当 PTH 分泌不足时,可引起血钙降低、中枢神经和肌肉功能紊乱及酸中毒。当 PTH 分泌过量时,可能导致甲状旁腺功能亢进。因此,PTH 的分泌调节对机体正常生理功能的维持至关重要。

血钙水平、血磷水平、1,25(OH)$_2D_3$、FGF23 和 Klotho 蛋白等因素对 PTH 的分泌调节均发挥重要作用。其中,血钙水平在 PTH 分泌调节中发挥主要作用。从内分泌的角度看,机体正常钙稳态的维持依赖于甲状旁腺分泌的 PTH、甲状腺 C 细胞分泌的降钙素,以及由皮肤、肝脏和肾脏等器官组

织联合作用生成的 $1,25(OH)_2D_3$。此外,雌激素、生长激素、胰岛素和甲状腺激素等也参与调节钙磷代谢。

(1)血钙水平和钙敏感受体　血钙水平是 PTH 分泌调节中最主要的一个因素。血钙水平降低可迅速促进甲状旁腺分泌 PTH,而慢性低钙血症可诱导主细胞增殖,进一步增加 PTH 的合成和分泌。人体正常血钙水平维持在 $8.6\sim10.3$ mg/dL。当血钙水平降到 7.0 mg/dL 时,可对 PTH 的分泌产生最大促进作用。若血钙水平轻微下降,在 1 min 内 PTH 便分泌增加,肾小管对钙的重吸收增加,迅速纠正低钙血症。相反,血钙水平升高可以抑制 PTH 的合成和分泌,同时抑制 PTH 的基因转录并降低其稳定性。当血钙水平升至 10.5 mg/dL 时,可以对 PTH 分泌产生最大抑制作用。长时间的高钙可导致甲状旁腺萎缩。

甲状旁腺细胞依赖于其细胞膜上的 CaSR 来感知细胞外钙水平,调节 PTH 的分泌。血清 Ca^{2+} 少量增加,Ca^{2+} 作用于 CaSR,抑制 PTH 的分泌,减少肾小管对钙的重吸收,进而降低血钙水平。相反,血钙水平降低可以使 CaSR 失活,从而刺激 PTH 的分泌并增强肾小管对钙的重吸收,提升血钙水平。

(2)血磷水平　血磷水平的上升或下降对 PTH 的分泌也起到一定的调节作用。血清磷酸盐水平升高引起的低钙血症在很大程度上可能会增加 PTH-mRNA 的稳定性和促进甲状旁腺细胞的生长。血磷水平轻度升高可能不足以将血钙降低到刺激 PTH 分泌的水平,但血磷水平显著升高可以直接作用于 CaSR,引起 PTH 释放增加。

(3)维生素 D 和 $1,25(OH)_2D_3$　维生素 D 可以在皮肤中合成,也可以通过饮食摄入。它先在肝脏 25-羟化酶的作用下形成 $25(OH)D_3$,后者是维生素 D 的主要储存形式,再通过位于肾近端小管的 1α-羟化酶形成 $1,25(OH)_2D_3$。维生素 D 参与血钙和血磷的调节,维持骨骼健康。但在钙稳态调节方面,维生素 D 比 PTH 的调节速度要慢。在肠道中,维生素 D 能促进磷酸盐离子的吸收,可能与其增加小肠上皮细胞磷转运蛋白水平有关。在骨骼中,维生素 D 可能与 PTH 协同,促进骨形成和骨吸收。在缺少 $1,25(OH)_2D_3$ 时,PTH 对骨的作用明显减弱。$1,25(OH)_2D_3$ 还能与 PTH 协同促进肾小管对钙和磷的重吸收,使尿钙、尿磷排泄减少,血钙、血磷水平升高。此外,$1,25(OH)_2D_3$ 还能抑制 PTH 的基因转录及甲状旁腺细胞增殖。

(4)成纤维细胞生长因子 23　成纤维细胞生长因子 23(FGF23)是调节血磷正常的关键因素。它由骨细胞和成骨细胞合成和分泌。FGF23 由 251 个氨基酸组成,分子量为 26 kDa。FGF23 通过与 Klotho 蛋白形成 Klotho-FGF23 复合物来激活 FGFR1,起到调节 PTH 和影响肾脏的作用。在磷酸盐增加和 $1,25(OH)_2D_3$ 升高的刺激下,FGF23 通过降低 NPT2a 和 NPT2c 的表达,增加近端小管磷酸盐的排泄。FGF23 可同时抑制 1α-羟化酶的活性,间接降低肠道对磷酸盐的吸收。此外,FGF23 可直接作用于甲状旁腺,抑制 PTH 的合成和分泌。

(5)Klotho　Klotho 属于糖苷酶家族 1,是一个由 1 014 个氨基酸组成的单次跨膜蛋白。Klotho 参与 FGF23 信号激活,在甲状旁腺和肾脏中可形成 Klotho/FGFR/FGF23 复合物,激活 FGF23 信号通路。Klotho 主要在肾小管表达,但其他组织也有表达。Klotho mRNA 在甲状旁腺中有高水平表达,而在甲状腺、肠道和肝脏中几乎不表达。免疫组化染色证实了 Klotho 表达于甲状旁腺,并显示甲状旁腺中存在成纤维细胞生长因子受体 1(FGFR1)和成纤维细胞生长因子受体 3(FGFR3)。这些结果进一步证明了甲状旁腺是 FGF23 的靶器官。

Klotho 通过间接调节血浆 FGF23、1,25(OH)₂D₃ 和磷酸盐的水平来调控 PTH 的产生。Klotho 也可能对 PTH 的产生和释放有直接影响。在生理条件下,FGF23 直接降低 PTH 的产生,同时,它也促进甲状旁腺中 Klotho 的表达来进一步抑制 PTH 的产生。此外,高水平的维生素 D 增加 Klotho 的表达,这反过来促进了尿磷的排泄,抑制了 1,25(OH)₂D₃ 的产生。

(6)其他因素 PTH 的分泌还受其他一些因素的影响。降钙素使肾小管重吸收钙、磷减少,刺激 PTH 分泌;雌激素降低骨基质分解、抑制骨对 PTH 的应答作用;肾上腺素、多巴胺、催乳素及生长激素等使 PTH 分泌增多,腺体增生;普萘洛尔抑制 PTH 的分泌;细胞外液 Mg²⁺ 浓度升高可以抑制 PTH 分泌;血铁水平很低时会间接抑制 PTH 的分泌;儿茶酚胺促进 PTH 的分泌;锶盐抑制 PTH 的分泌,而锂盐促进 PTH 的分泌。

(郑　丰　张俊妍)

第三节　甲状旁腺激素的分子学基础

PTH 与靶细胞 PTH1R 结合发挥生物学作用,启动信号级联反应。PTH1R 是一种 Ⅱ 类 G 蛋白耦连受体(GPCR)。由于 PTH 与 PTHrP 的氨基末端具有同源性,所以后者同样可以与 PTH1R 结合。PTH1R 主要表达于骨和肾脏,其主要配体是血 PTH。然而,PTH1R 也在其他组织中表达,这些组织的内源性配体可能是 PTHrP,以旁分泌或自分泌的方式发挥作用。

PTH 的前 34 个氨基酸具有完整的生物学活性,可结合并激活 PTH1R。PTH 第 1~6 氨基酸片段与 PTH1R 结合可激活腺苷酸环化酶(AC),其中前两个氨基酸是发挥生物活性的关键。第 1 和第 29~32 位氨基酸是激活肌醇磷脂途径和蛋白激酶 C(PKC)的关键氨基酸。第 15 位氨基酸远端的序列是 PTH 结合 PTH1R N 端细胞外配体结合域的关键。

一、甲状旁腺激素的生物学作用

如图 2-2 所示,PTH 主要通过两个信号传导途径发挥其生物学功能。PTH 的氨基末端结构域与 PTH1R 的胞外结构域及近膜结构域相结合,诱导 PTH1R 构象发生改变,将 PTH1R 与 G 蛋白偶联,催化 G 蛋白 α 亚基上的鸟苷二磷酸向鸟苷三磷酸转换。PTH1R 通过偶联 Gs、Gq/11 等蛋白激活多种信号通路,其中较常见的是蛋白激酶 A(PKA)和 PKC 信号通路。Gs 通过激活 AC 合成第二信使环磷酸腺苷(cAMP),使得细胞内 cAMP 增多,从而启动 PKA 级联反应。PTH 与 PTH1R 的结合也可以激活 Gq/11,从而增加磷脂酶 C(PLC)的活性。PLC 随后激活 PKC 信号通路、肌醇-1,4,5-三磷酸(IP3)的产生和钙动员。

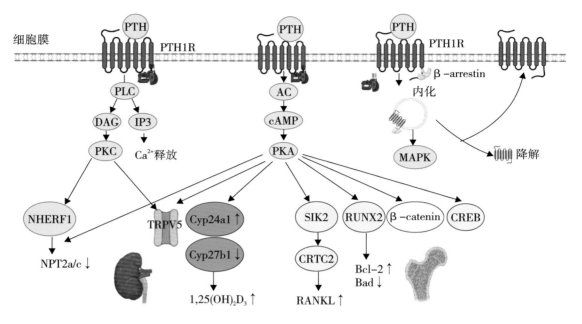

图 2-2　PTH 介导的信号通路示意

　　PTH1R 以活化、脱敏、内化和再循环的方式发挥作用。PTH 与 PTH1R 结合后,G 蛋白偶联受体激酶(GRKs)磷酸化 PTH1R 胞内羧基末端丝氨酸,从而启动了 PTH1R 的脱敏和内化。PTH1R 的激活也引起 β-抑制蛋白(β-arrestin)的募集。β-arrestin 与磷酸化丝氨酸结合,解除了 PTH1R 与 G 蛋白的偶联,导致 PTH1R 介导的 G 蛋白信号传导中断。脱敏后,β-arrestin-PTH1R 复合物根据其稳定性经历不同的内化过程:不稳定的瞬时 β-arrestin-PTH1R 复合物迅速解离,恢复活性并返回细胞膜;稳定的 β-arrestin-PTH1R 复合物解离缓慢,最终返回细胞膜或在细胞质中被降解。此外,β-arrestin 还可以作为多功能的支架蛋白,募集胞内各种信号分子,以激活丝裂原活化蛋白激酶(MAPK)通路,如 ERK1/2 通路等。最近的研究发现,PTH 可以刺激 PTH1R 与 Gβγ 二聚体和β-arrestin 形成四聚体,增加 Gs 蛋白的活化时间,导致 cAMP 信号的持续激活。β-arrestin 还参与PTH1R 的泛素化,从而调节 PTH1R 下游的 ERK 和 P38α 通路。

　　钠氢交换调节因子(NHERF)是一种细胞质衔接蛋白,可调节包括 PTH1R 在内的几种Ⅱ类 G 蛋白耦连受体的转运和信号传导。其中Ⅰ型钠氢交换调节因子(NHERF1)可以显著抑制 PTH 介导的PTH1R 内在化。另外,NHERF1 可以抑制 PTH 介导的 PTH1R 与 β-arrestin2 的结合,因此可能减少PTH1R 的内在化,增强 PTH 的作用。NHERF 也调节了 PTH1R 与不同 G 蛋白的偶联模式。PTH1R与 NHERF1 的结合可以刺激 Gq/11 的激活,进一步激活 PLC,而未降低其激活 Gs 的水平。Ⅱ型钠氢交换调节因子(NHERF2)促进 PTH1R 与 Gq 和 Gi 的偶联,从而降低其与 Gs 的相互作用。因此,NHERF 可以调节 PTH1R 介导的信号通路模式。NHERF 在细胞中的不同表达模式可能导致 PTH激活信号通路的多样性。

　　不同 PTH 肽片段使 PTH1R 呈现不同的构象,介导 PTH 独立的信号通路。PTH 的类型及与衔接蛋白的结合等因素均可以促进 PTH1R 与细胞内信号蛋白发生相互作用。PTH 通过直接作用于骨骼和肾脏,间接作用于肠道,发挥对钙磷代谢的调节作用。PTH 对乳腺和唾液腺等也有一定的作用。

(一)PTH 与骨

PTH 在骨代谢中起双向调节作用:小剂量,间断性促进骨形成;大剂量,连续性促进骨吸收。PTH 与成骨细胞系细胞(包括骨祖细胞、骨衬细胞、未成熟成骨细胞、成熟成骨细胞和骨细胞)上的 PTH1R 结合,主要通过 PKA 介导的通路调节成骨细胞分解和合成代谢。PTH 激活的 PKC 通路与 L 型电压门控钙通道或 ERK/MAPK 通路活化相关。然而,PKC 和细胞内钙信号通路的激活似乎在 PTH 信号传导中发挥抑制作用,因此 PTH 的双重作用可能是由其激活不同信号通路而产生的。

1. Gs/cAMP/PKA 近年来的研究表明,PTH 通过 Gs 介导的 PKA 活化刺激成骨细胞特异性的靶基因如 Runx 家族转录因子 2(*Runx2*)、基质金属蛋白酶 13(*MMP13*)和骨钙素等。在成骨细胞中,PTH 与 PTH1R 结合后激活 cAMP,启动 PKA 通路,进而磷酸化并激活 cAMP 反应元件结合蛋白(CREB)。CREB 属于含碱性亮氨酸拉链结构(bZIP)的转录因子家族之一。活化的 CREB 与其他共激活因子结合,通过 cAMP 反应元件(CRE)与靶基因结合并调控其转录。CREB 通过直接结合启动子诱导成骨细胞骨形成相关基因的表达。另外,磷酸化的 CREB 刺激转录因子激活蛋白 1 表达,从而促进骨形成。

Runx2 是转录因子 Runx 家族成员之一,通过调节成骨细胞分化及功能,促进骨发育、骨成熟和骨维持。PTH 通过 PKA 依赖的途径使 Runx2 被磷酸化,磷酸化的 Runx2 介导了 PTH 对 MMP13 和 Bcl-2 的刺激作用。Runx2 还可以直接诱导抗凋亡基因 *Bcl-2* 和 *p21* 的转录,抑制促凋亡基因 *Bad*、细胞周期及凋亡调节蛋白 1,从而减少成骨细胞凋亡。

PTH 通过 PKA 依赖性通路激活骨保护素(OPG)/NF-κB 受体激活蛋白配体(RANKL)/RANKL 受体(RANK)系统,进而介导破骨细胞发挥作用。RANKL 由成骨细胞分泌,其与破骨细胞前体细胞表面的 RANK 受体结合后,激活 NF-κB,诱导破骨细胞分化。OPG 是 RANKL 的细胞外受体,通过与 RANKL 在细胞外的高亲和力和特异性结合,防止 RANKL 与破骨细胞膜上的 RANK 受体结合,抑制 RANKL-RANK 产生的破骨信号,减少骨吸收。另外,PKA 使盐诱导激酶 2/3(SIK2/3)发生抑制性磷酸化,引起转录调节共激活因子 2/3(CRTC2/CRTC3)失去磷酸化,CRTC2/CRTC3 发生核转位,从而增加 RANKL 表达。PKA 还可以激活下游 p38α 丝裂原活化蛋白激酶,促进成骨细胞成熟与分化。

PTH 介导的信号通路还与 Wnt/β-catenin 信号通路存在交联。Wnt/β-catenin 途径信号传导起始于 Wnt 与跨膜的 Frizzled 受体及其协同受体 LRP5/6 结合,从而使 β-catenin 蛋白多聚体保持稳定,积累的 β-catenin 进入细胞核,与核内转录因子 T 细胞因子/淋巴增强因子(TCF/LEF)形成转录复合物,从而激活一系列靶基因的转录。DKK1(dickkopf-related protein-1)和硬化蛋白,作为 Wnt 通路的抑制因子,通过与其协同受体 LRP5/6 结合来阻断 Wnt 通路,抑制成骨细胞分化。PTH 可以通过影响 Wnt 通路的多个抑制因子来增加 β-catenin 蛋白多聚体的稳定性。PTH 还可以通过激活 PKA,磷酸化 β-catenin 第 9 位丝氨酸,增加 β-catenin 的稳定性。同时 PKA 使 GSK3β 第 9 位丝氨酸磷酸化,抑制 GSK3β 的活性,从而增强 β-catenin 的信号。

2. Gq/11/PLC/PKC PTH 与 PTH1R 结合可以诱导激活 Gq/11,继而活化 PLC 和 PKC。Gq/11 介导的 PKC 活化对骨发育、分化及合成代谢可能起到抑制作用。PTH 可以通过 Gq/11 信号通路刺激骨肉瘤来源成骨样细胞和小鼠颅骨原代成骨细胞产生 IP3。动物研究发现,成骨细胞特异性高表达 Gq 的转基因小鼠骨量和骨形成减少且 PTH 治疗未改善此现象。而且成骨细胞特异性高表达 G11 的转基因小鼠也出现了类似的现象。成骨细胞特异性 Gq、G11 基因双敲除鼠在生理条件下骨体积和骨转换处于正常水平,给予外源性 PTH 后,双敲除鼠骨体积和骨转换相较于单敲除鼠明显增加。

(二)PTH 与肾脏

肾脏不仅可以调节水、电解质和酸碱平衡,而且在钙磷代谢调节方面也发挥着重要作用。在肾脏,PTH 一方面可以通过激活特定的离子通道如 TRPV5(transient receptor potential cation channel subfamily V member 5),促进远端小管钙的重吸收,另一方面会通过 PKA 及 PKC 两个途径调节钠磷协同转运蛋白,增加近端小管磷酸盐的排泄。很重要的是,PTH 通过激活肾近端小管 1α-羟化酶,将 25(OH)D_3 转化为 1,25(OH)$_2D_3$,从而促进肠道钙和磷酸盐的重吸收。

1. Gs/cAMP/PKA PTH 在肾远端小管中通过激活 PKA 和 PKC,促进了钙的重吸收。TRPV5 是瞬时受体家族和 TrpV 亚家族的成员。其基因编码的钙选择通道具有 6 个跨膜结构域、多个潜在磷酸化位点、1 个 N-连接糖基化位点和 5 个 ANK 重复序列。TRPV5 以同源四聚体或异源四聚体形式发挥作用。低钙水平可以激活 TRPV5。Ca^{2+} 通过 TRPV5 进入细胞后激活钙调蛋白,后者与 TRPV5 上的 C 端位点结合使通道失活,通过此负反馈机制阻止 Ca^{2+} 进一步进入细胞。TRPV5 上有多个 PKA 磷酸化位点。PKA 磷酸化 TRPV5 位于 709 位的酪氨酸,使得 TRPV5 与钙调蛋白的结合力下降,TRPV5 活性升高。

肾近端小管剧状缘膜上的 II 型钠-磷共转运体(NPT2)有 NPT2a 和 NPT2c 两种,是近端小管磷酸盐重吸收的主要转运蛋白。PTH 可以降低 NPT2a 和 NPT2c mRNA 的稳定性,促进 NPT2a 从细胞膜向细胞质转移,引起该转运蛋白迅速降解,最终导致磷酸盐重吸收减少。其中 Gs 和 Gq/11 信号通路都参与了 PTH 介导的磷酸盐重吸收。cAMP/PKA 信号通路活化也可使 NPT2a 显著减少。此外,PTH 可以通过激活 PKA 增加维生素 D 1α 羟化酶基因的表达,并抑制 24-羟化酶的表达,使 1,25(OH)$_2D_3$ 增加,促进肠道的钙磷重吸收。

2. Gq/11/PLC/PKC 动物实验研究发现,PTH 刺激促进了肾皮质小管 IP3 的增加,提示 PTH 可能激活了 PLC 信号通路,引起 PKC 活化。PTH 可通过激活远端肾小管 PKC 信号通路增加 TRPV5。抑制 PKC 可以减少 TRPV5 电流密度。Gq/11 信号通路活化对磷酸盐的重吸收发挥抑制作用。细胞实验发现,PKC 激动剂可以显著抑制 NPT2a 的表达和活性。

NHERF1 通过 MERM-binding domain 与 NPT2a 结合形成复合物,增加了 NPT2a 在细胞膜的稳定性。PTH 介导的 PKC 激活使 NHERF1 发生磷酸化,引起 NPT2a 与 NHERF1 解离,从细胞膜移位到细胞内,抑制了磷酸盐重吸收。另外,NHERF1 还可以显著抑制 PTH 介导的 PTH1R 内在化。实验研究显示,合成片段 PTH(7-34)和天然的 PTH(7-84)多肽都可以有效地使肾远端小管细胞和大鼠骨肉瘤细胞 ROS17/2.8 细胞膜表面 PTH1R 发生内在化。相反,在肾近端小管细胞和人骨肉瘤细胞 SaOS-2 中,PTH 均不能使 PTH1R 发生内在化。这是因为 NHERF1 在肾近端小管细胞和人骨肉瘤细胞 SaOS-2 表达,而在肾远端小管细胞和人骨肉瘤细胞 ROS17/2.8 不表达。NHERF1 的存在使 PTH 诱导的细胞膜 PTH1R 的内在化受到抑制,导致 PTH 作用增强。

二、甲状旁腺激素的调控因素

PTH 通过维持钙磷稳态,调节骨和矿物质的代谢。首先,PTH 的合成和切割成熟发生在甲状旁腺内且过程迅速。其次,PTH 储存颗粒与外膜融合释放到细胞外后,为有活性的 PTH。血清中的 PTH 迅速被肾脏和肝脏清除。由于 PTH(1-84)数量有限且降解迅速,所以 PTH 活性主要是由转录翻译和分泌水平进行调控。

PTH(1-84)的生成依赖于核糖体新合成的 preproPTH,后者又依赖于 PTH 编码 mRNA 的稳定性。PTH mRNA 水平受基因转录水平和 mRNA 稳定性的影响。目前研究发现,$1,25(OH)_2D_3$、Ca^{2+} 及磷(Pi)等因素对 PTH mRNA 的丰度有一定调节作用。$1,25(OH)_2D_3$ 在 PTH 转录过程中发挥抑制作用。不同于 $1,25(OH)_2D_3$,Ca^{2+} 和 Pi 的调控发生在转录后水平。

(一)1,25-二羟维生素 D_3

$1,25(OH)_2D_3$ 可以直接抑制 PTH 的转录速率。动物实验研究发现,$1,25(OH)_2D_3$ 在不改变血钙水平的情况下降低了甲状旁腺 PTH mRNA 水平。甲状旁腺高表达 $1,25(OH)_2D_3$ 受体。$1,25(OH)_2D_3$ 与 VDR 的结合,促进了 VDR 的构象改变,VDR 与视黄素 X 受体(RXR)形成异源二聚体。VDR/RXR 二聚体与 PTH 基因启动子区域内维生素 D 反应元件结合,直接抑制 PTH 转录。$1,25(OH)_2D_3$ 还可上调甲状旁腺中 CaSR 的基因转录,使其对周围血钙水平更敏感,从而导致 PTH 分泌减少。

(二)血清钙磷浓度

PTH 转录后其 mRNA 的稳定性是由细胞质 RNA 结合蛋白与 3′-非翻译区(UTR)的腺嘌呤和尿苷富集元件(ARE)区域结合决定的,该区域被结合蛋白覆盖后可阻止 mRNA 降解。血清 Ca^{2+}、Pi 是转录后重要的调节因子,在 PTH mRNA 丰度的调节中起重要作用。

转录后,新生 RNA 在细胞核内经历 5′-甲基帽化、剪接、裂解和多聚腺苷酸化。mRNA 转录本从细胞核运送出,可通过 ARE 与细胞质 RNA 结合蛋白结合。与富含 AU 序列的结合蛋白 1(AUF1)结合使 mRNA 半衰期增加,而与 K 同源剪接调节蛋白(KSRP)的结合使 mRNA 半衰期缩短。AUF1 和 KSRP 受细胞外液 Ca^{2+} 和 Pi 变化的调节。动物研究发现,低钙血症大鼠的 AUF1 与 3′-UTR 具有更强的结合能力,延长 PTH mRNA 半衰期。低磷血症大鼠中,与 PTH mRNA 的 3′-UTR 结合的 AUF1 减少,RNA 的半衰期和细胞内的稳定性下降,促进核糖核酸酶对 PTH 的降解,PTH mRNA 水平降低。因此,钙磷水平直接影响 PTH mRNA 的转录后修饰。

(三)Pin1

许多细胞因子可与 ARE 结合来决定 mRNA 的稳定性。最近的研究表明,脯氨酰异构酶 Pin1 可以通过与 ARE 结合蛋白的相互作用和对它们的构象异化来调节含 ARE 的 mRNA,其中包括 PTH。已知 KSRP 具有促进 PTH mRNA 降解的作用。当 KSRP 位于 181 位的丝氨酸发生磷酸化后,KSRP 失去活性。Pin1 可以使 KSRP 中的脯氨酸键的顺反式结构发生构象改变,导致已经发生 181 位磷酸化的丝氨酸更容易暴露于磷酸酶,变成去磷酸化的 KSRP。然后 KSRP 结合于 PTH mRNA 的 3′末端促进其衰变。抑制 Pin1 活性可以减少 PTH 的降解而增加其 mRNA 水平,过表达 Pin1 可以加速 PTH mRNA 的降解。与体外研究的结果相一致,*Pin1* 基因敲除小鼠的 PTH mRNA 表达和循环 PTH 水平均升高。

(四)成纤维细胞生长因子 23-Klotho 轴

FGF23 除了通过影响磷代谢作用于甲状旁腺外,FGF23 对 PTH 有直接的抑制作用。FGF23 与甲状旁腺 Klotho 形成二聚体并作用于 FGFR1,抑制 PTH mRNA 转录。在正常情况下,FGF23-Klotho-FGFR1 通过激活 MAP 激酶来激活 ERK1/2,从而抑制 PTH 的转录,维持正常的 PTH 水平。在体外实验中,FGF23-Klotho 可通过 FGFR1 介导的信号抑制 PTH mRNA 转录和激素分泌。但 FGF23 还可以通过降低维生素 D 水平来减少钙在肠道的重吸收,通过降低 VDR 的活化来促进 PTH 的转录。

(五)其他因素

有证据证明,NF-κB、P65 蛋白通过结合 PTH 启动子上调 PTH 转录。调节 PTH 分泌的其他因素包括阳离子(如锂)、转化生长因子-α、前列腺素等。

(郑　丰　赵芳芳)

参考文献

[1] ARCIDIACONO M V, COZZOLINO M, SPIEGEL N, et al. Activator protein 2alpha mediates parathyroid TGF-alpha self-induction in secondary hyperparathyroidism[J]. J Am Soc Nephrol, 2008, 19(10):1919-1928.

[2] ARVESCHOUG A K, BROCHNER-MORTENSEN J, BERTELSEN H, et al. Supernumerary parathyroid glands in recurrent secondary hyperparathyroidism[J]. Clin Nucl Med, 2002, 27(8):599-601.

[3] BASTEPE M, TURAN S, HE Q. Heterotrimeric G proteins in the control of parathyroid hormone actions[J]. J Mol Endocrinol, 2017, 58(4):R203-R224.

[4] BLISS R D, GAUGER P G, DELBRIDGE L W. Surgeon's approach to the thyroid gland: surgical anatomy and the importance of technique[J]. World J Surg, 2000, 24(8):891-897.

[5] BOYLE W J, SIMONET W S, LACEY D L. Osteoclast differentiation and activation[J]. Nature, 2003, 423(6937):337-342.

[6] CANAFF L, HENDY G N. Human calcium-sensing receptor gene. Vitamin D response elements in promoters P1 and P2 confer transcriptional responsiveness to 1,25-dihydroxyvitamin D[J]. J Biol Chem, 2002, 277(33):30337-30350.

[7] CAPRIO C, VARRICCHIO S, BILIO M, et al. TBX1 and basal cell carcinoma: expression and interactions with Gli2 and Dvl2 signaling[J]. Int J Mol Sci, 2020, 21(2):607.

［8］CHA S K,WU T,HUANG C L. Protein kinase C inhibits caveolae-mediated endocytosis of TRPV5［J］. Am J Physiol Renal Physiol,2008,294(5):F1212-F1221.

［9］CHEN L,ZHAO P,WELLS L,et al. Mouse and zebrafish Hoxa3 orthologues have nonequivalent in vivo protein function［J］. Proc Natl Acad Sci U S A,2010,107(23):10555-10560.

［10］CHOJNOWSKI J L,MASUDA K,TRAU H A,et al. Multiple roles for HOXA3 in regulating thymus and parathyroid differentiation and morphogenesis in mouse［J］. Development,2014,141(19):3697-3708.

［11］CORDERO J B,COZZOLINO M,LU Y,et al. 1,25-Dihydroxyvitamin D down-regulates cell membrane growth-and nuclear growth-promoting signals by the epidermal growth factor receptor［J］. J Biol Chem,2002,277(41):38965-38971.

［12］COZZOLINO M,LU Y,FINCH J,et al. p21WAF1 and TGF-alpha mediate parathyroid growth arrest by vitamin D and high calcium［J］. Kidney Int,2001,60(6):2109-2117.

［13］DE GROOT T,KOVALEVSKAYA N V,VERKAART S,et al. Molecular mechanisms of calmodulin action on TRPV5 and modulation by parathyroid hormone［J］. Mol Cell Biol,2011,31(14):2845-2853.

［14］DUSSO A S,PAVLOPOULOS T,NAUMOVICH L,et al. p21(WAF1) and transforming growth factor-alpha mediate dietary phosphate regulation of parathyroid cell growth［J］. Kidney Int,2001,59(3):855-865.

［15］FAN Y,LIU W,BI R,et al. Interrelated role of Klotho and calcium-sensing receptor in parathyroid hormone synthesis and parathyroid hyperplasia［J］. Proc Natl Acad Sci U S A,2018,115(16):E3749-E3758.

［16］GARDINER J R,JACKSON A L,GORDON J,et al. Localised inhibition of FGF signalling in the third pharyngeal pouch is required for normal thymus and parathyroid organogenesis［J］. Development,2012,139(18):3456-3466.

［17］GESTY-PALMER D,CHEN M,REITER E,et al. Distinct beta-arrestin-and G protein-dependent pathways for parathyroid hormone receptor-stimulated ERK1/2 activation［J］. J Biol Chem,2006,281(16):10856-10864.

［18］GESTY-PALMER D,LUTTRELL L M. 'Biasing' the parathyroid hormone receptor:a novel anabolic approach to increasing bone mass? ［J］. Br J Pharmacol,2011,164(1):59-67.

［19］GOLTZMAN D. Physiology of parathyroid hormone［J］. Endocrinol Metab Clin North Am,2018,47(4):743-758.

［20］GRAHAM A,OKABE M,QUINLAN R. The role of the endoderm in the development and evolution of the pharyngeal arches［J］. J Anat,2005,207(5):479-487.

［21］GREVELLEC A,GRAHAM A,TUCKER A S. Shh signalling restricts the expression of Gcm2 and controls the position of the developing parathyroids［J］. Dev Biol,2011,353(2):194-205.

［22］GRIGORIEVA I V,MIRCZUK S,GAYNOR K U,et al. Gata3-deficient mice develop parathyroid abnormalities due to dysregulation of the parathyroid-specific transcription factor Gcm2［J］. J Clin Invest,2010,120(6):2144-2155.

[23] GRIGORIEVA I V,THAKKER R V. Transcription factors in parathyroid development:lessons from hypoparathyroid disorders[J]. Ann N Y Acad Sci,2011,1237:24-38.

[24] GUILMETTE J,SADOW P M. Parathyroid pathology[J]. Surgical pathology clinics,2019,12(4): 1007-1019.

[25] GUNTHER T,CHEN Z F,KIM J,et al. Genetic ablation of parathyroid glands reveals another source of parathyroid hormone[J]. Nature,2000,406(6792):199-203.

[26] GUPTA P,BHALLA A S,THULKAR S,et al. Variations in superior thyroid artery:a selective angiographic study[J]. Indian J Radiol Imaging,2014,24(1):66-71.

[27] HO B B,BERGWITZ C. FGF23 signalling and physiology[J]. J Mol Endocrinol,2021,66(2):R23-R32.

[28] HO W P,CHAN W P,HSIEH M S,et al. Runx2-mediated bcl-2 gene expression contributes to nitric oxide protection against hydrogen peroxide-induced osteoblast apoptosis[J]. J Cell Biochem,2009, 108(5):1084-1093.

[29] KOMORI T. Regulation of bone development and maintenance by Runx2[J]. Front Biosci,2008,13: 898-903.

[30] LAMBERS T T,WEIDEMA A F,NILIUS B,et al. Regulation of the mouse epithelial Ca^{2+} channel TRPV6 by the Ca^{2+}-sensor calmodulin[J]. J Biol Chem,2004,279(28):28855-28861.

[31] LEE M,PARTRIDGE N C. Parathyroid hormone signaling in bone and kidney[J]. Curr Opin Nephrol Hypertens,2009,18(4):298-302.

[32] LI J,LIU Z,XIAO S,et al. Transdifferentiation of parathyroid cells into cervical thymi promotes atypical T-cell development[J]. Nat Commun,2013,4:2959.

[33] LI X,LIU H,QIN L,et al. Determination of dual effects of parathyroid hormone on skelet al gene expression in vivo by microarray and network analysis[J]. J Biol Chem,2007,282(45):33086-33097.

[34] LIU Z,FARLEY A,CHEN L,et al. Thymus-associated parathyroid hormone has two cellular origins with distinct endocrine and immunological functions[J]. PLoS Genet,2010,6(12):e1001251.

[35] LIU Z,YU S,MANLEY N R. Gcm2 is required for the differentiation and survival of parathyroid precursor cells in the parathyroid/thymus primordia[J]. Dev Biol,2007,305(1):333-346.

[36] MA L,PEI G. Beta-arrestin signaling and regulation of transcription[J]. J Cell Sci,2007,120(Pt 2):213-218.

[37] MAHON M J,DONOWITZ M,YUN C C,et al. Na^+/H^+ exchanger regulatory factor 2 directs parathyroid hormone 1 receptor signalling[J]. Nature,2002,417(6891):858-861.

[38] MANLEY N R,CONDIE B G. Transcriptional regulation of thymus organogenesis and thymic epithelial cell differentiation[J]. Prog Mol Biol Transl Sci,2010,92:103-120.

[39] MEYER M B,BENKUSKY N A,LEE S M,et al. Rapid genomic changes by mineralotropic hormones and kinase SIK inhibition drive coordinated renal Cyp27b1 and Cyp24a1 expression via CREB mo-

dules[J]. J Biol Chem,2022,298(11):102559.

[40] MOHEBATI A,SHAHA A R. Anatomy of thyroid and parathyroid glands and neurovascular relations[J]. Clin Anat,2012,25(1):19-31.

[41]NAGAI S,OKAZAKI M,SEGAWA H,et al. Acute down-regulation of sodium-dependent phosphate transporter NPT2a involves predominantly the cAMP/PKA pathway as revealed by signaling-selective parathyroid hormone analogs[J]. J Biol Chem,2011,286(2):1618-1626.

[42]NECHAMA M,UCHIDA T,MOR YOSEF-LEVI I,et al. The peptidyl-prolyl isomerase Pin1 determines parathyroid hormone mRNA levels and stability in rat models of secondary hyperparathyroidism[J]. J Clin Invest,2009,119(10):3102-3114.

[43]NEVES H,DUPIN E,PARREIRA L,et al. Modulation of Bmp4 signalling in the epithelial-mesenchymal interactions that take place in early thymus and parathyroid development in avian embryos[J]. Dev Biol,2012,361(2):208-219.

[44]OGATA N,SHINODA Y,WETTSCHURECK N,et al. G alpha(q) signal in osteoblasts is inhibitory to the osteoanabolic action of parathyroid hormone[J]. J Biol Chem,2011,286(15):13733-13740.

[45]OKABE M,GRAHAM A. The origin of the parathyroid gland[J]. Proc Natl Acad Sci U S A,2004,101(51):17716-17719.

[46]PETERSON Y K,LUTTRELL L M. The diverse roles of arrestin scaffolds in G protein-coupled receptor signaling[J]. Pharmacol Rev,2017,69(3):256-297.

[47]POLICENI B A,SMOKER W R,REEDE D L. Anatomy and embryology of the thyroid and parathyroid glands[J]. Semin Ultrasound CT MR,2012,33(2):104-114.

[48]QIN L,PARTRIDGE N C. Stimulation of amphiregulin expression in osteoblastic cells by parathyroid hormone requires the protein kinase A and cAMP response element-binding protein signaling pathway[J]. J Cell Biochem,2005,96(3):632-640.

[49]RICARTE F R,LE HENAFF C,KOLUPAEVA V G,et al. Parathyroid hormone(1-34) and its analogs differentially modulate osteoblastic Rankl expression via PKA/SIK2/SIK3 and PP1/PP2A-CRTC3 signaling[J]. J Biol Chem,2018,293(52):20200-20213.

[50]SCHNOKE M,MIDURA R J. Pulsed electromagnetic fields rapidly modulate intracellular signaling events in osteoblastic cells:comparison to parathyroid hormone and insulin[J]. J Orthop Res,2007,25(7):933-940.

[51]SHOBACK D M,BILEZIKIAN J P,COSTA A G,et al. Presentation of hypoparathyroi-dism:etiologies and clinical features[J]. J Clin Endocrinol Metab,2016,101(6):2300-2312.

[52]SILVER J,NAVEH-MANY T. FGF23 and the parathyroid[J]. Adv Exp Med Biol,2012,728:92-99.

[53]SONG A,YANG Y,WANG Y,et al. Germline Gcm2 mutation screening in Chinese primary hyperparathyroidism patients[J]. Endocr Pract,2020,26(10):1093-1104.

[54]STUBBS J R,LIU S,TANG W,et al. Role of hyperphosphatemia and 1,25-dihydroxy vitamin D in vascular calcification and mortality in fibroblastic growth factor 23 null mice[J]. J Am Soc Nephrol,

2007,18(7):2116-2124.

[55] SU D, ELLIS S, NAPIER A, et al. Hoxa3 and pax1 regulate epithelial cell death and proliferation during thymus and parathyroid organogenesis[J]. Dev Biol,2001,236(2):316-329.

[56] SUAREZ-BREGUA P, CAL L, CANESTRO C, et al. PTH reloaded:a new evolutionary perspective[J]. Front Physiol,2017,8:776.

[57] SWARTHOUT J T, DOGGETT T A, LEMKER J L, et al. Stimulation of extracellular signal-regulated kinases and proliferation in rat osteoblastic cells by parathyroid hormone is protein kinase C-dependent[J]. J Biol Chem,2001,276(10):7586-7592.

[58] THOUVEREY C, CAVERZASIO J. Suppression of p38alpha MAPK signaling in osteoblast lineage cells impairs bone anabolic action of parathyroid hormone[J]. J Bone Miner Res,2016,31(5):985-993.

[59] URAKAWA I, YAMAZAKI Y, SHIMADA T, et al. Klotho converts canonical FGF receptor into a specific receptor for FGF23[J]. Nature,2006,444(7120):770-774.

[60] WANG B, ARDURA J A, ROMERO G, et al. Na/H exchanger regulatory factors control parathyroid hormone receptor signaling by facilitating differential activation of G(alpha) protein subunits[J]. J Biol Chem,2010,285(35):26976-26986.

[61] WANG B, YANG Y, ABOU-SAMRA A B, et al. NHERF1 regulates parathyroid hormone receptor desensitization:interference with beta-arrestin binding[J]. Mol Pharmacol,2009,75(5):1189-1197.

[62] WANG Y, HUANG L, QIN Z, et al. Parathyroid hormone ameliorates osteogenesis of human bone marrow mesenchymal stem cells against glucolipotoxicity through p38 MAPK signaling[J]. IUBMB Life, 2021,73(1):213-222.

[63] WEHBI V L, STEVENSON H P, FEINSTEIN T N, et al. Noncanonical GPCR signaling arising from a PTH receptor-arrestin-G$\beta\gamma$ complex[J]. Proc Natl Acad Sci U S A,2013,110(4):1530-1535.

[64] WHEELER D, SNEDDON W B. Mutation of phenylalanine-34 of parathyroid hormone disrupts NHERF1 regulation of PTH type I receptor signaling[J]. Endocrine,2006,30(3):343-352.

[65] WHITE A D, JEAN-ALPHONSE F G, FANG F, et al. $G_{q/11}$-dependent regulation of endosomal cAMP generation by parathyroid hormone class B GPCR[J]. Proc Natl Acad Sci U S A,2020, 117(13):7455-7460.

[66] ZHANG C X, WEBER B V, THAMMAVONG J, et al. Identification of carboxyl-terminal peptide fragments of parathyroid hormone in human plasma at low-picomolar levels by mass spectrometry[J]. Anal Chem,2006,78(5):1636-1643.

[67] ZHANG Q, XIAO K, LIU H, et al. Site-specific polyubiquitination differentially regulates parathyroid hormone receptor-initiated MAPK signaling and cell proliferation[J]. J Biol Chem,2018,293(15): 5556-5571.

第三章

甲状旁腺疾病的诊断

第一节 实验室检查

一、血清钙

血液里几乎所有的钙都存在于血浆中,钙的平均浓度约为 2.38 mmol/L(9.5 mg/dL)。在血浆中钙有以下 3 种存在形式:约 50% 为游离钙(离子钙),约 40% 与白蛋白结合形成血浆蛋白结合钙,约 10% 与小阴离子形成钙复合物。蛋白或小阴离子浓度改变、pH 值改变或血浆中游离钙和总钙量发生改变时,钙会在血浆中发生急剧或缓慢的再分布。游离钙是生物学活化形式,其血浆浓度受钙调节激素 PTH 和 $1,25(OH)_2D_3$ 的严格调节。骨骼矿化、血液凝固及其他功能均需要细胞外钙。钙稳定细胞膜并影响渗透性和兴奋性。血浆游离钙水平降低会增加神经肌肉的兴奋性并引起手足抽搐。相反,其水平升高会使神经肌肉的兴奋性降低。

1. 临床意义

(1)血钙增加:见于维生素 D 中毒、甲状腺功能亢进症、假性甲状腺功能亢进症、肾上腺皮质功能不全、多发性骨髓瘤、甲状旁腺功能亢进症、药物致血钙升高等。

(2)血钙降低:见于维生素 D 代谢障碍、原发性甲状旁腺功能减退症、特发性甲状旁腺功能减退症、假性甲状旁腺功能减退症、佝偻病、慢性肾衰竭、镁缺乏、药物所致血钙降低、应用降钙素等。

2. 检测方法 包括分光光度法、离子选择电极法、原子吸收法。

(1)分光光度法:该方法使用金属指示剂,包括邻甲酚钛络合剂法和偶氮胂Ⅲ法,与钙结合时会发生颜色改变。虽精确度比原子吸收光谱测定法稍差,但更易自动化。

（2）离子选择电极法：使用离子选择电极法，在检测总钙之前酸化样本，使蛋白结合钙和钙复合物转化为游离钙。

（3）原子吸收法。

3. 标本类型　血清和肝素化血浆是总钙检测标本的首选。

4. 干扰因素　据报道，溶血、黄疸、脂血、异常蛋白、镁和钆的螯合物造影剂会干扰分光光度检测法。

5. 游离钙的检测　使用离子选择电极法。

（1）标本要求　优先选择肝素化全血标本，而枸橼酸盐、草酸盐、乙二胺四乙酸因与钙结合而降低游离钙水平，故此类抗凝剂不可使用。

游离钙检测标本须在厌氧环境下迅速采集和处理，从而减少由二氧化碳损失和细胞代谢对 pH 值和游离钙造成的影响。

（2）干扰因素　①在生理浓度中，Na^+、K^+、Mg^{2+}、H^+、Li^+ 对游离钙的检测影响甚微。但当 Na^+ 浓度有较大变化或 Mg^{2+}、Li^+ 浓度过高时，会影响游离钙浓度。Mg^{2+} 浓度过高时，会出现正干扰。②生理性阴离子包括蛋白质、磷酸盐、枸橼酸盐、乳酸盐、硫酸盐、草酸盐及化学制品，会与钙形成复合物来降低游离钙浓度，如乙二胺四乙酸。③pH 值的影响：pH 值每变化 0.1，会使 5% 的游离钙发生改变。

6. 参考值　人血总钙为 2.25~2.75 mmol/L，血游离钙为（1.18±0.05）mmol/L。请建立自己的实验室参考值。

二、血清磷

磷是机体重要的组成部分。血清磷水平与年龄、饮食、性别有一定关系。血浆磷水平一般指无机磷的浓度。血磷水平有昼夜变化的规律，凌晨开始下降，到上午10时左右最低，随后逐步上升，后半夜可达到高峰值。

1. 临床意义

（1）血清无机磷升高　见于甲状旁腺功能减退症，急、慢性肾功能不全或衰竭，多发性骨髓瘤，骨折愈合期，急性重型肝炎，新生儿高磷血症，白血病，婴儿性皮质增生症，肿瘤性钙化症，维生素 D 中毒。

（2）血清无机磷降低　见于原发性或继发性甲状旁腺功能亢进症、尿磷排泄增多、肾小管变性病变、佝偻病活动期骨软化症、肝硬化、妊娠晚期，大量摄入葡萄糖或糖尿病胰岛素治疗。

2. 检测方法　广泛使用的检测方法均以磷酸盐与钼酸铵离子形成钼磷酸盐复合物的反应为基础，随后通过分光光度法进行检测。

3. 标本类型　血清和肝素化血浆是磷酸盐检测的首选标本，不可使用枸橼酸盐、草酸盐、乙二胺四乙酸等抗凝剂。

4. 干扰因素　检测方法不同，溶血、黄疸和脂血样本的正或负干扰也显著不同。甘露醇、氟化钠和单克隆免疫球蛋白同样会造成干扰。

5．参考值　成人:0.85~1.51 mmol/L。儿童:1.45~2.10 mmol/L。请建立自己的实验室参考值。

三、血清镁

镁是人体内第四位含量丰富的阳离子。约55%的镁存在骨骼中,45%在细胞内,是细胞内分布最广的阳离子。住院患者中低镁血症较为常见,10%的住院患者及65%的重症监护病房患者可出现低镁血症。

1．临床意义

（1）血清镁升高　见于肾脏疾病(如急、慢性肾衰竭)、内分泌疾病(如甲状腺功能减退症、甲状旁腺功能减退症、艾迪生病和糖尿病昏迷);多发性骨髓瘤、严重脱水症等患者血清镁也升高。

（2）血清镁降低　①镁由消化道丢失,如长期禁食、吸收不良或长期丢失胃肠液者(慢性腹泻、吸收不良综合征)、长期吸引胃液等。②镁由尿路丢失,如慢性肾炎多尿期或长期用利尿剂治疗者。③内分泌疾病,如甲状腺功能亢进症、甲状旁腺功能亢进症、糖尿病酸中毒、醛固酮。

2．检测方法　血清和血浆总镁通常使用分光光度法和原子吸收法检测。

3．标本类型　优先选择血清和肝素化血浆。

4．干扰因素　由于红细胞内 Mg^{2+} 浓度比血清或血浆高,溶血标本不可检测。黄疸和脂血的干扰取决于使用的方法,可通过使用双色性分析和乙二胺四乙酸空白对照来降低干扰,脂血标本应超速离心。

5．参考值　成人:0.75~1.05 mmol/L。儿童:0.5~0.9 mmol/L。请建立自己的实验室参考值。

四、血清碱性磷酸酶及其同工酶

碱性磷酸酶是一组在碱性条件下水解磷酸单酯类化合物或转移磷酸单酯的磷酰基至其他物质的酶。碱性磷酸酶广泛分布于人类各种组织,其中肝脏、肾脏、骨骼、小肠、胎盘等组织含量较多。

1．测定血清碱性磷酸酶的临床意义

（1）血清碱性磷酸酶生理性升高　儿童在生理性的骨骼发育期,碱性磷酸酶活力可比正常人高1~2倍。

（2）血清碱性磷酸酶病理性升高　见于:骨骼疾病如佝偻病、软骨病、骨恶性肿瘤、恶性肿瘤骨转移等;肝胆疾病如肝外胆道阻塞、肝癌、肝硬化、毛细胆管性肝炎等;其他疾病如甲状旁腺功能亢进症。

（3）血清碱性磷酸酶病理性降低　见于重症慢性肾炎、儿童甲状腺功能不全、贫血等。

2．测定骨(源性)碱性磷酸酶的临床意义　骨(源性)碱性磷酸酶(BALP)和总碱性磷酸酶在诊断和监测佩吉特病时具有最高的临床敏感度和特异度。虽然总碱性磷酸酶更常使用,但在中度疾病中 BALP 比总碱性磷酸酶更敏感。在严重的骨软化症中,由于骨矿化缺陷,在不增加骨矿化的情况下,BALP 可能会明显升高。

（1）检测方法　①速率法。②BALP 的活性检测技术较复杂。使用麦芽粉凝集素沉淀 BALP 的方法不能沉淀佩吉特病患者血清中所有形式的 BALP,不可完全区分骨和肝脏活性。据报道,一些免疫分析法可检测 BALP。

（2）标本类型　血清,无须特殊处理。

（3）干扰因素　新生儿碱性磷酸酶水平低于成年人;妊娠和分娩、绝经后女性碱性磷酸酶水平可升高;饭后碱性磷酸酶水平升高;溶血可使碱性磷酸酶水平降低;草酸盐、枸橼酸盐、乙二胺四乙酸抗凝剂可使检测结果偏低。

（4）参考值　①碱性磷酸酶:成年男性 45~125 U/L,20~49 岁女性 35~100 U/L,50~79 岁女性 50~135 U/L。②BALP:0~7 岁<200 U/L,更年期女性<100 U/L,孕妇<150 U/L。请建立自己的实验室参考值。

五、血浆甲状旁腺激素

PTH 在血液循环中主要有 4 种存在形式:一是完整的 PTH(1-84),占 5%~20%,具有生物活性;二是 N 端 PTH(1-34)即 PTH-N,量很少;三是 C 端 PTH(56-84)即 PTH-C;四是中段 PTH 即 PTH-M。后二者占 PTH 的 75%~95%,半衰期长,但无生物活性;前二者半衰期短,不超过 10 min。此外,还有少量的前 PTH、前原 PTH 等。

血浆 PTH 水平是由甲状旁腺的合成和分泌及肝、肾的代谢和清除来决定的。PTH 直接作用于骨和肾。

1.临床意义

（1）PTH 水平升高的常见原因

1）原发性甲状旁腺功能亢进症:本病患者血 PTH 水平可高于正常人 5~10 倍,腺瘤比增生升高更明显,无昼夜变化节律。血 PTH 水平升高的程度与血钙水平、肿瘤大小和病情严重程度相平行,但 10% 左右的患者血 PTH 水平可正常。

2）继发性甲状旁腺功能亢进症:本病是由于体内存在刺激 PTH 分泌过多的因素,特别是低钙血症、低镁血症和高磷血症,使甲状旁腺肥大、增生,从而分泌过多的 PTH。较常见的有以下几种情况:①维生素 D 缺乏症所致低钙血症和继发性 PTH 水平升高。②肾脏疾病刺激甲状旁腺分泌 PTH,如肾小球滤过率降至 40 mL/min 时,PTH 水平升高更明显。③长期磷酸盐缺乏和低磷血症、维生素 D 活化障碍和血磷过低造成骨软化症、低钙血症,从而刺激 PTH 分泌增加。④胃、肠、肝、胆和胰腺疾病。⑤假性甲状旁腺功能减退症患者或其他原因所致低钙血症者血 PTH 水平升高。

鉴别原发性和继发性甲状旁腺功能亢进症时,可结合血钙一起分析。前者血钙水平升高或在正常高限,后者血钙水平降低或在正常低限,再结合尿钙和肾功能及骨骼的特征性改变等临床全面情况,一般不难鉴别二者。

（2）PTH 水平降低的常见原因　约70%的甲状旁腺功能减退症患者血浆 PTH 水平明显降低。甲状腺功能减退症患者血浆 PTH 水平亦可降低,而甲状腺功能亢进症患者血浆 PTH 水平则在正常值。

2.检测方法　早期 PTH 的放射免疫分析(RIA)是应用抗血清结合不具备生物活性的中间段 PTH 和 C 末端 PTH 抗原决定簇,这种方法不仅检测到有活性的 PTH,而且同时检测到了 C 末端 PTH,使检测结果高于实际水平,在肾功能不全的患者中尤为明显。第二代 PTH 检测亦称作完整 PTH 检测,它通过抗 C 末端和 N 末端的双抗体来检测有生物活性的完整 PTH,排除了 C 末端的干扰。事实上其还是存在与 PTH(7-84)的交叉反应,在检测完整 PTH 的同时,同样检测到了大量非 PTH(1-84)。目前 PTH 检测已经发展到了第三代检测方法,包括环化酶活化 PTH 免疫放射分析和化学发光检测具有生物活性的完整 PTH。这些检测方法不存在与 C 末端 PTH 片段 PTH(7-84)的交叉反应。

3.标本类型　血清和肝素、乙二胺四乙酸抗凝的血浆。

4.干扰因素　血浆 PTH 易被玻璃面吸附,在 20 ℃以上时极不稳定,故测定过程中操作应严格,避免误差。一些生理因素及药物对 PTH 水平有影响。肾上腺素、胰泌素、乙醇、前列腺素 E_2、维生素 A、降钙素及皮质醇均能增加 PTH 分泌。普萘洛尔、低镁血症、1,25(OH)$_2$D$_3$ 则降低血 PTH 水平。

5.参考值　成人 PTH:1.3~9.3 pmol/L(12~88 ng/L)。请建立自己的实验室参考值。

六、血降钙素

降钙素由起源于神经嵴,主要由整个甲状腺的滤泡旁细胞(C 细胞)分泌。主要生理作用是减少破骨细胞的数量、抑制破骨细胞的活性,减少骨吸收;抑制小肠对 Ca^{2+} 的吸收,降低体内血钙水平,使血中游离钙沉积于骨组织中;抑制肾小管远端对钙磷的重吸收,增加尿钙排泄;还可直接作用于人成骨细胞,刺激成骨细胞增殖和分化。此外,降钙素对许多骨代谢疾病所引起的骨痛症状也具有良好的缓解作用。

1.临床意义

(1)血降钙素升高的常见原因　①甲状腺髓样癌:降钙素水平明显升高。几乎所有病例均在 300 pmol/L 以上,多数为 600~1 500 pmol/L,有的高达 300 000 pmol/L。②产生降钙素的异位肿瘤:如支气管癌、胰腺癌、上颌窦癌、前列腺癌、子宫癌、膀胱癌、乳腺癌、肺癌、肝癌及类癌等,均可引起血降钙素升高。③原发性甲状腺功能亢进症可以使血降钙素轻度升高。④急、慢性肾衰竭患者,血降钙素可高达(269±51)ng/L,尤其是慢性肾衰竭患者血降钙素升高更明显。⑤原发性甲状旁腺功能减退时,甲状腺 C 细胞增生,使降钙素分泌增加,或者系甲状旁腺功能减退时促甲状腺素(TSH)升高,而 TSH 有促进 C 细胞分泌降钙素的作用,使血降钙素升高,但亦可正常甚至降低。⑥肢端肥大症可以使血降钙素轻度升高。⑦其他:如恶性贫血、高钙血症、脑膜炎、胰腺炎、佐林格-埃利森综合征(Zollinger-Ellison 综合征)、胰高糖素和胃泌素升高时,也可使血降钙素升高。

(2)血降钙素降低的常见疾病　①甲状腺发育不全或手术切除者,血降钙素明显降低或测不出。②糖尿病患者由于高血糖,尿糖排出增加,大量渗透性利尿,使尿钙排泄增加。当肾脏丢失钙过多,加上肠道吸收钙不足,引起继发性甲状旁腺功能亢进。当血钙下降时,降钙素分泌减少,血降钙素降低。③绝经后女性骨质疏松时,由于缺乏雌激素,降钙素分泌减少,血降钙素下降。④重度甲状腺功能亢进症患者,血降钙素不升高,反而降低,尤其女性患者更明显。⑤原发性甲状旁腺功能减退症患者,C 细胞受损,使血降钙素下降,此时男性患者的血钙明显升高,而女性患者血钙则无变化。⑥暴发型流行性脑脊髓膜炎。

2. 检测方法　磁微粒化学发光法、电化学发光法。

3. 标本类型　血清标本。

4. 干扰因素　女性降钙素水平低于男性;肾功能不全者降钙素基础值高;24 h 内不能检测标本者,将标本保存于-20 ℃。

5. 参考值　正常人降钙素在白天有较大波动,中午有一高峰,以后逐渐下降,夜间较恒定。正常成人血降钙素为 5~30 pmol/L,儿童为(27.9±12.6)pmol/L。请建立自己的实验室参考值。

七、血浆 1,25-二羟维生素 D_3 和 25-羟维生素 D_3

维生素 D 是一种脂溶性类固醇激素前体,主要由皮肤经光照后产生。维生素 D 本身无生物活性,必须在肝脏和肾脏经过两步连续的羟基化过程成为有生物活性的 1,25-二羟维生素 D_3[1,25(OH)$_2$$D_3$]。维生素 D 两个最重要的形式,分别是维生素 D_3(胆钙化甾醇)和维生素 D_2(麦角钙化甾醇)。与维生素 D_3 不同,人体不能合成维生素 D_2,只能从强化食品或食品补充剂中获取。在人体内,维生素 D_3 和维生素 D_2 与血浆中维生素 D 结合蛋白结合,并转运到肝脏,两者经羟基化成为维生素 D,即 25-羟维生素 D_3[25(OH)D_3]。

1. 临床意义

(1)血 25(OH)D_3 升高　主要见于:①维生素 D 1α-羟化酶缺陷,如维生素 D 依赖性佝偻病。②维生素 D 过多症,可达 350 μg/L 以上。

(2)血 1,25(OH)$_2$$D_3$ 升高　主要见于:①1,25(OH)$_2$$D_3$ 受体缺陷的抗 D 佝偻病,可高达 600 ng/L。②甲状旁腺功能亢进症。③结节病。④晚期妊娠。⑤慢性肾衰竭。

(3)血 25(OH)D_3 降低　主要见于:①营养性维生素 D 缺乏症。②慢性肝胆疾病。③长期服用抗癫痫类药物。④结核病,有人认为结核病的 25(OH)D_3 降低主要是与服用抗结核药如利福平、异烟肼等有关。

(4)血 1,25(OH)$_2$$D_3$ 降低　主要见于:①营养性维生素 D 缺乏症。②维生素 D 依赖性佝偻病。③肾性骨营养不良。④甲状旁腺功能减退症。⑤甲状腺髓样癌。

2. 检测方法　血清 25(OH)D_3 可通过竞争蛋白结合试验(CPBA)、免疫分析法、高效液相色谱分离后紫外线吸光度法或液相色谱串联质谱法检测。

3. 标本类型　血清。

4. 干扰因素　样本出现明显溶血时会造成干扰。血红蛋白水平>2 g/dL(1.24 mmol/L)时,会使检测结果偏高。测定结果不受黄疸(胆红素<1 129 μmol/L 或<66 mg/dL)、脂血(脂肪乳剂<400 mg/dL)和生物素(<287 nmol/L 或<70 μg/L)的影响。

5. 参考值　维生素 D 代谢产物的参考值视方法而定,健康人群 25(OH)D_3 的最佳参考下限存在争议。具有代表性的维生素 D 的参考值如下。

$25(OH)D_3$:20~65 μg/L(50~162 nmol/L)。

$1,25(OH)_2D_3$:15~60 ng/L(36~144 pmol/L)。请建立自己的实验室参考值。

八、血抗酒石酸酸性磷酸酶

抗酒石酸酸性磷酸酶(TRACP)是存在于破骨细胞中的酸性磷酸酶Ⅱ的一种同工酶,当骨吸收和骨转换增加时,其水平升高。

骨吸收时,在正常人血清中,TRACP 以两种不同的糖基化形式存在,即 TRACP-5a 和 TRACP-5b,其中 TRACP-5a 主要来源于炎性巨噬细胞,而 TRAP-5b 则主要来源于破骨细胞。10% 的 TRACP 以酶活性形式循环,剩余 90% 以无活性的片段循环。

1.临床意义 TRACP-5b 由于特异度高,不受昼夜变化、饮食、肝肾疾病影响,故在监测骨代谢方面有重要作用。TRACP-5b 作为第二代骨吸收标志物,是一个特异度和敏感度高的骨吸收指标。

(1)TRACP 水平升高 见于原发性甲状旁腺功能亢进症、慢性肾功能不全、畸形性骨炎、肿瘤骨转移、高转换型骨质疏松等。

(2)TRACP 水平降低 见于甲状腺功能减退症。

2.检测方法 包括免疫分析法和色谱法。

3.标本类型 首选血清。

4.干扰因素 因红细胞、血小板及单核吞噬细胞含量丰富,因此避免溶血。

5.参考值 抗酒石酸酸性磷酸酶(TRACP-5b)血清、血浆检测的参考值:女性绝经前 0.5~3.8 U/L,绝经后 0.5~4.8 U/L;男性 0.5~3.8 U/L(色谱法)。请建立自己的实验室参考值。

九、血清骨钙素

骨钙素,又称为骨 γ-羧谷氨酸包含蛋白,是由非增殖期成骨细胞合成和分泌的一种特异非胶原骨基质蛋白,由 49 个氨基酸组成,是骨组织内非胶原蛋白的主要成分,属于非胶原酸性糖蛋白,是一种维生素 K 依赖性钙结合蛋白。

1.临床意义

(1)血清骨钙素水平升高 提示骨形成速率加快,主要见于儿童生长期、成骨不全、肾功能不全、骨折、变形性骨炎、肿瘤骨转移、低磷血症、甲状腺功能亢进症、甲状旁腺功能亢进症、高转换骨质疏松症、尿毒症、佝偻病、卵巢切除术后等。

(2)血清骨钙素降低 见于甲状腺功能减退症、肾上腺皮质功能亢进症、长期使用糖皮质激素、肝病、糖尿病患者及孕妇等。抗骨吸收药物可使骨钙素水平下降,刺激骨形成治疗则使骨钙素水平上升。

2.检测方法 免疫学法。

3.标本类型 血清,因在室温或 4 ℃时血液标本中骨钙素会迅速降解。

4. 干扰因素　检测结果不受黄疸(胆红素<1 112 μmol/L 或<65 mg/dL)、脂血(脂肪乳剂<1 500 mg/dL)和生物素(<50 μg/L)的影响。溶血干扰检测结果,红细胞内的蛋白酶能降解骨钙素。

5. 参考值　血清骨钙素参考值:健康女性绝经前为 11~43 μg/L,健康女性绝经后为 15~46 μg/L,女性骨质疏松症患者为 13~48 μg/L;健康男性 18~30 岁为 24~70 μg/L,健康男性 30~50 岁为 14~42 μg/L,健康男性 50~70 岁为 14~46 μg/L(电化学发光法 Cobase)。请建立自己的实验室参考值。

十、尿钙排量

我国正常成年人随意饮食时尿钙排量为每天 1.9~5.6 mmol(75~225 mg)。凡血钙升高者,均可有尿钙升高,24 h 尿钙>6.24 mmol。若患者用低钙(<3.74 mmol/d)饮食 3~4 d,则 24 h 尿钙>4.99 mmol 即为升高,肾衰竭时降低。甲状旁腺功能亢进时,因血钙升高,肾小球滤过钙增多致尿钙排量增加。由于尿钙测定很受饮食中钙量的影响,对临界性甲状旁腺功能亢进症患者,可做低钙试验,限制钙入量在每日 3.75 mmol(150 mg)以下 3~5 d(试验时饮蒸馏水,不用牙膏刷牙),若最后一天 24 h 尿钙排量>5 mmol(200 mg),应高度怀疑原发性甲状旁腺功能亢进症;若>3.75 mmol(150 mg),则支持本病的诊断。阳性率在 80% 左右。儿童尿钙排量增加,24 h 尿钙排量>0.1 mmol/kg(4 mg/kg)。高钙尿症常见于下列疾病:①高血钙性高钙尿症。②正常血钙性高钙尿症,如特发性高钙尿症、皮质醇增多症、维生素 D 中毒、肾小管性酸中毒、肾盂肾炎、肢端肥大症和急性骨质疏松症等。③低血钙性高钙尿症,如肾小管性酸中毒、肾盂肾炎和佝偻病治疗早期等。甲状旁腺功能减退症患者尿离子钙降低。尿 Ca^{2+} 参考值:男性为(72.33±38.14)mg/24 h,女性为(62.26±31.69)mg/24 h。

十一、尿磷排量

受饮食等因素的影响,尿磷排量对诊断的意义不如尿钙排量。另外,肾小球磷的滤过负荷与血磷水平及肾小球滤过率成正比,由于血磷在多数情况下波动较小,故肾小球滤过率就成为尿磷排出的重要因素之一。另一重要因素是肾小管的磷重吸收能力,它主要受 PTH 和维生素 D 的影响。由于尿钙磷值受饮食中摄入量的影响较大,尿钙磷测定仅作为代谢性骨病的初筛试验。尿磷升高主要见于高磷饮食、甲状旁腺功能亢进症(24 h 尿磷>193.7 mmol/L)、碱中毒、急性高钙血症及低钙血症、使用利尿剂、遗传性低血磷佝偻病、原发性高血压、肾性高血压和恶性肿瘤等。

十二、尿羟脯氨酸排量

尿羟脯氨酸的一半左右来自骨胶原,故测定血、尿羟脯氨酸可了解胶原代谢状况,可供某些代谢性骨病的诊断和疗效评价。PTH 促进骨的吸收,骨转换增加,甲状旁腺功能亢进时羟脯氨酸排量增多。血羟脯氨酸较恒定,男女差异不明显。但尿羟脯氨酸排量受年龄、代谢水平和饮食的影响,用尿肌酐(Cr)校正或取空腹 2 h 尿测定羟脯氨酸/Cr 值,可部分避免这些影响。肉皮、鱼和明胶等含有丰富的羟脯氨酸,测定前 3 d 应限制高胶原饮食,并停用维生素 C 等药物。甲状旁腺功能亢进时尿羟脯氨酸水平升高,>330 mmol/24 h。测定血、尿羟赖氨酸有与羟脯氨酸相同的临床意义。正常人尿中赖氨酸有下列 4 种形式:葡萄糖半乳糖羟赖氨酸苷、半乳糖羟赖氨酸苷、肽结合羟赖氨酸和游离羟赖氨酸。肽结合羟赖氨酸水平可直接反映新生胶原的分解情况,而尿中葡萄糖半乳糖羟赖氨酸苷/半乳糖羟赖氨酸苷比值可鉴别尿中羟赖氨酸是来源于骨骼还是其他非骨组织。皮肤胶原分解亢进时比值升高;骨胶原分解增多时,比值下降。

(黄永杰)

第二节　超声检查

　　甲状旁腺是人体重要的内分泌腺之一,腺体体积小、数目多、位置隐蔽、变异较大。其分泌 PTH 来调节钙磷代谢,维持血钙平衡。当甲状旁腺发生病变时,多数情况下会伴有 PTH 过度分泌,引发甲状旁腺功能亢进;另外,PTH 的毒性作用会使其效应器官发生相应病变,临床症状涉及多器官、多系统,如肾结石、骨密度降低、骨痛、皮肤瘙痒、异位钙化等。

　　随着超声技术的不断发展,应用高频超声能够清晰显示颈前区的组织结构和器官,特别是神经及软组织的微细结构。高频超声能够清晰显示正常位置的甲状旁腺及甲状旁腺病变,不仅利于其自身疾病的诊断,同时有助于与甲状腺病变、肿大淋巴结的鉴别诊断。其具有的高分辨率、无辐射性、便捷性、可重复性且成像模式丰富等检查优势,已得到临床的广泛认可。其中,二维超声(2D-US)具有易操作和实时成像能力,可以对结节的大小、数目、位置、来源、内部结构、与周围组织的关系等做出初步诊断。彩色多普勒血流成像(CDFI)能判断病变的滋养血管来源及其血流动力学情况,可以辅助判断结节的性质;超声造影(CEUS)可以显示结节内部的微循环情况,从血流灌注方面进一步鉴别结节的良恶性;实时弹性成像(RTE)可以定量化显示病灶的硬度。超声对甲状旁腺结节的定位准确,敏感度高达 70.0%~92.5%,其已成为甲状旁腺病变术前检查定位、监测继发性甲状旁腺功能亢进症严重程度等的重要手段。为临床治疗和术前定位提供了很好的参考依据,具有重要的临床应用价值。

一、甲状旁腺超声检查方法

(一)检查目的

了解甲状旁腺的解剖及毗邻结构、回声质地及血液供应;甲状旁腺病变保守治疗的定期随访;

甲状旁腺恶性结节的术后随访。

（二）适应证

1. 甲状旁腺相关症状或体征

（1）颈前区肿块怀疑甲状旁腺来源。

（2）出现声音嘶哑、颈部压迫感等症状。

（3）出现甲状旁腺功能亢进的表现，骨痛、多尿、烦渴而多饮、骨质疏松、囊性变、骨折和畸形及反复发生尿路结石等。

2. 辅助检查发现甲状旁腺异常

（1）影像学检查　如放射性核素检查提示有甲状旁腺异常，CT 或 MRI 发现甲状旁腺内异常信号区。

（2）实验室检查　如血 PTH 水平异常升高、血钙过高、碱性磷酸酶过高、血磷降低。

3. 甲状旁腺外科术前、术中及术后评估

（1）术前评估　包括甲状旁腺结节的数目、位置及大小，以及颈部淋巴结状况。

（2）术中评估　定位病灶，从而指导手术切除，判断切除情况等。

（3）术后评估　术后可了解局部血肿及水肿状况，肿瘤局部复发和淋巴结转移情况。

4. 甲状旁腺病变的随访

（1）甲状旁腺病变药物治疗的监测及微创治疗疗效评估。

（2）甲状旁腺恶性肿瘤术后的定期随访。

5. 超声引导下介入诊断和治疗

（1）超声引导下经皮穿刺抽吸细胞学检查和组织学活检等。

（2）超声引导下甲状旁腺结节的乙醇消融、射频消融及激光消融等。

6. 常规体检

（1）尿毒症多次透析患者、维生素 D 缺乏症患者。

（2）其他内分泌疾病患者，可累及甲状旁腺，如多发性内分泌瘤。

（三）禁忌证和局限性

超声检查无明显禁忌证，对于甲状旁腺癌应慎用超声引导下穿刺。

由于甲状旁腺可异位生长，对于异位于胸骨后或前上纵隔的甲状旁腺，超声显示效果可能不佳，甚至无法显示，应注意多种探头的联合应用和结合其他影像学检查方法。

（四）仪器设备

一般选用中、高档彩色多普勒超声诊断仪，如配备组织谐波技术和/或超声造影技术，将有助于检出微小病变。

一般采用高频线阵探头，频率为 5~12 MHz。对于肿大明显的甲状旁腺，频率更低的线阵探头效果更好。胸骨后甲状旁腺可采用凸阵探头或经阴道超声探头。

（五）检查步骤

1.调节仪器

（1）灰阶超声 调节灰阶超声成像频率、增益、时间增益补偿曲线、焦点和成像深度等。

（2）彩色/能量多普勒超声 调节彩色/能量多普勒超声的量程。

（3）脉冲多普勒超声 如进行脉冲多普勒超声血流取样，根据实际流速情况合理调节流速，测量肿瘤内小血管时，事实上较难进行取样角度矫正。

2.体位

（1）患者取仰卧位，颈部垫枕，头后仰，充分暴露颈前区。

（2）检查一侧甲状旁腺时，患者头部在后仰的同时向对侧偏转以利扫查。

3.检查方法

（1）正常位置甲状旁腺的扫查 将探头置于颈部的上方，先自上而下对甲状腺进行横断扫描，然后对甲状腺进行纵向扫查，观察双侧甲状腺后方有无增大的甲状旁腺。加压扫查有利于显示甲状旁腺病灶。

（2）异位于颈部的甲状旁腺病变的扫查 颈部的常见异位部位为甲状腺内、颈动脉鞘内、食管后、胸骨上窝等处，对这些可能异位的部位均应仔细扫查，并尽可能在颈前部及颈侧大范围仔细检查。对异位于气管旁或食管后的病变，可让患者取前倾位，以扩大椎前间隙，并用探头冠状切面检查。

（3）锁骨或胸骨遮盖的异位甲状腺病变的扫查 胸锁关节后、锁骨后方、胸膜及前纵隔也是异位甲状旁腺的好发部位，应常规对这些部位进行扫查，特别是当患者有明显的甲状旁腺功能亢进的症状和体征而超声未发现正常位置的甲状旁腺增大时。应嘱患者做吞咽动作，使病灶提升，同时采用扇形探头或经阴道探头朝向足侧探测。但应注意，超声对这些异位部位的甲状旁腺病变的诊断能力有限。

（4）配合其他多普勒检查 在灰阶超声检查的基础上，可进行彩色能量多普勒检查，以探测甲状旁腺结节及甲状旁腺的血流状况。注意观察滋养动脉，必要时可使用脉冲多普勒进行半定量测量。

（5）配合颈部淋巴结检查 如怀疑甲状旁腺恶性病变，还应评价颈部淋巴结状况。

二、正常甲状旁腺超声表现

1.位置 甲状旁腺位于甲状腺两侧叶后壁，甲状腺与颈长肌、颈总动脉与气管之间，其周围解剖关系复杂，包括血管、肌肉、气管、食管、淋巴结及结缔组织等。Lappas 等研究发现，上甲状旁腺主要位于甲状腺中部的后外侧、后内侧和正后方，而下甲状旁腺多在甲状腺下极附近区域，部分甲状旁腺可异位于颈侧方或胸骨上窝，更有少数异位至胸骨后方或上纵隔处。上甲状旁腺位置相对固定，在胚胎发育中来自第四咽囊；下甲状旁腺位置多变，在发育早期与形成胸腺的第三咽囊憩室相连并随之向尾侧迁移下降。

2. 超声表现 正常甲状旁腺回声高于邻近正常甲状腺组织,表现为高回声及稍高回声(图3-1),边界清晰,内部回声均匀,其形态多呈椭圆形和扁圆形,也可呈类圆形、扁平形、细长形、半月形、分叶形等多种形状。左、右各两个,其长、宽、厚超声平均测值为(6.38±1.46)、(3.76±1.02)、(2.75±1.99)mm,下甲状旁腺略大于上甲状旁腺,双下区甲状旁腺的显示率要高于双上区。有学者研究甲状旁腺高频超声显示率为77.5%,部分甲状旁腺不能显示的原因可能是:①正常甲状旁腺内脂肪成分含量存在差异,当含量少时,其与周围组织阻抗差值偏低,不易被识别。②甲状旁腺异位使得超声检查容易出现假阴性。随着超声技术的发展及对甲状旁腺认识的进一步提高,甲状旁腺高频超声显示率也将进一步提高。

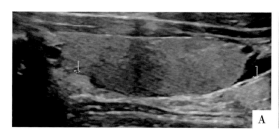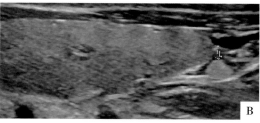

高频超声显示双侧正常甲状旁腺均为高回声;A. 右侧上、下甲状旁腺;B. 左侧下甲状旁腺。

图3-1 正常甲状旁腺超声表现

3. 血供 甲状旁腺的血液供应(简称血供)主要来自甲状腺下动脉,少数来自甲状腺上动脉和上、下动脉的吻合支。甲状旁腺血供特点为极向血供(图3-2A),即血管从长轴一端进入,这一特点有助于与淋巴结门样血供相鉴别。有文献统计,彩色多普勒血流图显示血流信号者占多数(约85%的下甲状旁腺和63%的上甲状旁腺),血流信号的分布形态可不同(图3-2B、图3-2C),有星点状、放射状、弥漫状等,部分正常腺体可能是由于滋养血管过细或血流速度过慢,在彩色多普勒超声血流图上没有显示血流信号。

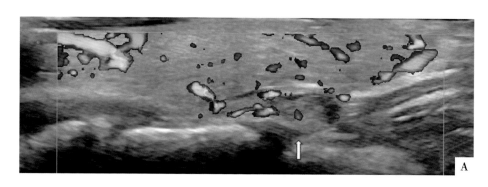

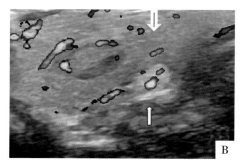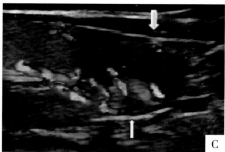

A. 甲状旁腺血供特点为极向血供；B. 甲状旁腺内的星点状血供；C. 甲状旁腺内的放射状血供。

图3-2　正常甲状旁腺血流信号显示

4. 弹性超声　正常甲状旁腺的质地较同侧邻近的甲状腺组织柔软。有文献统计平均弹性值为（12.3±2.1）kPa，相邻正常甲状腺平均弹性值为（27.2±2.5）kPa。

5. 造影　呈弥漫性增强，增强速度、增强强度及持续时间与邻近的甲状腺实质相似。

三、甲状旁腺疾病超声诊断

（一）甲状旁腺腺瘤

1. 临床表现　甲状旁腺腺瘤是引起原发性甲状旁腺功能亢进的主要原因之一。功能性腺瘤占30%～90%，也可为非功能性。多单发，一般体积不大，压迫症状较为少见，可发生在任何一个腺体，也可发生在异位的腺体中。其特点是发病隐匿，病程的早期临床表现不典型，极易引起漏诊或误诊，而病程晚期病情加重且易波动。临床表现主要为PTH分泌过多而引发的多器官、多系统改变。其中，骨骼系统症状主要表现为骨痛、骨折等；消化系统症状主要表现为恶心、腹胀、腹痛等；泌尿系统症状主要表现为多尿、尿路结石等；神经肌肉系统症状主要表现为乏力、精神萎靡、肌痛等。

2. 超声表现

（1）常为单发，偶尔为多发，形态多为椭圆形，也可为扁长形或不规则形，长轴平行于身体矢状面。

（2）肿瘤内部呈均匀或欠均匀的低回声（图3-3A），部分也可表现为伴有囊性成分的混合回声，少数内部可伴有钙化灶。

（3）多数表现为边界清晰、边缘光滑，可见包膜回声（图3-3B）。

（4）与甲状腺分界清楚，肿瘤与甲状腺之间存在中-高回声带（图3-4A），可能是甲状腺被膜、甲状旁腺腺瘤的包膜与周围组织形成的反射界面。

（5）彩色/能量多普勒超声　肿瘤周围环绕丰富的血流信号并深入肿瘤内部（图3-3C），前缘常可见明显的血管沿甲状腺后背膜走行（图3-4B），为背膜血管被肿瘤挤压。

（6）超声造影　瘤体增强的开始时间与最大强度近似于甲状腺组织，早于和强于周围正常的甲状旁腺组织，但增强强度的个体差异较大。

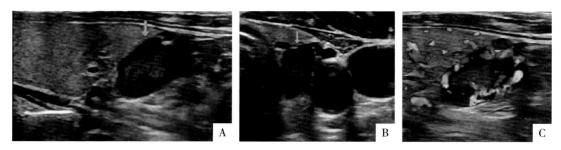

A.纵切面显示肿瘤呈椭圆形;B.横切面显示肿瘤的包膜回声;C.肿瘤周围环绕丰富的血流信号并深入内部。

图3-3　左侧下甲状旁腺腺瘤超声表现

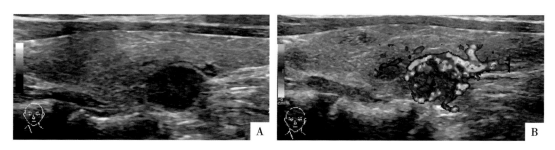

A.肿瘤与甲状腺之间存在中-高回声带;B.肿瘤前缘可见明显的血管沿甲状腺后背膜走行。

图3-4　右侧甲状旁腺腺瘤超声表现

3.鉴别诊断

（1）甲状腺结节　位于甲状腺背侧向后向外突起的结节及ZT（Zuckerkandl's tubercle）结节区的甲状腺结节易被误诊为甲状旁腺结节。ZT结节区是甲状腺后缘向外突出部分,与甲状腺腺体相延续,多切面反复扫查可发现上述区域结节与甲状腺腺体分界不清晰,具有甲状腺腺瘤、结节性甲状腺肿及甲状腺乳头状癌等典型声像图特征,而甲状旁腺占位多与甲状腺后缘呈锐角关系,边界较清晰,未见低回声晕、未见结节性甲状腺肿典型的网络状回声、未见微小钙化等超声表现,并可结合临床表现及血钙、磷及PTH水平综合诊断。

（2）颈部淋巴结　气管旁Ⅵ区淋巴结常为多个,特别是合并甲状腺弥漫性病变时淋巴结体积增大,回声明显降低,典型的淋巴门结构及淋巴结门样血管有助于鉴别诊断。甲状旁腺腺瘤多位于下旁腺区。

（3）其他颈部正常结构　如颈长肌、胸腺组织等。

（二）甲状旁腺增生

1.临床表现　甲状旁腺增生常累及多个腺体,多见于尿毒症持续透析患者继发甲状旁腺功能亢进时的甲状旁腺改变。慢性肾衰竭患者在长期透析治疗的过程中,常伴有高磷血症、$1,25(OH)_2D_3$合成减少、血钙降低、PTH分泌增加等,导致继发性甲状旁腺功能亢进症的发生。此类患者临床症状较为典型,容易诊断。

2. 超声表现

（1）以双侧、多个甲状旁腺同时增大多见（图3-5A、图3-5C、图3-5E）。

（2）增大的甲状旁腺多与甲状腺及周围组织界限清晰，形态多样，以类圆形、分叶状、梭形、椭圆形或不规则形多见。

（3）内部呈低回声，部分内部可见片状无回声灶及环形强回声灶，少数伴有囊性变。

（4）彩色/能量多普勒超声显示，大部分增生的甲状旁腺内部血流信号较丰富（图3-5B、图3-5D、图3-5F），但通常不如腺瘤血供丰富，为穿行或绕行血流信号；极少数为血流信号稀疏，呈星点状血流信号。

（5）超声造影显示，增生结节多呈不均匀高增强；若结节内有钙化灶，超声造影能显示钙化声影下的微循环，而受声影影响，彩色多普勒无法显示其内部血供情况。

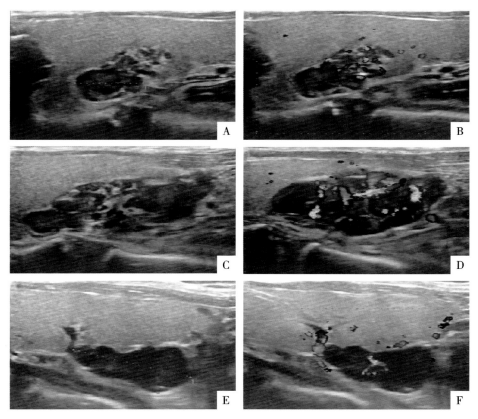

慢性肾衰竭持续透析患者，继发性甲状旁腺增生（双侧多发结节）；A. 左上甲状旁腺；B. 增生结节内血流信号；C. 左下甲状旁腺；D. 增生结节内血流信号；E. 右下甲状旁腺；F. 增生结节内血流信号。

图3-5 甲状旁腺增生超声表现

3. 鉴别诊断

（1）甲状旁腺腺瘤 腺瘤常单发，一般体积不大，是原发性甲状旁腺功能亢进症的主要原因，而增生常为双侧多发，患者多伴有长期透析史，是继发性甲状旁腺功能亢进症的主要表现。如果为甲状旁腺多发腺瘤,与甲状旁腺增生难以鉴别。

(2)颈部淋巴结 甲状腺弥漫性病变时,Ⅵ区淋巴结体积增大,回声明显降低,典型的淋巴门结构及淋巴结门样血管有助于鉴别诊断。甲状旁腺增生伴有典型的临床表现。

(3)其他颈部正常结构 如颈长肌、胸腺组织等。

(三)甲状旁腺囊肿

1.临床表现 甲状旁腺囊肿是一种较少见的甲状旁腺囊性病变。临床上将其分为无功能性甲状旁腺囊肿(NFPC)和功能性甲状旁腺囊肿(FPC)两种。其中,NFPC约占甲状旁腺囊肿总数的80%,常见于女性,多表现为无症状的颈部包块。当囊肿较大时,可能表现出压迫症状,如局部不适、吞咽困难、呼吸困难、声音嘶哑等。FPC较少见,此类患者伴有血清钙及血清PTH水平明显升高。因此,FPC不仅可以引起压迫症状,还可能发生甲状旁腺功能亢进症和/或高钙血症等。

2.超声表现

(1)甲状旁腺囊肿多发生于下甲状旁腺,尤以左下甲状旁腺多见。

(2)一般呈圆形或类圆形的无回声,部分无回声内可见实性回声,多张力较低,薄壁,边界清晰,与甲状腺间可见高回声界面分隔。

(3)彩色/能量多普勒超声:囊性回声内无血流信号,周边可探及血流信号;部分无回声内实性回声可见血流信号。

(4)超声造影显示,囊肿内部无增强,囊壁可见明显增强;部分FPC实性部分内可见均匀的等增强。

NFPC和FPC超声检查图分别见图3-6和图3-7。

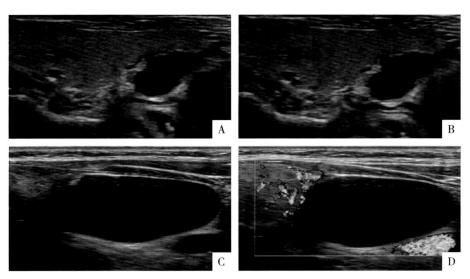

A.左侧下甲状旁腺囊肿;B.囊肿内未见血流信号;C.右侧下甲状旁腺囊肿;D.囊肿边缘处少量血流信号。

图3-6 无功能性甲状旁腺囊肿(NFPC)超声表现

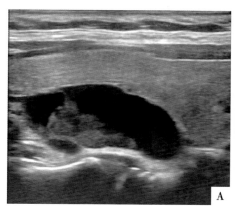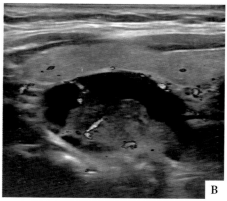

右侧上甲状旁腺囊肿;A.囊肿内可见实性回声;B.囊肿实性部分内条索状血流信号。

图3-7 功能性甲状旁腺囊肿(FPC)超声表现

3.鉴别诊断

(1)甲状腺胶质潴留囊肿 一般情况下,可以观察囊肿的位置来判断其来源,如果囊性结节位于甲状腺内,边界清晰,呈类圆形或椭圆形,内部可见点状强回声,后伴"彗星尾"征,有时可伴有陈旧性出血,表现为可移动的密集细小光点,彩色多普勒显示其内无血流信号,超声造影显示囊肿内无造影剂充填,可明确诊断甲状腺胶质潴留囊肿。但当超声图像表现为甲状旁腺区与甲状腺分界不清的囊性结节时,对其进行穿刺抽吸并测定囊液的PTH是明确诊断最直接有效的方法。

(2)颈部淋巴管囊肿 是颈部较常见的疾病,尤其是儿童、青少年,囊肿大小悬殊,多位于颈后三角区,较大的囊肿内可见分隔,容易鉴别。但位于胸导管附近体积较小的淋巴管囊肿,与左下甲状旁腺区距离较近,超声影像鉴别诊断比较困难。

(四)甲状旁腺癌

1.临床表现 甲状旁腺癌极为少见,仅占原发性甲状旁腺功能亢进症的0.1%~5.0%。90%以上的患者表现为甲状旁腺功能亢进,无功能者不足10%,临床表现多种多样,主要有高钙血症、肾脏损害、骨骼疾病、颈部包块、声音嘶哑等。癌组织常侵犯甲状腺包膜或周围组织(如肌肉、血管、气管、食管、脂肪、结缔组织等),36%~65%的患者术后出现局部复发,11%~32%的患者发生颈部淋巴结转移,17%~32%的患者发生远处转移。

2.超声表现

(1)肿瘤体积较大,常累及一个腺体,形态不规则或呈分叶状,少数呈圆形或椭圆形。

(2)在横切面上,以纵横比≥1诊断甲状旁腺癌的敏感度为94%,特异度为95%。

(3)多表现为实质性低回声,内部回声不均匀,部分可见囊性变及钙化。

(4)若侵犯周围组织,患者做吞咽动作时肿块位置相对固定。

(5)伴有淋巴结转移时,转移淋巴结表现为长短径之比<2,皮质区不均匀低回声,髓质消失或变窄。

(6)彩色/能量多普勒超声显示,病灶内部血流丰富,也有文献统计病灶边缘见点状及条状血供,内部未见明显血供,与甲状旁腺癌分化程度有关。

3. 鉴别诊断　甲状旁腺腺瘤和甲状旁腺增生无浸润周围组织及颈部淋巴结转移现象,而甲状旁腺癌多表现为病灶大、形态不规则、边界不清、内部回声不均匀,伴有钙化影、局部浸润。这些是鉴别甲状旁腺良恶性病变的主要依据。术后反复复发是甲状旁腺癌区别于甲状旁腺良性病变的重要依据。

(闫媛媛　张卓恒　曹琼亚　郭　丽　赵　悦)

第三节　CT 检查

在原发或继发性甲状旁腺病变的定位和定性诊断中,CT 和 MRI 各具优势及不足,如 CT 空间分辨力高,一次性扫描范围广,且可任意平面重建,明确病变与周围结构的关系,但射线暴露和碘对比剂过敏风险是其重要不足;颈部 MRI 软组织分辨力高,可直接获得多序列、多平面图像,无射线暴露和碘对比剂过敏风险,但 MRI 扫描范围依赖于颈部线圈长度,仅能对颈部线圈覆盖范围内的组织或病变进行显示,故不适于颈部线圈无法覆盖的甲状旁腺病变患者,如喉部或上纵隔异位甲状旁腺患者,另外,MRI 扫描时间长、费用高,且铁磁性物质植入术后和幽闭恐惧症患者禁忌。目前,国内外大量学者对甲状旁腺功能亢进症的 CT 诊断效能进行了系统报道,而 MRI 方面的可信报道鲜见。由此可见,在日常工作中,MRI 多作为 CT 检查的一个补充,用于 CT 检查禁忌证患者。本书仅对甲状旁腺病变及棕色瘤等继发改变的 CT 影像进行详细讲解。

一、甲状旁腺 CT 检查方法

受检者取仰卧位,头颈部充分仰伸,双手尽量向足侧伸展。扫描范围从颅底至主动脉弓,而对于怀疑纵隔异位甲状旁腺病变患者,可继续向足侧扫描,直至包括整个病灶为止。扫描层厚为 3~5 mm。根据需要进行不同层面重建,重建层厚≤1.0 mm。增强扫描采用高压注射器,以 2~3 mL/s 流速经肘部静脉团注对比剂 80~100 mL,根据需要可进行单期扫描(静脉期:注射对比剂后 45~55 s)、双期扫描(动脉期:注射对比剂后 25~30 s;静脉期:注射对比剂后 45~55 s)、三期扫描(在双期基础上,增加延迟期:注射对比剂后 80~85 s)。甲状旁腺 4D-CT:原指"四维度",即横断位、冠状位、矢状位和时间维度,近年来,部分学者将"4D"重新定义为"四时项",即 CT 平扫、动脉期、静脉期和延迟期。

二、甲状旁腺疾病 CT 诊断

（一）形态

　　甲状旁腺增生、腺瘤和腺癌均位于甲状腺真假包膜间，受周围空间限制，均具有沿间隙塑形生长的特征，形态相似，如呈三角形、椭圆形及条柱状（图3-8、图3-9），其中较小的增生或腺瘤多呈三角形或小圆形，较大的腺瘤以椭圆形、条柱状多见，较大的腺癌则以椭圆形及不规则形为主。需要注意，无论何种形态的甲状旁腺病变，如果其边缘与周围结构不清，需要警惕腺癌伴周围浸润的可能（图3-10）。在判断病变与周围结构关系时，可根据临床需要，通过 CT 三维重建技术进行充分显示（图3-9）。

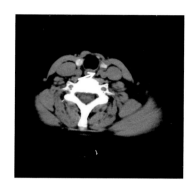

CT 平扫示甲状腺左侧叶后方三角形等血管密度影（白箭头）。

图3-8　左侧下极甲状旁腺增生 CT 表现

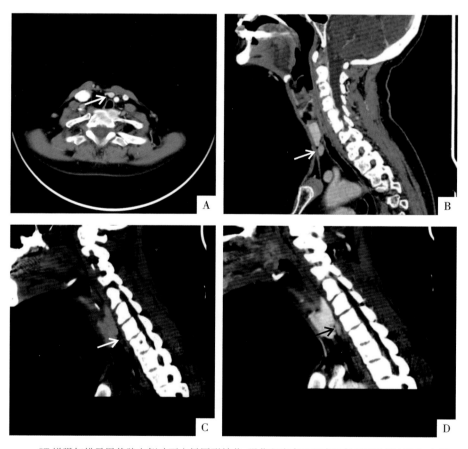

　　CT 增强扫描示甲状腺左侧叶下方椭圆形结节，强化程度高于肌肉而低于颈动脉（图 A，白箭头）；CT 增强扫描矢状位重建示瘤体呈长椭圆形，与甲状腺间分界清晰（图 B，白箭头）；CT 扫描示甲状腺左侧叶后下方条柱状等肌肉密度影，与甲状腺分界清晰（图 C，白箭头）；CT 增强扫描明显强化，瘤体强化程度低于甲状腺而高于周围肌肉（图 D，黑箭头）。

图3-9　左侧下极甲状旁腺腺瘤 CT 表现（1）

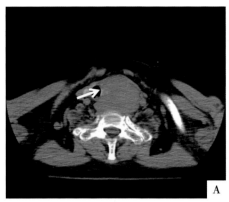
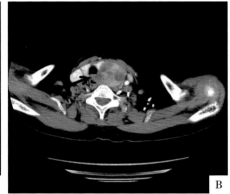

CT 平扫示甲状腺左侧叶下方不规则等肌肉密度影,形态不规则,向气管食管沟延伸,包绕环状软骨,并与之分界不清(图 A,白箭头);CT 增强扫描示不均匀强化,瘤体与甲状腺、环状软骨和气管分界不清(图 B,黑箭头)。

图 3-10　左侧下极甲状旁腺癌 CT 表现

(二)位置

　　大部分甲状旁腺病变位于甲状腺中上部后方(图 3-11)和后下方(图 3-12),位置较恒定。少数甲状旁腺病变异位于上纵隔、甲状腺与气管间隙、甲状腺与颈动脉间隙、气管前或后方(图 3-13~图 3-19),极少数异位于甲状软骨上方至梨状窝区(图 3-20)。对于这些区域异位的甲状旁腺病变,与超声检查相比,CT 具备更多优势。而当甲状旁腺病变异位于甲状腺内时(图 3-21),CT 诊断效能远不及超声,较小者易被误诊为甲状腺微小乳头状癌,而较大者易与结节性甲状腺肿或腺瘤相混淆,故诊断前需要结合超声检查和实验室检查综合分析。从理论上讲,异位甲状旁腺可发生增生、腺瘤或腺癌,但目前临床所见几乎均为腺瘤,其影像学表现与正位甲状旁腺病变相同。

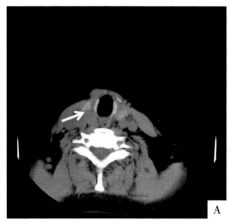
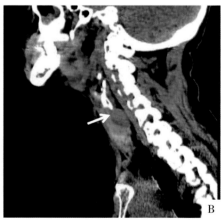

CT 平扫横断位示瘤体位于甲状腺右侧叶后上方,二者间见平直线征(图 A,白箭头);矢状位重建示瘤体呈梭形,位于甲状腺上极后方(图 B,白箭头)。

图 3-11　右侧上极甲状旁腺腺瘤 CT 表现(1)

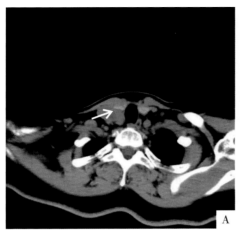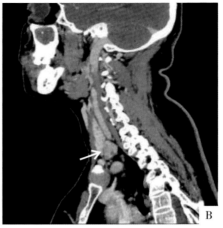

CT 平扫横断位示瘤体位于甲状腺右侧叶后下方,二者间见平直线征(图 A,白箭头);CT 增强扫描矢状位重建示瘤体位于甲状腺下极后方(图 B,白箭头),呈三角形,强化不均匀,内部见小圆形无强化灶。

图 3-12　右侧下极甲状旁腺腺瘤 CT 表现(1)

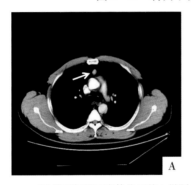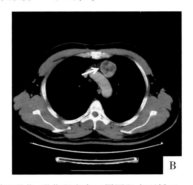

CT 增强扫描示瘤体位于前上纵隔,呈圆形,明显强化,强化程度高于周围肌肉而低于主动脉(图 A,白箭头);CT 增强扫描示瘤体位于前上纵隔,呈圆形,强化不均匀,内见多发斑片状无强化区,实性部分强化程度高于肌肉而低于主动脉(图 B,白箭头)。

图 3-13　胸骨后甲状旁腺腺瘤 CT 表现

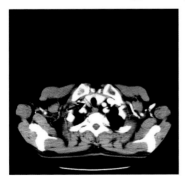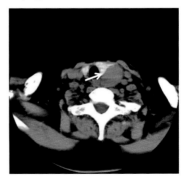

CT 增强扫描横断位示瘤体呈柱状,位于颈动脉和甲状腺右侧叶间,强化程度明显高于周围肌肉而低于甲状腺或颈动脉(黑箭头)。

图 3-14　右侧下极甲状旁腺腺瘤 CT 表现(2)

CT 平扫横断位示瘤体呈椭圆形,密度均匀,位于甲状腺左侧叶和颈动脉间(白箭头)。

图 3-15　左侧下极甲状旁腺腺瘤 CT 表现(2)

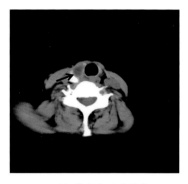

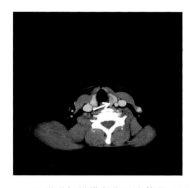

CT 平扫横断位示瘤体位于甲状腺右侧叶和气管间,密度低于周围肌肉(黑箭头)。

图 3-16　右侧上极甲状旁腺腺瘤 CT 表现(2)

CT 增强扫描横断位示瘤体位于甲状腺左侧叶和气管间,增强后强化程度低于周围甲状腺而高于肌肉(白箭头)。

图 3-17　左侧上极甲状旁腺腺瘤 CT 表现(1)

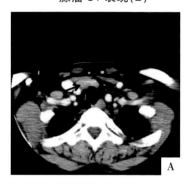

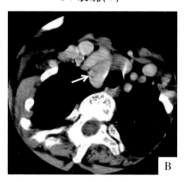

CT 增强扫描示气管前方条柱状软组织影,强化程度高于周围肌肉而低于颈动脉(图 A,黑箭头);CT 增强扫描示气管右侧和前方条柱状软组织影,呈 180°包绕气管,瘤体强化程度高于周围肌肉而低于颈动脉(图 B,白箭头)。

图 3-18　右侧下极甲状旁腺腺瘤 CT 表现(3)

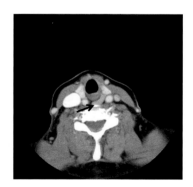

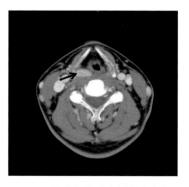

CT 增强横断扫描示瘤体位于甲状腺左侧叶后方,向气管食管沟延伸,强化程度高于周围肌肉而低于甲状腺(黑箭头)。

图 3-19　左侧上极甲状旁腺腺瘤 CT 表现(2)

CT 增强扫描示右侧梨状隐窝椭圆形软组织密度影,强化程度高于周围肌肉而低于颈动脉(黑箭头)。

图 3-20　右侧上极甲状旁腺腺瘤 CT 表现(3)

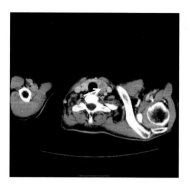

CT增强扫描横断位示瘤体呈椭圆形,局部与甲状腺分界不清,强化程度低于周围甲状腺而高于肌肉(白箭头)。

图3-21　甲状腺左侧叶内甲状旁腺腺瘤CT表现

(三)发病状态

在原发性甲状旁腺功能亢进症的CT检查中,大多只发现1枚增大的甲状旁腺病变,而对于继发性甲状旁腺功能亢进症患者,CT可以发现1~4枚不同程度增大的甲状旁腺病变(图3-22),甚至更多。需要注意,当临床考虑原发性甲状旁腺功能亢进症,并且同时发现2枚或2枚以上甲状旁腺病变时,需要警惕多发内分泌肿瘤1型,即Wermer综合征。

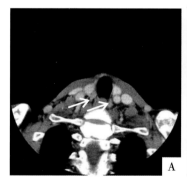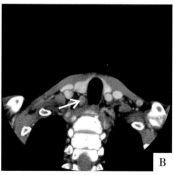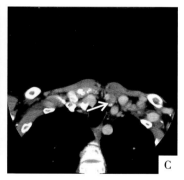

CT增强扫描横断位示双侧上极(图A,白箭头)、右侧下极(图B,白箭头)和左侧下极(图C,白箭头)甲状旁腺增生,其中双侧下极病灶内部强化不均匀,见局灶无强化区。

图3-22　双侧4枚甲状旁腺增生CT表现

(四)密度及强化程度

在CT平扫检查中,甲状旁腺增生、腺瘤或腺癌的密度相仿,为40~60 Hu,与周围血管、肌肉等密度相仿,明显低于正常甲状腺平扫密度,后者为80~120 Hu。在CT平扫检查中,因甲状旁腺病变多沿人体长轴生长，横断位呈圆形或椭圆形，易与颈部血管结构混淆而漏诊（图3-23）。较小增生或腺瘤平扫密度均匀，极少发生囊变、坏死，随着病变体积增大，发生囊变、坏死的可能性增加，而当瘤体长径超过2.0 cm时，绝大部分病变均可见或多或少的囊变、坏死（图3-24、图3-25），部分病变甚至以囊变、坏死成分为主（图3-26、图3-27），此时易和结节性甲状腺肿相混淆。需要注意，甲状旁腺病变的CT增强检查中，腺瘤囊变坏死边缘多锐利，而腺癌囊变坏死边缘多模糊（图3-28），其发生机制可能与腺癌囊变坏死边缘肿瘤细胞浸润及生长较快而模糊有关。

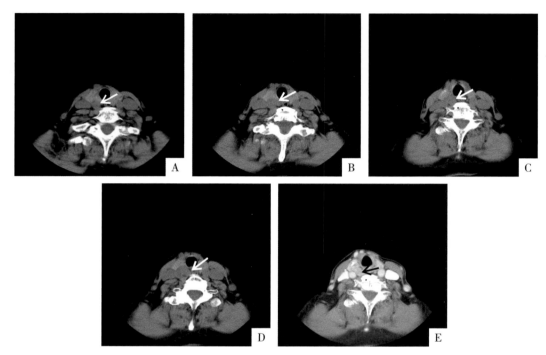

CT平扫横断位（图A～图D，白箭头）示瘤体位于甲状腺右侧叶后方，与右侧颈动脉密度相似而分界欠清；CT增强扫描横断位示瘤体强化程度低于甲状腺和颈动脉而易于识别（图E，黑箭头）。

图3-23　右侧上极甲状旁腺腺瘤CT表现（4）

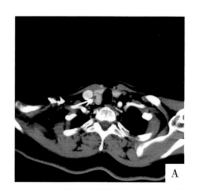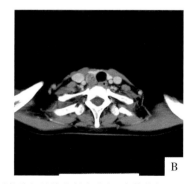

CT增强扫描横断位示瘤体呈椭圆形，与甲状腺间见线状低密度征，瘤体外侧见1枚小圆形无强化灶，边界清（图A，白箭头）；CT增强扫描横断位示瘤体呈椭圆形，内见多发坏死灶，部分边界清（图B）。

图3-24　右侧下极甲状旁腺腺瘤CT表现（4）

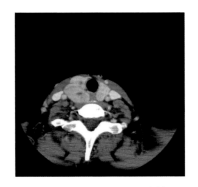

CT增强扫描横断位示瘤体呈椭圆形,内见2枚无强化灶,边界清。

图3-25 右侧上极甲状旁腺腺瘤CT表现(5)

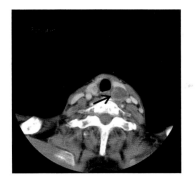

CT增强扫描横断位示瘤体呈圆形,以囊性成分为主,边缘及分隔轻度强化(黑箭头)。

图3-26 左侧上极甲状旁腺腺瘤CT表现(3)

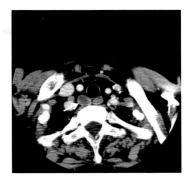

CT增强扫描示右侧气管食管沟区椭圆形囊性灶,囊壁中等强化,囊内无强化,边界清(白箭头)。

图3-27 右侧下极甲状旁腺腺瘤CT表现(5)

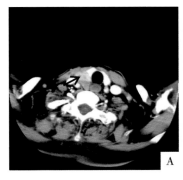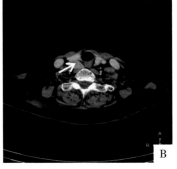

A、B两位不同甲状旁腺癌患者,CT增强扫描均示瘤体强化程度高于肌肉而低于甲状腺,瘤体内部见局灶低强化区,边界不清(箭头)。

图3-28 右侧下极甲状旁腺癌CT表现(1)

在CT增强检查中,甲状旁腺增生、腺瘤或腺癌等强化程度相仿,动脉期为150~200 Hu,静脉期为120~150 Hu,多明显低于正常甲状腺组织的强化程度,后者分别为170~230 Hu和150~200 Hu,极少数甲状旁腺病变强化程度可稍高于甲状腺组织(图3-29)。若甲状旁腺病变与甲状腺间脂肪组织较厚,CT图像显示二者间平直线征,再结合其他影像特征,对甲状旁腺病变进行诊断并不困难。但若甲状旁腺病变与甲状腺紧邻,易将甲状旁腺病变与甲状腺后突结节性病变混淆,血清钙和PTH测定有助于对二者进行鉴别诊断。颈部增大的淋巴结,强化程度因其性质而异,如淋巴结增生、淋巴瘤和鳞状细胞癌淋巴结转移等强化程度多<100 Hu,明显低于甲状旁腺病变而易于鉴别,但甲状腺乳头状癌和髓样癌淋巴结转移强化程度≥100 Hu并不少见,甚至可达130~150 Hu,此时强化程度与较小的甲状旁腺病变接近而很难鉴别,需要结合超声、血清钙和PTH综合分析。在增强CT的期项选择上,尽管4D-CT较单期、双期具有更高的敏感度,但显然,4D-CT增加了患者射线暴露,延长了扫描时间,故不宜作为甲状旁腺病变常规定位检查手段,而是尽量用于临床上甲状旁腺功能亢进症难以精准定位的患者。

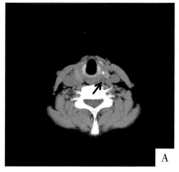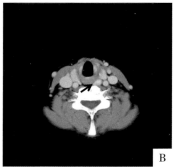

CT平扫示甲状腺左侧叶后方椭圆形稍低密度影,与甲状腺间分界清晰,见平直线征(图A,黑箭头);增强后瘤体明显强化,强化程度高于周围甲状腺组织(图B,黑箭头)。

图3-29　左侧上极甲状旁腺腺瘤CT表现(4)

(五)钙化

甲状旁腺腺瘤和腺癌均可发生钙化(图3-30~图3-32),其中后者发生概率更高,甚至部分学者认为钙化是鉴别腺癌和腺瘤最重要的重要影像学征象之一。但甲状旁腺癌发生率远低于腺瘤,且发生钙化的腺瘤也并非罕见,故目前尚缺乏大样本对照研究,来说明钙化在腺癌与腺瘤鉴别诊断中的可信效能。另外,甲状腺乳头状癌的发病率和钙化发生率远高于甲状旁腺癌,故对出现钙化的甲状旁腺区病变,首先要排除甲状腺来源,尤其是甲状腺后突结节病变。

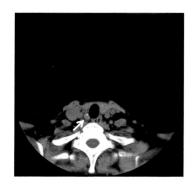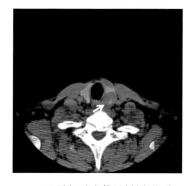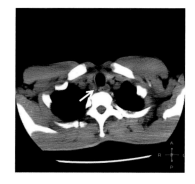

CT平扫示瘤体呈椭圆形,内见一枚小圆形高密度影,分界清晰(白箭头)。

图3-30　右侧下极甲状旁腺腺瘤CT表现(6)

CT平扫示瘤体呈椭圆形,内见斑状高密度影,边界欠清(白箭头)。

图3-31　左侧上极甲状旁腺腺瘤CT表现(5)

CT平扫示瘤体呈类圆形,内见点状高密度影,边界欠清(白箭头)。

图3-32　右侧下极甲状旁腺癌CT表现(2)

(六)甲状旁腺囊肿

甲状旁腺囊肿多发生于下甲状旁腺,而上甲状旁腺少见。甲状旁腺囊肿位于甲状腺的真假包膜间,沿着气管食管沟向下延伸,其上下径(沿人体长轴)/前后径(沿人体前后轴)>1.0,甚至部分囊肿进入纵隔,其机制与自身重力、胸腔内负压、周围结缔组织疏松有关。由于甲状旁腺囊肿与甲状腺组织间多有脂肪组织间隔,故二者间可见平直线征(图3-33、图3-34)。甲状旁腺囊肿囊液稀薄、清亮,蛋白及血性成分少,故在CT上表现为等于或稍高于水的密度,CT值为7~30 Hu。与甲状旁腺囊肿相比,结节性甲状腺肿囊变发生率更高,其形态多呈圆形或椭圆形,与甲状腺组织交接区呈"爪征"或"抱球征",上下径/前后径等于或接近1.0,CT值为30~60 Hu。

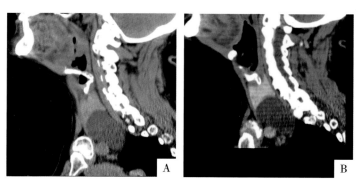

CT平扫示甲状腺左侧叶下方椭圆形低密度影(图A),密度均匀;增强后无强化(图B)。

图3-33　左侧下极甲状旁腺囊肿CT表现

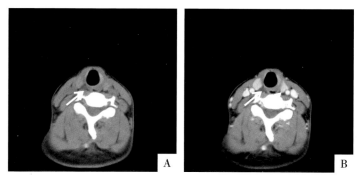

CT平扫示甲状腺右侧叶上极后方类圆形低密度影(图A,白箭头),
密度均匀;增强后无强化(图B,白箭头)

图3-34　右侧上极甲状旁腺囊肿CT表现

(七)甲状旁腺病变继发骨病变

CT不仅可以显示甲状旁腺病变,而且可以对甲状旁腺功能亢进症继发骨质破坏严重程度进行详细分析。其病理学基础为:甲状旁腺分泌过多的PTH,刺激破骨细胞沿着骨小梁表面和哈弗管破骨活动增强,引起骨吸收,同时伴有类骨组织钙化不足的新骨形成,骨吸收区可被纤维及肉芽组织取代,后两者可出现继发性黏液变性和出血,甚至囊变,称为纤维性囊性骨炎,因其内富含红细胞及含铁血黄素而呈棕褐色、棕红色,又称为"棕色瘤"。常受累骨骼包括脊柱、扁骨、肋骨、颅骨、肩胛骨等扁骨和不规则骨。常见的影像学征象包括全身性骨质疏松、骨膜下骨吸收和局灶性骨病损(图3-35),后者即棕色瘤,易发生病例性骨折。

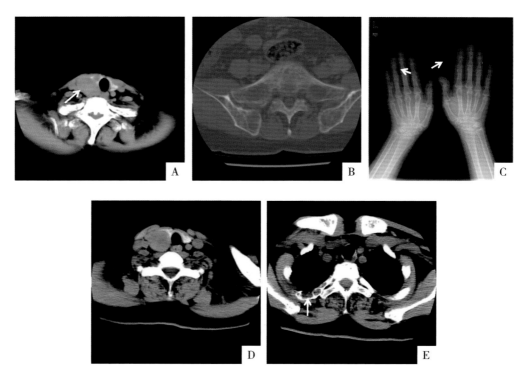

CT 平扫示瘤体位于甲状腺右侧叶下方,呈椭圆形,密度均匀(图 A,白箭头),另见甲状腺右侧叶低密度结节;骶椎和髂骨 CT 检查示骨质结构皮质变薄,骨小梁稀疏,并见局灶囊变区(图 B),双手摄片示多发指骨桡侧骨质吸收(图 C,白箭头)。CT 平扫示瘤体位于甲状腺右侧叶后方,呈圆形,密度均匀(图 D);胸部 CT 检查示右侧肋多发骨质吸收破坏(图 E,白箭头)。

图 3-35　右侧下极甲状旁腺腺瘤 CT 表现(7)

(八)甲状旁腺病变继发尿路结石

甲状旁腺病变对泌尿系统的影响,主要体现在尿路结石,尤其是青中年女性的严重结石,呈鹿角状和斑块状,其病理基础为甲状旁腺功能亢进症引起钙磷代谢异常所致。

（韩志江）

第四节　核医学检查

正常成人一般有 4 个甲状旁腺,多位于颈部,左、右各 2 个,每一个质量为 35~50 mg,附着于甲状腺两叶背侧上下极。少数人甲状旁腺可能少于 4 个或多至 12 个不等,20% 的人甲状旁腺位置异常。

甲状旁腺的功能主要是合成、储存和分泌 PTH,并与降钙素和维生素 D 共同调节血液中 Ca^{2+} 浓度,使血液中的 Ca^{2+} 浓度维持在非常狭窄的范围内,保证了机体内环境的相对稳定。

20 世纪 80 年代初,核医学开始将多种放射性核素(^{201}Ti、$^{99m}TcO_4^-$、$^{99m}Tc-MIBI$)和不同的显像方法(减影法及双时相法)应用于甲状旁腺显像,为临床上定位诊断甲状旁腺功能和位置的异常提供了有效方法。

一、显像剂及显像原理

目前临床常用的显像剂为 $^{99m}Tc-MIBI$ 或 $^{99m}TcO_4^-$。

1. $^{99m}Tc-MIBI$ 它是亲脂性一价阳离子化合物,主要发出 140 keV 的 γ 射线,它通过被动弥散的方式进入细胞的线粒体,甲状腺和甲状旁腺均可摄取 $^{99m}Tc-MIBI$。$^{99m}Tc-MIBI$ 在亢进的甲状旁腺细胞内聚集增多的机制可能与病变局部血流增加、组织功能亢进及钠钾 ATP 酶活性增加有关。此外,由于 $^{99m}Tc-MIBI$ 在正常甲状腺组织和甲状旁腺病变组织中的代谢速率不同,甲状腺对 $^{99m}Tc-$ MIBI 的摄取在 3~5 min 达到高峰,其生物半清除率约为 60 min;而功能亢进的甲状旁腺病变组织能浓聚更多的 $^{99m}Tc-MIBI$,且能保持其高浓度 2 h 以上,所以进行双时相法,将早期影像和延迟显像进行比较,可以获得功能亢进的甲状旁腺病灶。

2. $^{99m}TcO_4^-$ 它只被甲状腺组织摄取,而正常的甲状旁腺组织不摄取,通过计算机图像处理的减影技术,将 $^{99m}Tc-MIBI$ 显影图像减去 $^{99m}TcO_4^-$ 的图像,即可获得甲状旁腺影像。

二、显像方法

1. 准备工作

(1)患者 无须特殊准备。

(2)设备 单光子发射计算机体层摄影(SPECT)/CT 机器,低能高分辨平行孔准直器。

(3)体位 患者取仰卧位,颈部呈过伸状态,显像范围包括颈部及纵隔。

2. 采集条件 矩阵 128×128,能峰 140 keV,放大倍数依据探头大小而定。

(1) $^{99m}Tc-MIBI$ 双时相法 静脉注射 $^{99m}Tc-MIBI$ 370 MBq(10 mCi)后,分别于 15 min 和 2~3 h 前位采集甲状腺部位的早期和延迟显像,采集计数 500 K,同时加做 SPECT/CT 的断层显像,通过功能与解剖的融合图像使病变定位更准确。早期显像主要反映甲状腺组织的摄取情况,而延迟显像则反映功能亢进的甲状旁腺组织的摄取情况。双时相法是目前最常使用的检查方法。

(2) $^{99m}Tc-MIBI/^{99m}TcO_4^-$ 减影法 静脉注射 $^{99m}Tc-MIBI$ 370 MBq(10 mCi)后 10~15 min 行甲状腺显像,采集计数 500 K,患者体位保持不变,再次静脉注射 $^{99m}TcO_4^-$ 185 MBq(5 mCi),10~15 min 后重复甲状腺部位显像,采集计数 500 K,将 $^{99m}Tc-MIBI$ 影像减去 $^{99m}TcO_4^-$ 影像,即为甲状旁腺影像。

由于约20%的人存在甲状旁腺异位,异位位置可见于甲状腺内、前上纵隔、锁骨下窝、气管食管沟、食管后间隙和颈动脉鞘内,因此显像视野应包含纵隔。

三、适应证与禁忌证

1.适应证　①甲状旁腺功能亢进症的诊断与术前定位。②异位甲状旁腺的诊断。③骨痛查因的辅助诊断。

2.禁忌证　无明确禁忌证,妊娠期及哺乳期妇女慎用。

四、图像分析

1.正常影像　双时相法早期相正常甲状腺清晰显影,延迟相甲状腺影变淡(图3-36);减影法显示甲状腺影较淡或无显像剂浓聚影。甲状旁腺功能正常时甲状旁腺不显影,颈部无异常浓聚灶。

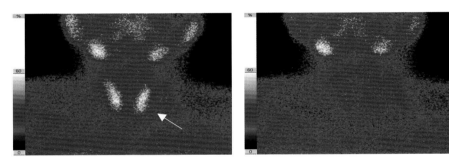

图3-36　正常甲状腺(左图)及甲状旁腺(右图)放射性核素显像

2.异常影像　甲状旁腺功能亢进时即可显影。甲状旁腺组织增生、甲状旁腺腺瘤(图3-37~图3-39)、甲状旁腺癌(图3-40)等可在延迟相或减影像上,在其病变位置出现圆形、卵圆形、管形或不规则形显像剂浓聚区,其位置也可以在甲状腺轮廓内或外。

出现多个显像剂浓聚区多提示甲状旁腺增生,单个显像剂浓聚区多提示甲状旁腺腺瘤或甲状旁腺癌,据病理学统计,三类病灶比例约为83:15:2。甲状旁腺正常位置以外出现显像剂的浓聚,结合临床可考虑异位甲状旁腺。单一甲状旁腺腺瘤引起的原发性甲状旁腺功能亢进症^{99m}Tc-MIBI诊断和定位敏感度为54%~96%,特异度为83%~99%(单发约占80%,多发占1%~5%,甲状旁腺增生约占12%,甲状旁腺癌占1%~2%)。

继发性甲状旁腺功能亢进症是慢性肾功能不全患者常见的并发症,长期钙磷代谢紊乱可产生甲状旁腺功能亢进性骨病、异位钙化及心血管系统、神经系统等重要脏器功能障碍,与原发性甲状旁腺功能亢进症相比,多以甲状旁腺增生为主,部分可转变为腺瘤,通常为多个腺体受累,病灶数目多,位置变异大,常见部位为颈动脉鞘、气管食管沟或纵隔内,显像上多表现为一个以上的显像剂浓聚区。

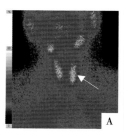
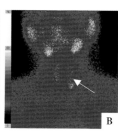
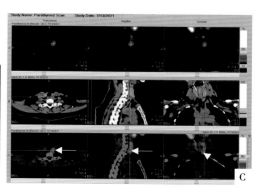

　　A.平面像早期相示甲状腺两叶显像清晰,形态完整,放射性分布基本均匀;甲状腺左叶下极放射性分布异常浓聚灶(白箭头);B.平面像延迟相示甲状腺左叶下极持续存在放射性分布异常浓聚灶(白箭头),余甲状腺组织放射性接近本底水平;C.延迟相SPECT/CT断层融合显像示甲状腺左叶下极后方软组织影并放射性分布异常浓聚灶(白箭头)。

图3-37　左下甲状旁腺腺瘤放射性核素显像

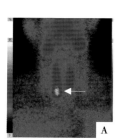
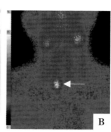
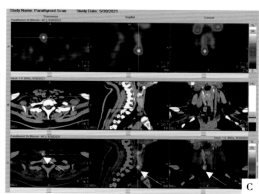

　　A.平面像早期相示甲状腺两叶显像清晰,形态完整,放射性分布基本均匀;甲状腺右叶下极放射性分布异常浓聚灶(白箭头);B.平面像延迟相示甲状腺右叶下极持续存在放射性分布异常浓聚灶(白箭头),余甲状腺组织放射性接近本底水平;C.延迟相SPECT/CT断层融合显像示甲状腺右叶下极后方软组织影并放射性分布异常浓聚灶(白箭头)。

图3-38　右下甲状旁腺腺瘤放射性核素显像

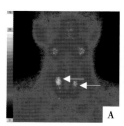
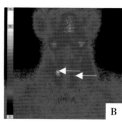
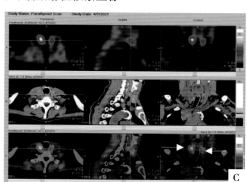

　　A.平面像早期相示甲状腺两叶显像清晰,形态完整,放射性分布欠均匀;甲状腺两叶中上极见放射性分布异常浓聚灶(白箭头);B.平面像延迟相图甲状腺两叶中上极持续存在放射性分布异常浓聚灶(白箭头),余甲状腺组织放射性接近本底水平;C.延迟相SPECT/CT断层融合显像示甲状腺两叶上极后方多发软组织密度影并放射性分布异常浓聚灶(白箭头)。

图3-39　双侧多发甲状旁腺腺瘤放射性核素显像

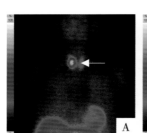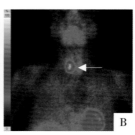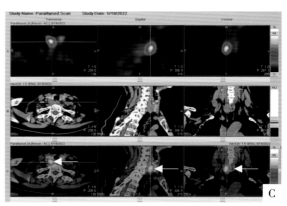

A. 平面像早期相示甲状腺两叶显像清晰,形态完整,放射性分布基本均匀;甲状腺右叶下极见放射性分布异常浓聚灶(白箭头);B. 平面像延迟相示甲状腺右叶下极持续存在放射性分布异常浓聚灶(白箭头),余甲状腺组织放射性接近本底水平;C. 延迟相 SPECT/CT 断层融合显像示甲状腺右叶后方软组织密度影并放射性分布异常浓聚灶(白箭头),与甲状腺右叶分界不清。

图 3-40　右下甲状旁腺癌放射性核素显像

五、临床应用

1. 甲状旁腺功能亢进症的诊断与术前定位　有研究显示,^{99m}Tc-MIBI 双时相法诊断原发性及继发性甲状旁腺功能亢进症病灶的准确度可达 90% 以上,外科手术是治疗甲状旁腺功能亢进症的有效方法,但由于异位甲状旁腺病灶位置的不确定性,使得术前准确定位较为困难,而 ^{99m}Tc-MIBI 双时相法诊断异位甲状旁腺功能亢进症病灶的准确度也高于 90%,并能检出直径<10 mm 的甲状旁腺病灶。甲状旁腺放射性核素显像能为手术提供病灶位置、大小、功能等信息,有助于术前精确定位甲状旁腺腺瘤、腺癌或增生部位,从而有利于计划手术途径、缩短手术时间、减少手术范围。尤其是对于需要二次手术的患者具有重要价值,因此类患者手术区域多有瘢痕形成和纤维化,重复手术探查比较困难,如能精确定位,既有利于手术切除病灶,又能避免喉返神经损伤等术后并发症的发生。

2. 异位甲状旁腺的定位　甲状旁腺异位位置可见于纵隔、气管食管沟、颌下等部位,影像表现为相应部位显像剂浓聚区(图 3-41、图 3-42)。因 ^{99m}Tc-MIBI 是一种亲肿瘤显像剂,因此诊断异位甲状旁腺时,纵隔等部位出现的局限性显像剂浓聚区,应注意与肺部恶性肿瘤及其转移灶相鉴别。采用 SPECT/CT 检查时,可应用 CT 辅助定位。

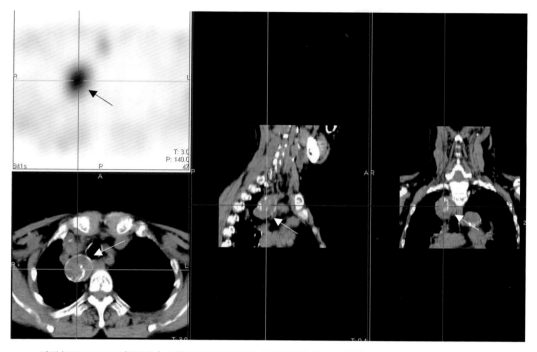

延迟相SPECT/CT断层融合显像示无名动脉后方气管旁软组织密度结节,伴蛋壳样钙化,放射性分布异常浓聚灶(箭头)。

图3-41　纵隔异位甲状旁腺放射性核素显像(1)

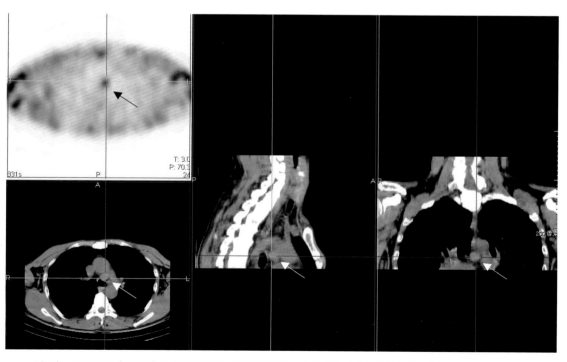

延迟相SPECT/CT断层融合显像示纵隔内见软组织密度结节,放射性分布异常浓聚灶(箭头)。

图3-42　纵隔异位甲状旁腺放射性核素显像(2)

3. 骨痛查因的辅助诊断 甲状旁腺功能亢进症除血钙、血磷异常外,临床症状常不明显,病程较长者可表现为骨痛、骨质疏松和骨折等(图 3-43),常伴行走困难、乏力等,多以骨病就诊,有时较难与其他疾病引起的骨痛相鉴别。放射性核素骨显像可表现为代谢性骨质疏松的特征,若进行甲状旁腺显像检查,可排除甲状旁腺功能亢进症,及早明确病因。尤其是对于 40 岁以下骨痛患者,行甲状旁腺显像检查有较大价值。

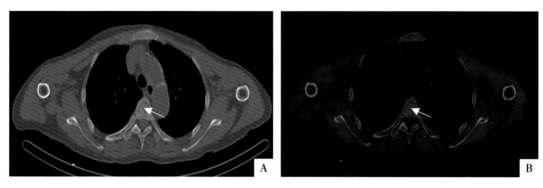

A. CT 断层显像示全身诸骨弥漫骨质密度不均匀减低(白箭头);B. SPECT/CT 断层融合显像示全身骨弥漫放射性分布稀疏(白箭头)。

图 3-43 甲状旁腺功能亢进症所致骨质疏松放射性核素显像

六、甲状旁腺核素显像的局限性

^{99m}Tc-MIBI 甲状旁腺显像结果与甲状旁腺腺瘤大小、数量、位置和组织类型密切相关,同时也受 PTH、血钙、P 糖蛋白、维生素 D 的影响,此外,甲状腺大小、位置及甲状腺结节等也会导致诊断困难或误诊,从而出现假阴性或假阳性结果。

^{99m}Tc-MIBI 甲状旁腺显像假阳性常见于甲状腺腺瘤、甲状腺癌、甲状腺炎、颈部淋巴结炎或恶性病变,减影法显像有助于鉴别,但因减影法为两次单独显像,可能会出现匹配误差,结合 SPECT/CT 可减少假阳性结果。

^{99m}Tc-MIBI 甲状旁腺显像假阴性原因较多,例如:①病灶较小(质量<500 mg)。②存在异位甲状旁腺,而显像范围较小。③甲状旁腺腺瘤病灶内囊性变、坏死、出血、纤维化等导致病灶对 ^{99m}Tc-MIBI 摄取减少。④注射药物剂量较大或尿毒症患者放射性药物在血液中清除速度慢,延迟时间不够,导致甲状腺本底较高。⑤采用平行孔准直器,甲状腺显影小。⑥部分甲状旁腺腺瘤清除率较快,导致双时相假阴性,若临床高度怀疑时应再次行减影法显像。

七、甲状旁腺正电子核素显像

对于甲状旁腺功能亢进症患者,因甲状旁腺代谢较活跃,可能摄取^{18}F-氟代脱氧葡萄糖(^{18}F-

FDG)较正常组织明显增多,但据目前临床研究来说,其诊断原发性甲状旁腺亢进症的敏感度为13%～94%,因此其应用争议较大,甚至部分学者认为^{18}F-FDG对甲状旁腺病灶的定位价值有限。

　　基于腺瘤或增生的甲状旁腺蛋白合成速度与正常甲状旁腺存在差别,有研究采用^{11}C-蛋氨酸进行甲状旁腺显像,其敏感度为54%～95%,在非原发性甲状旁腺功能亢进性高钙血症患者^{99m}Tc-MIBI检查阴性时或术后持续存在甲状旁腺功能亢进或复发时,可考虑采用^{11}C-蛋氨酸显像协助诊断。

(吴　静)

第五节　超声引导下甲状旁腺穿刺活检

　　甲状旁腺功能亢进症相关性疾病是常见的内分泌疾病,包括原发性甲状旁腺功能亢进症(PHPT)、继发性甲状旁腺功能亢进症(SHPT)和三发性甲状旁腺功能亢进症(THPT),主要表现为甲状旁腺组织产生和分泌过量的PTH,引起机体钙磷代谢紊乱,具体为高钙血症和低磷血症及血清PTH水平升高。20世纪血清分析仪的出现使得PTH的检测难度大大降低,进而提高了该疾病的检出率。该疾病多数是由孤立性甲状旁腺腺瘤引起,而颈部高频超声检查无创、方便且费用低,往往能够在早期发现和定位这些异常的甲状旁腺组织,结合细针穿刺活检可以进一步明确诊断,为最终的手术治疗提供支持。

一、历史和解剖

　　众所周知,由于其大小和位置的关系,甲状旁腺是人体最后一个被发现的器官。Richard Owens在解剖犀牛的时候第一次描述了此腺体,Felix Mandl医师在维也纳电车售票员Albert Gahne身上实施了人类第一例甲状旁腺手术。到了20世纪90年代,人们发现甲状旁腺肿瘤由于富含线粒体,可以吸收^{99m}Tc-MIBI,这使得功能亢进的甲状旁腺组织在术前定位技术方面前进了一大步。正常甲状旁腺的位置、大小和质量变化较大,上甲状旁腺位置较固定,多位于甲状腺上叶的上后部,而下甲状旁腺位置多变,大多数位于甲状腺的下极。甲状旁腺有独立血供,不完全依附于邻近的甲状腺,在多普勒超声检查甲状旁腺腺瘤的时候,这种血供被称作极性血管。正常的甲状旁腺直径为4～5 mm,质量为35～50 mg,这使得其很难在超声下被发现和区分,对于纵隔内和胸骨后的甲状旁腺超声诊断亦有困难,必要时需要其他无创影像技术和细针穿刺活检来明确。

二、超声引导下甲状旁腺穿刺活检适应证及注意事项

甲状腺旁腺疾病一般情况下无须经过穿刺活检等手段完成术前诊断,但在以下一些情况中穿刺活检可以作为重要的替代手段:①二次或多次甲状旁腺手术。②甲状腺内的甲状旁腺病变。③非典型位置的甲状旁腺或图像。④多发或疑似多发甲状旁腺病变。同时也存在禁忌证:①存在凝血功能障碍或在抗凝治疗期间。②病变位置相对较深,常规穿刺针无法触及。③有重要结构局部或完全遮挡。④可疑甲状旁腺恶性肿瘤。

甲状旁腺穿刺活检时所需要的设备和耗材同甲状腺活检,建议在超声引导下,以提高准确性和安全性,主要检测穿刺洗脱液中的 PTH 水平和细胞。

穿刺准备及过程中的注意事项:①穿刺体位,术者一般位于患者头侧位,特殊位置(如极端上极和下极)穿刺可选取患者侧身位。②操作者须熟练掌握甲状腺细针穿刺技术,无须超声导针器即可完成超声引导操作。③选择超声探头端侧式入路进针,能够全程显示针道,减少创伤。④如患者要求麻醉,仅做皮下麻醉即可,切勿将麻醉药注射过深,引起肌肉组织肿胀或肌肉血管破裂等并发症。⑤进针前核对彩超并且完善多普勒血流检查,尽可能避开穿刺目标周围血管,必要时可注射隔离带。⑥进针角度以 30°~45° 最佳。⑦穿刺过程中全程注意有无出血。穿刺流程和所用材料见图 3-44 ~ 图 3-48。

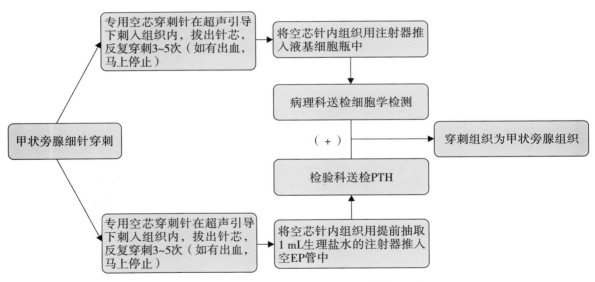

图 3-44 超声引导下甲状旁腺细针穿刺简易流程

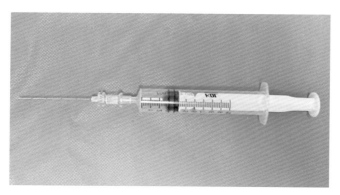

图 3-45　5 mL 注射器(或加入 1 mL 生理盐水)连接空芯针推送组织

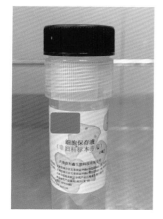

图 3-46　用来送检细胞学检测的液基细胞瓶

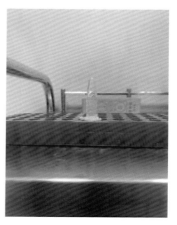

图 3-47　用来送检洗脱液 PTH 检测的 EP 管

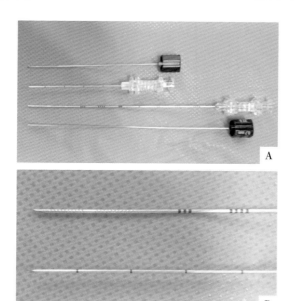

图 3-48　穿刺用到的空芯穿刺针

由于甲状旁腺组织血供丰富,甲状旁腺细针穿刺活检一般推荐使用27 G或以上的穿刺针进行,并且尽量选择固定的穿刺路径,减少创伤。有研究显示较小针头的穿刺针能够降低腺体和背膜纤维化的程度,进而降低随后手术的难度。甲状旁腺穿刺过程中很容易因出血造成空芯针在针芯拔出后迅速充血,甚至涌出,这从另一个角度也可以作为甲状旁腺和甲状腺及淋巴结穿刺的鉴别点。

(谌童童)

第六节　甲状旁腺病理学检查

一、肿瘤性疾病

(一)甲状旁腺癌

甲状旁腺癌是来源于甲状旁腺实质细胞的恶性肿瘤。甲状旁腺癌是罕见疾病,占原发性甲状旁腺功能亢进症的比例不超过5%,但在家族性孤立性甲状旁腺功能亢进症及甲状旁腺功能亢进-颌骨肿瘤综合征(HPT-JT)中发病率可达10%~15%。

甲状旁腺癌可发生于任意年龄段人群,平均发病年龄为56岁。男女发病率无明显差别。

1.临床特征　患者临床表现主要是由过多的PTH分泌导致的甲状旁腺功能亢进症状,多数患者出现严重的高钙血症症状(恶心、呕吐、无力、多尿等,以及肾脏或者骨骼的并发症)。少数情况下,甲状旁腺癌不具有功能性,临床表现类似于甲状腺癌。约75%的患者颈部可触及肿块。

2.病理所见

(1)大体特征　肿瘤一般较大,质量为1.5~50.0 g。大体边界不清,常与周围软组织及甲状腺粘连。切面呈灰白、灰褐色,质硬至细腻,可由于纤维分割而呈分叶状。

(2)镜下特征　组织学上,世界卫生组织关于病理诊断甲状旁腺癌的标准要求有明确的浸润性生长和转移的证据,包括侵及周围组织(甲状腺、软组织)、包膜浸润、累及包膜外血管、神经浸润或出现远处转移。其中血管侵犯标准要求必须累及包膜间或周围软组织中的血管,血管内肿瘤细胞团需要与管壁的纤维成分相连,并应伴有血栓及纤维蛋白,可以没有血管内皮覆盖。另外,约90%的甲状旁腺癌中能够见到粗的纤维组织分割,但这并不足以判断肿瘤的良恶性。镜下肿瘤细胞可排列成梁状、片状或花环状结构,偶尔可见钙化或坏死。甲状旁腺癌细胞多为主细胞,细胞核深染、致密,核仁不明显,有时可见到异型性明显的肿瘤细胞,甚至瘤巨细胞。核分裂较多见,可见不典型核分裂(图3-49)。

3.免疫组化　免疫组化显示PTH阳性,但染色范围不如甲状旁腺腺瘤。转录因子Gcm2和

GATA3 也呈阳性。肿瘤细胞 CK、CgA、SYN 阳性。CK14 为阴性,而腺瘤为阳性。RB 通常为阴性。甲状腺滤泡细胞标记物 TTF1、TG 和单克隆 PAX8 均为阴性。Ki-67 指数>5% 应考虑恶性,除了一些慢性肾衰竭患者外,旁纤素(parafibromin)阴性需警惕恶性可能。90% 以上的甲状旁腺癌、40% 左右的甲状旁腺腺瘤及 60% 左右的甲状旁腺表达 cyclin D1。甲状旁腺癌中其他呈阳性的免疫标记有 Galectin-3、PGP9.5、APC、CDKN1B 和 Bcl-2(图 3-50)。

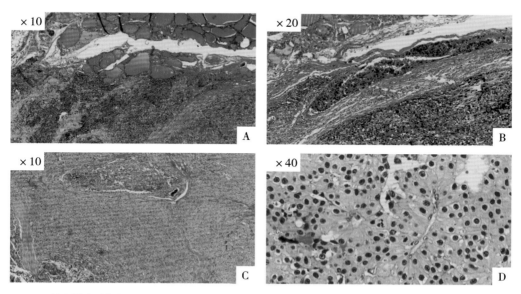

A.肿瘤累及甲状腺组织(HE 染色);B.肿瘤侵及血管,可见脉管内癌栓(HE 染色);C.肿瘤细胞间可见纤维分隔(HE 染色);D.肿瘤细胞可见不典型核分裂(HE 染色)

图 3-49　甲状旁腺癌组织切片

(图片由上海交通大学附属瑞金医院郑赛芳提供)

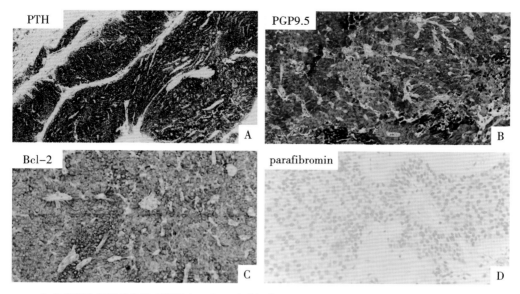

A.免疫组化 PTH 细胞膜/质阳性(×10);B.免疫组化 PGP9.5 细胞质阳性(×20);C.免疫组化 Bcl-2 细胞膜/质阳性(×20);D.免疫组化 parafibromin 阴性(×40)。

图 3-50　甲状旁腺癌的免疫组化

4. 分子病理　*CDC73* 基因失活突变是现阶段已知的最主要突变,利用 parafibromin 蛋白染色缺失对甲状旁腺癌进行诊断的特异度可达 95%,而其敏感度为 68%,因此,*CDC73* 基因突变在甲状旁腺癌的诊断与鉴别诊断中有重要作用。另外,文献报道与散发性甲状旁腺癌相关的潜在致病基因包括 *HRPT2/CDC73*、*CCND1*、*PIK3CA*、*MTOR* 等。

5. 鉴别诊断

(1)甲状旁腺腺瘤　两者鉴别困难,只有当出现明显的浸润或转移证据时方可诊断为癌。另外,粗大的纤维分隔、明显的细胞异型性、不典型核分裂、大核仁、核分裂>5 个/50 HPF、坏死及 Ki-67 指数升高均提示肿瘤的恶性可能,但都不足以将肿瘤诊断为癌。

(2)甲状旁腺瘤病　是一种导致持续性或复发性甲状旁腺功能亢进的罕见疾病。主要表现为颈部或纵隔的软组织中可以见到多灶的高功能性的甲状旁腺组织,这可能与手术或胚胎发育异常有关。这种情况下需要注意与癌的鉴别,一般甲状旁腺癌患者血钙水平更高,同时也能触到明显的颈部结节。

(二)甲状旁腺腺瘤

甲状旁腺腺瘤是由主细胞、嗜酸细胞及过渡型嗜酸细胞中的一种或者几种构成的良性肿瘤。

1. 临床特征　甲状旁腺腺瘤是原发性甲状旁腺功能亢进症的主要病因,约占 85% 左右,在多发性内分泌肿瘤 1 型(MEN-1)、多发性内分泌肿瘤 2A 型(MEN-2A)、甲状旁腺功能亢进症-颌骨肿瘤综合征(HPT-JT)及家族性孤立性甲状旁腺功能亢进症患者中发病率较高。可发生于任意年龄段人群,高峰发病年龄为 50~60 岁。男女发病比例为(2~3):1。肿瘤大部分累及单个腺体,也存在多发的情况。约 75% 的肿瘤位于下方的腺体中,15% 位于上方腺体,另有 10% 可异位发生,可发生于纵隔、甲状腺、食管周围等部位。患者多伴有原发性甲状旁腺功能亢进症。实验室检查见血钙及 PTH 水平升高。

甲状旁腺腺瘤的大小与血钙、PTH 水平相关。例如,较小的腺瘤(40~100 mg)与低至正常血钙水平和轻度或无症状甲状旁腺功能亢进症相关,而甲状旁腺腺瘤直径>1 cm 经常与更高水平的血钙和 PTH 相关,并增加骨病的可能性或高钙血症的危机。虽然罕见,但巨大的甲状旁腺腺瘤可以发生。

2. 病理所见

(1)大体特征　腺瘤大小、质量差异较大,大部分为难以触诊到的小结节。肿瘤多为卵圆形,可略呈分叶状,表面为纤细的纤维组织包膜。切面呈灰白/灰褐色,局部可见钙化、出血、囊性变等继发改变。

(2)镜下特征　显微镜下肿瘤富于细胞,外被纤维包膜,超过一半以上的甲状旁腺腺瘤边缘可以出现正常的甲状旁腺组织(图 3-51)。肿瘤细胞呈弥漫性生长,也可形成巢状、滤泡状或假乳头状等结构(图 3-52)。腺瘤中的间质脂肪通常明显减少或缺失。肿瘤间质富于血管。根据细胞类型可把腺瘤分为 4 种,即主细胞腺瘤、嗜酸细胞腺瘤、甲状旁腺脂肪腺瘤、水样清细胞腺瘤。

1)主细胞腺瘤:主细胞腺瘤细胞以主细胞为主,细胞呈圆形或多边形,较正常主细胞稍大,细胞质嗜酸,细胞核居中、深染,细胞核小而规则,无核仁,细胞质少,细胞核多形性通常较轻(图 3-53),部分病例细胞核可出现明显异型性。甚至出现瘤巨细胞,核分裂少见(<1 个/10 HPF)。部分病例

肿瘤中可见成熟的淋巴细胞和浆细胞浸润,这可能提示肿瘤细胞退行性改变,需要注意与自身免疫病相鉴别。

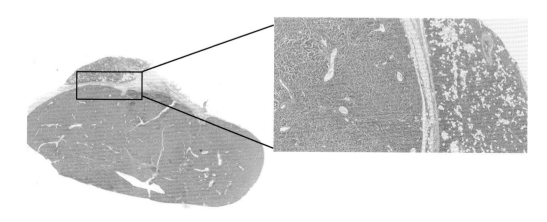

图3-51　甲状旁腺腺瘤的旁边可以看到正常的甲状旁腺组织

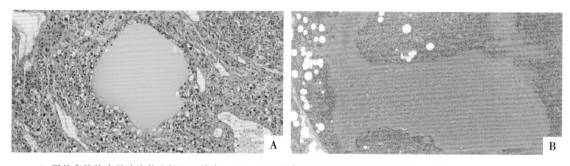

A.甲状旁腺腺瘤呈滤泡状生长(HE染色,×40);B.甲状旁腺腺瘤局部出血(HE染色,×100)。

图3-52　甲状旁腺腺瘤组织切片(1)

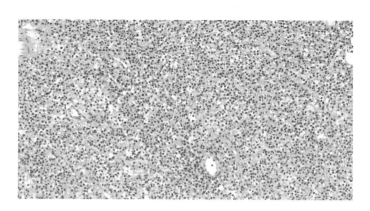

主细胞呈圆形或多边形,细胞质嗜酸,细胞核居中、深染,细胞核小而规则,无核仁,细胞质少(HE染色,×100)。

图3-53　主细胞腺瘤组织切片

2)嗜酸细胞腺瘤:当肿瘤由>75%的嗜酸细胞组成时,则称为嗜酸细胞甲状旁腺腺瘤。术前血钙水平可能较高。嗜酸性细胞胞质丰富、嗜酸性、颗粒状,细胞核呈圆形或卵圆形,染色质粗糙,核仁明显,偶见异型性明显的细胞核。肿瘤细胞可排列成实性巢状、腺泡状、小梁状或栅栏状。间质可见纤细的血管网(图3-54)。嗜酸细胞腺瘤占甲状旁腺腺瘤的3%~6%。大体切面质软,呈灰红色。

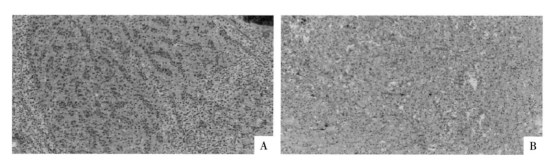

A. 嗜酸细胞胞质丰富、嗜酸性、颗粒状,细胞核呈圆形或卵圆形,染色质粗糙,核仁明显,偶见异型性明显的细胞核;肿瘤细胞可排列成实性巢状、腺泡状、小梁状或栅栏状(HE染色,×100);B.间质可见纤细的血管网(HE染色,×100)。

图3-54 嗜酸细胞腺瘤组织切片

3)甲状旁腺脂肪腺瘤:甲状旁腺脂肪腺瘤是一种甲状旁腺实质和脂肪组织均增加的良性肿瘤,其腺体体积的50%以上由脂肪组织组成。镜下在丰富的脂肪组织中可见甲状旁腺上皮岛或结节,甲状旁腺实质成分以主细胞为主,同时伴有不同程度的嗜酸细胞,呈纤细分支的条索状排列。可伴有黏液变性、纤维化、慢性炎等继发改变。当腺体的质量>40 mg时,诊断医生在适当的形态学背景和临床环境下应警惕甲状旁腺脂腺瘤的可能性。术中PTH的显著下降和术后生化治愈的证据也支持该病的诊断。中年女性患者在甲状旁腺脂肪腺瘤中的比例略高。其分子病因学尚不清楚。大体细胞膜完整,切面多呈黄色,部分区域可呈灰白色。本类肿瘤罕见。

4)水样清细胞腺瘤:水样清细胞腺瘤完全由水样清细胞组成,细胞质透亮并呈空泡状,细胞核小且深染,核可位于中央,也可位于四周。细胞膜清晰可见(图3-55)。细胞质颗粒状空泡化很可能是糖原的积累。在超微结构上,甲状旁腺水样清细胞病变中观察到的富含糖原的空泡似乎来自颗粒内质网扩张的囊池,或者来自分泌性高尔基体来源的颗粒。镜下很难与水样清细胞增生鉴别,水样清细胞增生是唯一一种上部腺体大于下部腺体的病变,无包膜,腺体为弥漫片状层状增生的透明细胞,无其他细胞混合。而水样清细胞腺瘤一般为单个病变,有包膜,周围可见一圈残存正常或萎缩的甲状旁腺组织。大体呈黄褐色。本类肿瘤极罕见。

3. 免疫组化 甲状旁腺腺瘤显示PTH、GATA3及CgA的弥漫性免疫阳性,并可能显示SYN染色。甲状腺滤泡细胞标记物TTF1、TG和单克隆PAX8均为阴性。一些多克隆PAX8抗体可能在甲状旁腺增生和其他神经内分泌肿瘤中表现出弱到中等程度的反应。除了在具有致病性种系*CDC73*基因变异的个体中出现的罕见腺瘤外,parafibromin染色几乎总是存在。Ki-67指数一般≤4%,parafibromin阳性,可在一定程度上以此与癌相鉴别。

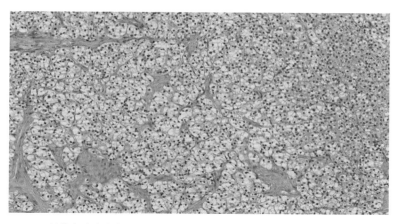

甲状旁腺腺瘤由透明细胞组成,细胞质清澈透亮(HE 染色,×100)。

图 3-55　甲状旁腺腺瘤组织切片(2)

4.电镜下所见　细胞核呈圆形/卵圆形,有 1~2 个小的球形核仁。细胞间有桥粒或桥粒样连接。呈腺泡排列的细胞其腔面有丰富的微绒毛。主细胞含有丰富的功能性细胞器,嗜酸细胞胞质充满线粒体,过渡性嗜酸细胞胞质内不仅含有多量线粒体,还可见不等量的功能性细胞器。细胞结构呈高功能性改变,与增生没有实质性差别。分泌颗粒、大量高尔基体、丰富的粗面内质网、环形层状小体及大量溶酶体为细胞的主要特征。相比于正常主细胞,细胞质中可见大量糖原及分泌空泡。部分腺瘤的细胞质内可见纤毛和环形层状小体,这种小体是同心圆层状排列的光面内质网。正常甲状旁腺中见不到这种小体。

5.分子病理　PRAD1 重排、cyclin D1 过表达、*MEN-1* 基因突变、*CDKN* 家族基因突变在散发病例中均占有一定比例。

6.鉴别诊断　需要与甲状旁腺增生相鉴别。

(三)非典型甲状旁腺肿瘤

非典型甲状旁腺肿瘤是一种具有不典型细胞学及结构特征的甲状旁腺肿瘤。2022 年世界卫生组织将非典型甲状旁腺肿瘤归类为一种恶性潜能不确定的肿瘤。该肿瘤形态上有甲状旁腺癌的一些特征,包括紧邻周围组织、肿瘤内纤维分隔、包膜见肿瘤细胞团、实性或小梁状生长方式、核不典型性、明显的核仁及核分裂(>5 个/50 HPF),但是缺乏明确的包膜、血管或神经周围侵犯或侵犯邻近组织或转移。不典型甲状旁腺腺瘤通常偶发,但也可发生在遗传性甲状旁腺功能亢进症。血钙水平通常介于甲状旁腺腺瘤和甲状旁腺癌之间。

免疫组化结果显示,非典型甲状旁腺肿瘤显示 PTH、CgA 和 GATA3 呈阳性。许多生物标志物,包括 Ki-67、PGP9.5、cyclin D1、p27、P53、Galectin-3、RB、Bcl-2a、MDM2 和 E-cadherin 已经在甲状旁腺肿瘤中进行了研究。然而,这些肿瘤并不能一致地区分甲状旁腺癌,但可能为提示非典型特征的甲状旁腺肿瘤的诊断检查提供帮助。

Parafibromin 由 *CDC73* 基因编码,parafibromin 核免疫反应完全缺失的甲状旁腺肿瘤被认为是"parafibromin 缺陷",表明潜在的双等位体细胞或种系 *CDC73* 基因失活。然而,*CDC73* 基因点突变可能导致 parafibromin 表达保留下来,因此 parafibromin 的存在并不排除潜在的种系致病变异的可能性。甲状旁腺瘤通常保留对 parafibromin 的核免疫反应性,然而在 CDC73 基因突变(如甲状旁腺功能亢进-颌骨肿瘤综合征)的情况下也会显示 parafibromin 丢失。体细胞 CDC73 基因突变也与散发性甲状旁腺癌相关。有证据表明,parafibromin 可能有助于预测非典型甲状旁腺肿瘤的预后。因此,parafibromin 缺失的甲状旁腺肿瘤需要长期随访。相关文献建议在甲状旁腺肿瘤及所有甲状旁腺癌中进行常规生殖系 CDC73 基因突变检测(图 3-56)。大多数非典型甲状旁腺肿瘤的生物学行为类似于甲状旁腺腺瘤,切除后不复发,但复发性疾病已有转移的报道,特别是在 parafibromin 缺失的情况下。因此,对于这种肿瘤类型的治疗,只建议进行临床和生化随访。

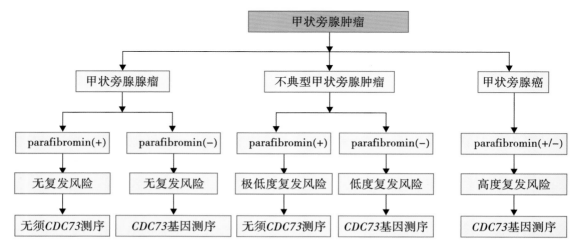

图 3-56 应用组织学、免疫组织化学和分子遗传学对甲状旁腺肿瘤进行分类的方案

二、非肿瘤性疾病

(一)甲状旁腺增生

甲状旁腺增生是指甲状旁腺实质细胞的非克隆性增生。

1. 临床特征 主细胞增生多见于 MEN-1 及 MEN-2A 患者中,而水样清细胞增生则多不具有遗传倾向。甲状旁腺增生多伴有甲状旁腺功能亢进相应症状。

2. 实验室检查 PTH 水平升高,可伴有血钙升高。

3. 病理所见

(1)大体所见

1)主细胞增生:典型的原发性主细胞增生表现为多个腺体均匀增大,呈现不对称结节或弥漫性增生,部分病例可出现单一腺体呈结节状增大,类似于甲状旁腺腺瘤,同时一小部分病例主细胞增生仅在镜下可见。与周围正常甲状旁腺组织相比,镜下明显细胞增多,可围绕血管呈栅栏状排列。当出现纤维间隔、腺泡结构及深染的巨核细胞时,很难与甲状旁腺腺瘤相鉴别,但主细胞增生缺乏包膜,细胞及血管丰富程度不及甲状旁腺腺瘤。很少沿血管周围排列,多表现为主细胞、嗜酸细胞、水样清细胞混合性增生。可有轻度核异型,若异型性明显或存在完整包膜,p53 阳性,则应诊断为甲状旁腺腺瘤。大体切面呈灰褐/灰红色。

2)水样清细胞增生:一般 4 个腺体均明显增大,总重量可达 100 g 以上,上部腺体增大更明显,切面质软,呈巧克力色,可见出血及囊性变,部分病例中可出现由腺体延伸出的"伪足"样结构。大体呈黄褐色,水样清细胞增生是唯一一种上部腺体大于下部腺体的病变,无包膜,腺体为弥漫片状层状增生的透明细胞,无其他细胞混合。无家族倾向,与多发性神经内分泌肿瘤无关。病变腺体增大,融合。但质软,缺乏完整包膜,可伴有囊性变及出血。病变由细胞质透亮的细胞组成,细胞大小不同。有些细胞与正常甲状旁腺细胞大致一样,有些细胞明显增大,但无巨核细胞,表明增生与肥大并存。绝大多数细胞胞质中透明空泡聚集,呈水样,有些含有细小的嗜酸性颗粒,细胞核位于基底部,细胞排列呈腺泡状(假腺样)或实性,大多数区域缺乏水样清细胞腺瘤那样纤细的纤维结缔组织。

(2)镜下所见

1)主细胞增生:镜下增生结构以主细胞为主,也可混杂其他类型细胞。一般呈弥漫性或结节状生长,可出现纤维分隔、腺泡状结构及巨核细胞(图 3-57)。部分病例中,在颈部可出现多灶性增生的甲状旁腺组织,这种情况称为甲状旁腺腺瘤病,一般见于 4 个腺体全部累及的主细胞增生,可能是术后复发的原因之一。

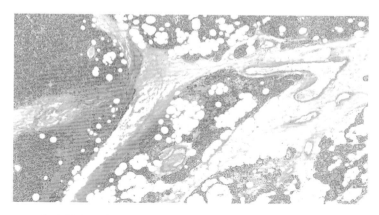

细胞增生,以主细胞为主,主细胞较正常主细胞大,可出现纤维分割
(HE 染色,×40)。

图 3-57　主细胞增生镜下所见

2)水样清细胞增生:镜下主要特征为增生的细胞全部为细胞质透明的水样清细胞,细胞质内可存在嗜酸性小颗粒,细胞大小差异较大,因此有些区域是增生改变而有些区域是细胞肥大改变。一般呈实性或假腺样结构生长,纤维间质较少。

4.鉴别诊断　主要与甲状旁腺腺瘤相鉴别,主要依据是腺瘤周边可见挤压的境界清楚的正常甲状旁腺组织,以及腺瘤病例中至少存在一个正常的甲状旁腺。甲状旁腺大小、形状、颜色、细胞成分、核异型性及 Ki-67 指数均不足以鉴别增生与腺瘤。

（二）甲状旁腺囊肿

甲状旁腺囊肿罕见，以下部腺体多见，偶尔见于上部腺体及纵隔区域。直径为 1～10 cm 或更大，单房性。囊内含清亮液体。一般很少出现压迫症状。甲状旁腺囊肿囊壁内衬单层扁平立方细胞或主细胞或无细胞被覆，囊壁间可见甲状旁腺组织，偶尔在囊周围见到异位的涎腺或胸腺组织（图 3-58），囊内液体含有 PTH。

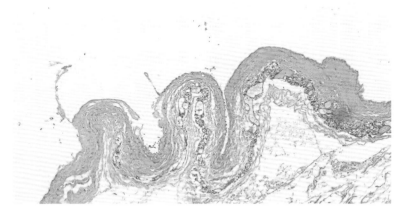

纤维性囊壁无细胞被覆，囊壁下可见甲状旁腺组织（HE 染色，×40）。

图 3-58　甲状旁腺囊肿组织切片

（三）脂肪增生

脂肪增生较少见，女性多见，一般 4 个腺体均增大，呈浅红色。光镜下可见大量成熟脂肪细胞，脂肪细胞与实质细胞比例为 1：1。

（张全武　刘芮菡）

参考文献

[1]程遵华,童仙君,项晓宇,等.彩色多普勒超声对浅表软组织肿块良恶性的鉴别诊断[J].临床超声医学杂志,2010,12(2):119-121.

[2]韩志江,舒艳艳,吴志远,等.原发性甲状旁腺功能亢进的 CT 诊断价值[J].中华内分泌外科杂志,2014,8(2):150-155.

[3]廖二元,袁凌清.内分泌代谢病学[M].4 版.北京:人民卫生出版社,2019.

[4]刘赫,姜玉新,张缙熙.甲状旁腺癌的声像图表现[J].中国医学影像技术,2004,20(12):1860-1861.

[5]罗德红,张水兴,韩志江.头颈部影像诊断基础[M].北京:人民卫生出版社,2022.

[6]卡尔·A.伯蒂斯,大卫·E.布伦斯.Tietz 临床化学与分子诊断学基础[M].7 版.潘柏申,主译.

北京:中华医学电子音像出版社,2017.

[7]萨日,关锋,代玉银,等.甲状旁腺癌的影像学表现(附6例报道并文献复习)[J].中国临床医学影像杂志,2018,29(8):568-570.

[8]尚红,王毓三,申子瑜.全国临床检验操作规程[M].4版.北京:人民卫生出版社,2015.

[9]石洪成,张一秋,陈曙光,等.SPECT/诊断CT操作规范与临床应用[M].上海:上海科学技术出版社,2015.

[10]宋桉,刘书中,王鸥,等.甲状旁腺四维CT在原发性甲状旁腺功能亢进症术前定位中的应用[J].中华骨质疏松和骨矿盐疾病杂志,2021,14(4):389-395.

[11]谭天秩,邓候富,李林,等,临床核医学[M].北京:人民卫生出版社,2013.

[12]王辉,武军,吴静,等.核医学检查技术[M].北京:人民卫生出版社,2021.

[13]王兰兰.医学检验项目选择与临床应用路径手册[M].北京:人民卫生出版社,2013.

[14]王曼,王沄,田均平,等.CT增强扫描密度测量在甲状旁腺腺瘤、甲状腺和淋巴结鉴别诊断中的临床意义[J].中国医学科学院学报,2016,38(3):318-321.

[15]燕山,詹维伟,周建桥.甲状腺与甲状旁腺超声影像学[M].上海:科技文献出版社,2009.

[16]张俊花,沈江晁,吕京敏.正常甲状旁腺超声图像特点及位置分析[J].临床超声医学杂志,2019,21(7):540-543.

[17]张萌萌,张秀珍,邓伟民,等.骨代谢生化指标临床应用专家共识(2020)[J].中国骨质疏松杂志,2020,26(6):781-796.

[18]章建全,仇明.正常人甲状旁腺超声影像特征的筛查及验证[J].第二军医大学学报,2013,34(4):349-356.

[19]章建全,张超,刘灿,等.甲状旁腺腺瘤的多模式高频超声影像及诊断思维[J].中华超声影像学杂志,2009,18(3):246-249.

[20]中国医师协会超声医师分会.中国浅表器官超声检查指南[M].北京:人民卫生出版社,2017.

[21]ABDULLA A G,ITUARTE P,HARARI A,et al. Trends in he frequency and quality of parathyroid surgery:analysis of 17082 cases over 10 years[J]. Ann Surg,2015,261(4):746-750.

[22]ABRAHAM D,DUIK D S,BASKIN H J. Appropriate administration of fine-needle aspiration(FNA) biopsy on selective parathyroid adenomas is safe[J]. Thyroid,2008,18(5):581-584.

[23]AKIROV A,ASA S L,LAROUCHE V,et al. The clinicopathological spectrum of parathyroid carcinoma[J]. Front Endocrinol(Lausanne),2019,10:731.

[24]ARORA S,BALASH P R,YOO J,et al. Benefits of surgeon-performed ultrasound for primary hyperparathyroidism[J]. Langenbecks Arch Surg,2009,394(5):861-867.

[25]ARRIBAS B,CRISTOBAL E,ALCAZAR J A,et al. p53/MDM2 pathway aberrations in parathyroid tumors:p21(WAF-1) and MDM2 are frequently overexpressed in parathyroid adenomas[J]. Endocr Pathol,2000,11(3):251-257.

[26]ASARE E A,STURGEON C,WINCHESTER D J,et al. Parathyroid carcinoma:an update on treatment outcomes and prognostic factors from the National Cancer Data Base(NCDB)[J]. Ann Surg Oncol,2015,22(12):3990-3995.

[27] BREWER K, COSTA-GUDA J, ARNOLD A. Molecular genetic insights into sporadic primary hyperparathyroidism[J]. Endocr Relat Cancer, 2019, 26(2): R53-R72.

[28] CAMPENNÌ A, GIOVINAZZO S, PIGNATA S A, et al. Association of parathyroid carcinoma and thyroid disorders: a clinical review[J]. Endocrine, 2017, 56(1): 19-26.

[29] CETANI F, MARCOCCI C, TORREGROSSA L, et al. Atypical parathyroid adenomas: challenging lesions in the diferential diagnosis of endocrine tumors[J]. Endocr Relat Cancer, 2019, 26(7): R441-R464.

[30] CHOW L S, ERICKSON L A, ABU-LEBDEH H S, et al. Parathyroid lipoadenomas: a rare cause of primary hyperparathyroidism[J]. Endocr Pract, 2006, 12(2): 131-136.

[31] DOUTHAT W G, OROZCO S E, de ARTEAGA J, et al. Treatment of refractory secondary hyperparathyroidism with ethanol injection: the importance of glandular volume I[J]. Kidney Int Suppl, 2003, 6(85): 10l-104.

[32] EL HUSSEIN S, POPPITI R. Water clear cell adenoma of the parathyroid gland: a forgotten cause of primary hyperparathyroidism[J]. Int J Surg Pathol, 2017, 25(5): 384-388.

[33] ERICKSON L A, JIN L, PAPOTTI M, et al. Oxyphil parathyroid carcinomas: a clinicopathologic and immunohistochemical study of 10 cases[J]. Am J Surg Pathol, 2002, 26(3): 344-349.

[34] ERICKSON L A, METE O. Immunohistochemistry in diagnostic parathyroid pathology[J]. Endocr Pathol, 2018, 29(2): 113-129.

[35] FERNANDEZ-RANVIER G G, KHANAFSHAR E, TACHA D, et al. Defning a molecular phenotype for benign and malignant parathyroid tumors[J]. Cancer, 2009, 115(2): 334-344.

[36] GILL A J, CLARKSON A, GIMM O, et al. Loss of nuclear expression of parafbromin distinguishes parathyroid carcinomas and hyperparathyroidism-jaw tumor(HPT-JT) syndrome-related adenomas from sporadic parathyroid adenomas and hyperplasias[J]. Am J Surg Pathol, 2006, 30(9): 1140-1149.

[37] GOASGUEN N, CHIRICA M, ROGER N, et al. Primary hyperparathyroidism from parathyroid microadenoma: specifc features and implications for a surgical strategy in the era of minimally invasive parathyroidectomy[J]. J Am Coll Surg, 2010, 210(4): 456-462.

[38] HARA H, IGARASHI A, YANO Y, et al. Ultrasonographic features of parathyroid carcinoma[J]. Endocrine J, 2001, 48(2): 213-217.

[39] HOSNY MOHAMMED K, SIDDIQUI M T, et al. Parafbromin, apc, and mib-1 are useful markers for distinguishing parathyroid carcinomas from adenomas[J]. Appl Immunohistochem Mol Morphol, 2017, 25(10): 731-735.

[40] HOWSON P, KRUIJF S, ANISS A, et al. Oxyphil cell parathyroid adenomas causing primary hyperparathyroidism: a clinico-pathological correlation[J]. Endocr Pathol, 2015, 26(3): 250-254.

[41] HU Y, CUI M, XIA Y, et al. The clinical features of cystic parathyroid adenoma in chinese population: a single-center experience[J]. Int J Endocrinol, 2018, 2018: 3745239.

[42] HU Y, LIAO Q, CAO S, et al. Diagnostic performance of parafibromin immunohistochemical staining for sporadic parathyroid carcinoma: a meta-analysis[J]. Endocrine, 2016, 54(3): 612-619.

［43］HYRCZA M D,SARGIN P,METE O. Parathyroid lipoadenoma：a clinicopathological diagnosis and possible trap for the unaware pathologist［J］. Endocr Pathol,2016,27（1）：34-41.

［44］JATEGAONKAR A A,LERNER D K,COOKE P,et al. Implementation of a 4-dimensional computed tomography protocol for parathyroid adenoma localization［J］. Am J Otolaryngol,2021,42（3）：102907.

［45］JUHLIN C C,ERICKSON L A. Genomics and epigenomics in parathyroid neoplasia：from bench to surgical pathology practice［J］. Endocr Pathol,2021,32（1）：17-34.

［46］JUHLIN C C,NILSSON I L,JOHANSSON K,et al. Parafibromin and apc as screening markers for malignant potential in atypical parathyroid adenomas［J］. Endocr Pathol,2010,21（3）：166-177.

［47］JUHLIN C,LARSSON C,YAKOLEVA T,et al. Loss of parafibromin expression in a subset of parathyroid adenomas［J］. Endocr Relat Cancer,2006,13（2）：509-523.

［48］KRAWITZ R,GLOVER A,KONERU S,et al. The signifcance of histologically "large normal" parathyroid glands in primary hyperparathyroidism［J］. World J Surg,2020,44（4）：1149-1155.

［49］KUSHCHAYEVA Y S,TELLA S H,KUSHCHAYEV S V,et al. Comparison of hyperparathyroidism types and utility of dual radiopharmaceutical acquisition with Tc99m sestamibi and ^{123}I for localization of rapid washout parathyroid adenomas［J］. Osteoporos Int,2019,30（5）：1051-1057.

［50］LAPPAS D,NOUSSIOS G,ANAGNOSTIS P,et al. Location,number and morphology of parathyroid glands：results from a large anatomical series［J］. Anat Sci Int,2012,87（3）：160-164.

［51］LIN L,ZHANG J H,PANICKER L M,et al. The parafibromin tumor suppressor protein inhibits cell proliferation by repression of the c-myc proto-oncogene［J］. Proc Natl Acad Sci USA,2008,105（45）：17420-17425.

［52］MADORIN C,OWEN R P,FRASER W D,et al. The surgical management of renal hyperparathyroidism［J］. EurArch Otorhinolaryngol,2012,269（6）：1565-1576.

［53］MANTZOROS I,KYRIAKIDOU D,GALANOS-DEMIRIS K,et al. A rare case of primary hyperparathyroidism caused by a giant solitary parathyroid adenoma［J］. Am J Case Rep,2018,19：1334-1337.

［54］MEHTA A,PATEL D,ROSENBERG A,et al. Hyperparathyroidism-jaw tumor syndrome：results of operative management［J］. Surgery,2015,156（6）：1315-1324.

［55］MOHAMMED K H,SIDDIQUI M T,WILLIS B C,et al. Parafbromin,apc,and mib-1 are useful markers for distinguishing parathyroid carcinomas from adenomas［J］. Appl Immunohistochem Mol Morphol,2017,25（10）：731-735.

［56］MORÓN F,DELUMPA A,CHETTA J,et al. Single phase computed tomography is equivalent to dual phase method for localizing hyperfunctioning parathyroid glands in patients with primary hyperparathyroidism：a retrospective review［J］. Peer J,2017,5：e3586.

［57］NEWEY P J,BOWL M R,CRANSTON T,et al. Cell division cycle protein 73 homolog（CDC73）mutations in the hyperparathyroidism-jaw tumor syndrome（HPT-JT）and parathyroid tumors［J］. Hum Mutat,2010,31（3）：295-307.

[58]PANDYA C,UZILOV A V,BELLIZZI J,et al. Genomic profiling reveals mutational landscape in parathyroid carcinomas[J]. JCI Insight,2017,2(6):e92061.

[59]PIOSZAK A A,XU H E. Molecular recognition of parathyroid hormone by its G protein–coupled receptor[J]. Proe Natl Acad Sci U S A,2008,105(13):5034–5039.

[60]PIRELA D,TREITL D,EL HUSSEIN S,et al. Intrathyroidal clear cell tumor of parathyroid origin with review of literature[J]. Case Rep Pathol,2016,2016:7169564.

[61]RODGERS S E,HUNTER G J,HAMBERG L M,et al. Improved preoperative planning for directed parathyroidectomy with 4–dimensional computed tomography[J]. Surgery 2006,140(6):932–941.

[62]ROTH S I. The ultrastructure of primary water–clear cell hyperplasia of the parathyroid glands[J]. Am J Pathol,1970,61(2):233–248.

[63]SALA T D,MURESAN S,ROMAN R,et al. Hypercalcaemic crisis due to primary hyperparathyroidism:report of two cases[J]. J Crit Care Med(Targu Mures),2019,5(1):34–39.

[64]SCHNEIDER R,BARTSCH–HERZOG S,RAMASWAMY A,et al. Immunohistochemical expression of E–cadherin in atypical parathyroid adenoma[J]. World J Surg,2015,39(10):2477–2483.

[65]SCHULTE K M,TALAT N. Diagnosis and management of parathyroid cancer[J]. Nat Rev Endocrinol,2012,8(10):612–622.

[66]SHATTUCK T M,VÄLIMÄKI S,OBARA T,et al. Somatic and germ–line mutations of the HRPT2 gene in sporadic parathyroid carcinoma[J]. N Engl JMed,2003,349(18):1722–1729.

[67]SIGRIST R M S,LIAU J,KAFFAS A E,et al. Ultrasound elastography:review of techniques and clinical applications[J]. Theranostics,2017,7(5):1303–1329.

[68]SILVA–FIGUEROA A M,BASSETT R JR,CHRISTAKIS I,et al. Using a novel diagnostic nomogram to diferentiate malignant from benign parathyroid neoplasms[J]. Endocr Pathol,2019,30(4):285–296.

[69]STOJADINOVIC A,HOOS A,NISSAN A,et al. Parathyroid neoplasms:clinical,histopathological,and tissue microarray–based molecular analysis[J]. Hum Pathol,2003,34(1):54–64.

[70]UHLIN C C,NILSSON I L,LAGERSTEDT–ROBINSON K,et al. Parafbromin immunostainings of parathyroid tumors in clinical routine:a neardecade experience from a tertiary center[J]. Mod Pathol,2019,32(8):1082–1094.

[71]WILLIAMS M D,DELELLIS R A,ERICKSON L A,et al. Pathology data set for reporting parathyroid carcinoma and atypical parathyroid neoplasm:recommendations from the international collaboration on cancer reporting[J]. Hum Pathol,2021,110:73–82.

[72]WU T J,WANG Y T,CHANG H,et al. Parathyromatosis[J]. Kidney Int,2012,82(10):1140.

第四章

甲状旁腺疾病外科手术治疗现状

第一节　国内外甲状旁腺手术治疗开展情况

一、甲状旁腺切除术

在 1915 年 Schlagenhaufer 首先建议切除增大的甲状旁腺来治疗多发性神经纤维瘤病,但直到 1925 年,维也纳的 Felix Mandl 才实施了第一例甲状旁腺切除术,患者是 Albert Gahne,一位电车售票员。这位患者先前接受了甲状旁腺提取物及甲状旁腺移植治疗,但是效果不理想。在绝望当中,Mandl 摘除了患者的一个大小约 21 mm×15 mm×12 mm 的甲状旁腺,现在回想起来,相信那应该是甲状旁腺癌。而那次手术最初获得了成功并且影响了当时流行的观念与实践。不幸的是,患者之后复发了高钙血症且在第二次手术探查后不久就去世了。在 Mandl 施行手术后不到半年,E. J. Lewis 在芝加哥的库克医院实施了美国的第一例甲状旁腺切除术。4 个月后,通过在波士顿麻省总医院对 Charles Martell 船长进行治疗所获的经验,人们了解了关于甲状旁腺功能亢进症手术治疗的更多知识。1931 年,伦敦的 James Walton 提出,在甲状旁腺手术过程中“充分暴露是很重要的,不仅要探查到所有甲状旁腺,甚至还要探查到气管后及纵隔内,这就是经典的双侧颈部探查术(BNE)的雏形。BNE 是经典的原发性甲状旁腺功能亢进症手术方法。手术过程中依次探查 4 个甲状旁腺,明确病变腺体后予以切除,该术式曾是国内外治疗原发性甲状旁腺功能亢进症的经典术式。BNE 的优点为成功率高(93%~95%)、疗效好,但 BNE 存在手术创伤大、手术时间长、正常解剖结构破坏范围大、并发症多等缺点。目前 BNE 主要用于术前定位检查阴性、合并结节性甲状腺肿或有颈部手术史、多发性内分泌肿瘤 1 型(MEN-1)患者。

近年来,由于各种手术前和术中定位技术及生化检测技术的不断发展,甲状旁腺功能亢进症治疗术式有了较大的发展,微创甲状旁腺切除术(MIP)应运而生。MIP目前在世界范围内应用,中国国内主要开展了以下MIP术式。①直接小切口甲状旁腺切除术(DMIP):DMIP主要适用于单个甲状旁腺腺瘤,术前定位必须准确。优点是手术切口小,患者痛苦小,恢复迅速,与BNE相比,DMIP术后低钙血症比较轻微。②内镜下甲状旁腺切除术(EMIP):EMIP主要适用于术前检查定位明确的甲状旁腺腺瘤,无颈部手术史,患者有美容意愿。此术式需要较高的手术技巧,且耗时较长。全球首例腔镜下甲状旁腺手术于1996年由美国Gagner实施,体现了腔镜技术美容、微创、术后恢复快等优点。机器人甲状旁腺切除术基本上是在达·芬奇机器人甲状腺切除术的经验基础上逐步开展的。

相较于原发性甲状旁腺功能亢进症的治疗术式而言,继发性甲状旁腺功能亢进症引起的甲状旁腺增生的术式相对较复杂,甲状旁腺切除的范围目前尚无明确标准,以使残余甲状旁腺组织既能有效缓解甲状旁腺功能亢进,又不产生低钙血症为宜。目前国内外较成熟的术式主要有以下几种。①甲状旁腺全切除术:为早期治疗方式,术后可发生永久性甲状旁腺功能减退和低钙血症,目前已很少采用。②甲状旁腺次全切除术:双侧颈部探查后,切除全部肿大的甲状旁腺,仅选择最小的无结节状增生的甲状旁腺保留40~60 mg。文献报道此法术后复发率较高,为26%~30%。复发的主要原因为甲状旁腺数目和位置不恒定、个体变异大,颈部探查容易遗漏,导致甲状旁腺保留过多。且一旦继发性甲状旁腺功能亢进症(SHPT)术后复发,颈部再次手术难度较大,并发症较多,故该术式已经较少使用。③甲状旁腺全切除加自体移植术(tPTX+AT):切除全部甲状旁腺组织,经冷冻切片病理证实后,取弥漫增生部分腺体切成小片,取20~30片,分别种植于患者前臂或颈部肌肉床内。大量临床资料证明此手术安全、有效、复发率低,复发后在前臂做二次手术切除也较简单。随着医疗技术的进步,目前国内已有多家医学中心开展了腔镜甲状旁腺切除术,腔镜tPTX+AT是治疗SHPT的有效方案,并发展出多种腔镜甲状旁腺切除术的手术入路。

二、甲状旁腺识别技术

1936年,Churchill和Cope做了30例甲状旁腺手术,都获得了很好的效果。Churchill的经验为当时的甲状旁腺手术提出了这样的要求:一台成功的甲状旁腺手术依赖于手术医生对甲状旁腺的识别能力、对腺体分布的了解及足够精细的技术。精准识别是术中保护甲状旁腺的关键,但肉眼对甲状旁腺与周围脂肪组织、淋巴结鉴别困难,因此术中快速识别甲状旁腺的新技术不断涌现。

1. 定位技术 ①亚甲蓝(MB)通过静脉注射或喷雾于手术视野,使甲状旁腺染色。研究发现,亚甲蓝对病理性甲状旁腺染色效果好,正常甲状旁腺染色效果欠佳,同时亚甲蓝可引起中枢神经系统及循环系统不良反应。临床已较少使用。②纳米碳是当前临床应用最广泛的示踪剂,具有高度的淋巴趋向性,黑染甲状腺和淋巴结,负性显影甲状旁腺。研究发现,纳米碳负性显影技术有助于甲状旁腺原位的识别与保护,降低术后甲状旁腺功能减退的发生率。③近红外/吲哚菁绿(NIR/ICG)荧光成像技术是一个新的研究领域,ICG注入人体后,借助NIR对组织结构进行可视化显影。有研究显示,具有良好血供的甲状旁腺可摄取ICG显影,荧光强度与ICG剂量呈正相关,因此可以凭借显影强度评估甲状旁腺血供情况,以此评价甲状旁腺功能,决定是否进行甲状旁腺自体移植。

其应用前景值得期待。

2. 定性技术 ①免疫胶体金技术(ICGT)将可疑组织制成匀浆液置于胶体试纸采样区,利用PTH抗体与胶体金偶合物结合形成免疫复合物,随之在反应区形成质控线。ICGT具备灵敏、安全、便捷、快速、经济等优点,在临床具有较高应用价值。②甲状旁腺富含线粒体,其中天冬氨酸转氨酶(AST)和乳酸脱氢酶(LDH)含量丰富,最新研究发现,甲状旁腺悬浮液中AST/LDH高于其他组织悬浮液,利用这一特性可在术中快速区分甲状旁腺与其他组织。③可行术中甲状旁腺激素(IOPTH)测定,由于PTH半衰期为1~4 min,故在切除甲状旁腺后可测定体循环PTH,若发现PTH明显降低,则提示有甲状旁腺损伤,即时查找原因,预防术后甲状旁腺功能减退。目前,IOPTH的判断标准尚未统一,有研究表明IOPTH可能对于术前定位不明、多腺体病变的病例存在优势,而对于术前定位明确的原发性甲状旁腺功能减退症病例,IOPTH并非必须。常见的IOPTH判定标准包括Miami方案、正常值方案或双重标准方案及其他方案等。其中Miami方案应用最普遍,即腺体切除10 min后血浆PTH下降值超过切开皮肤前或切除腺体前最高PTH值50%以上,即判断为完全切除病变的甲状旁腺组织,但这仅限于甲状旁腺良性病变。术中γ射线探测技术能帮助识别功能亢进的病变甲状旁腺,对异位甲状旁腺病灶的搜寻有积极意义。④目前确认甲状旁腺的金标准依然是术中冷冻切片,但送检将会损失部分甲状旁腺,同时延长甲状旁腺离体时间,势必影响移植甲状旁腺的存活。

三、甲状旁腺自体移植术

1892年,Billroth的学生Eiselsberg,是第一个尝试进行甲状旁腺移植的人,大概是在Gley报道后1年。作为维也纳总医院的一名教授,他用猫做了甲状旁腺自体移植术。他将半个甲状腺与几个甲状旁腺移植到有手足搐搦的动物的直肌筋膜与腹膜上1个月后,这些接受治疗的动物便不再有手足搐搦的症状了。1907年,Pfeiffer和Mayer是首次在临床成功施行甲状旁腺组织自体移植的人。1909年,Hlalsted证实,即使移植一个甲状旁腺也能救人一命。他的报道令人吃惊且难以相信——一只狗的生命竟可以被小小的腺体组织维持,与移除后出现手足搐搦形成鲜明对照。他建议在甲状腺切除术中避免甲状旁腺的损伤,并且在实验中通过静脉注射葡萄糖酸钙来治疗甲状腺切除术后手足搐搦的动物。当认识到甲状旁腺与手足搐搦的关系后,许多外科医生都尝试在甲状腺切除术中做甲状旁腺移植。1926年Lahey提议将甲状旁腺移植到胸锁乳突肌间。直到1976年才由Sam Wells改进了甲状旁腺切除术后的甲状旁腺移植。与其做甲状旁腺次全切除,不如切除全部腺体后将腺体切片移植到前臂肌肉中,当甲状旁腺功能亢进症再发时,可以再把这些腺体切除。

目前甲状旁腺移植方法主要有以下2种方法。

1. 颗粒包埋法 离体甲状旁腺剪成厚度<1 mm的颗粒,在适合的肌腹处钝性分离出多个"口袋",将甲状旁腺颗粒种植于此,用不可吸收线缝合标记。局限性在于腔镜操作空间狭小,增加手术操作难度,易形成血肿,影响甲状旁腺存活,同时不便于术后移植物功能评价。

2. 匀浆注射法 将甲状旁腺置于1 mL平衡盐溶液中,用眼科剪剪成尽可能小的碎粒,注射于移植部位。注意多点多层次注射,以免集中于一处而影响移植物存活。相较于颗粒包埋法,匀浆注射法操作简便,移植物剪碎得更充分,增大了与肌肉的接触面积,更有利于移植物存活。目前临床更推荐匀浆注射法。

　　甲状旁腺自体移植有多个移植部位,包括肌肉、皮下等组织。但由于肌肉血管丰富,局部氧分压高,有利于移植物存活,更推荐种植于肌肉。胸锁乳突肌在术中无须增加手术切口,因此是颗粒包埋法最常选择部位。为便于术后监测移植物功能,匀浆注射法最常选择前臂肱桡肌作为移植部位。

　　随着医疗器械及手术技术的不断发展和改进,甲状旁腺术式和甲状旁腺识别方法日趋多样化。在选择入路及甲状旁腺识别技术时,须结合病情性质、肿物大小、患者需求及美容效果综合考虑,形成个体化治疗方案,在有效保护甲状旁腺基础上,最大限度体现各种术式入路优势。并根据术中具体情况,考虑是否联合甲状旁腺移植术,不断提高和优化移植物存活率,尽可能降低术后甲状旁腺功能减退等相关并发症的发生率,使更多甲状旁腺疾病患者受益。

第二节　甲状旁腺手术方式的选择

　　需要手术治疗的甲状旁腺疾病有甲状旁腺功能亢进症(原发/继发/三发)、甲状旁腺占位性病变(甲状旁腺囊肿、甲状旁腺腺瘤和甲状旁腺癌)等,且手术治疗是唯一有效的治疗方式。甲状旁腺功能亢进症在临床上可分为原发性、继发性和三发性3种,以原发性和继发性甲状旁腺功能亢进症多见。

　　因为甲状旁腺占位病变多引起甲状旁腺功能亢进症,本节主要以甲状旁腺功能亢进症类型来探讨手术方式的选择。

一、甲状旁腺功能亢进症的手术方式

(一)原发性甲状旁腺功能亢进症

　　原发性甲状旁腺功能亢进症(PHPT)已逐渐成为影响人类健康的一类常见内分泌疾病,PHPT是较常见的内分泌骨代谢疾病。发病原因包括甲状旁腺腺瘤、功能性甲状旁腺囊肿、甲状旁腺增生和甲状旁腺癌,病变腺体可单发也可多发,其中85%的PHPT是由单发腺瘤引起的。手术切除病变甲状旁腺是唯一的治愈手段,对于无法手术的患者,应积极应用药物控制高钙血症、减轻PHPT相关并发症。相关专业临床医生应充分认识PHPT的临床特点,对以PHPT为表现的临床疾病进行准确诊治,避免漏诊、误诊,同时不断加深对该类疾病的认识与相关研究。

　　典型PHPT实验室检查表现是高钙血症、低磷血症、高钙尿症、高磷尿症和高PTH血症。此外,根据血钙水平可有高血钙性PHPT和正常血钙性PHPT,也有极少数和血钙水平不匹配的血清PTH正常的PHPT。实验室检查对于PHPT患者的诊断及鉴别诊断具有重要作用。

术前定位诊断对于手术成功至关重要,最常用的影像学检查为甲状旁腺超声与甲氧基异丁基异腈(MIBI)。^{11}C-胆碱/^{18}F-FDG 正电子发射断层显像联合计算机体层摄影(PET/CT)、4D-CT、增强 MRI 等新型影像学检查,是对甲状旁腺超声/MIBI 显像阴性或不一致的 PHPT 病例很好的补充性检查手段。联合应用两种或两种以上检查方法可提高功能亢进腺体的阳性预测值,如超声与 MIBI 联合,超声、MIBI 与 SPECT/CT 联合,超声与四维 CT 联合,SPECT/CT 与 MRI 联合等。推荐联合应用不同影像学检查进行术前 PHPT 的定位。

术前评估包括局部和全身两个方面:前者考虑病变腺体的数量、部位、性质及与周围器官的关系,后者考虑病变给机体造成的影响及对手术、麻醉的耐受程度。PHPT 可累及多个器官并引起相应的临床症状。患者术前一般状态评估和靶器官评估对了解患者状态有重要价值。术前一般评估主要是围绕手术安全进行。靶器官评估可了解患者甲状旁腺功能亢进症的严重程度,利于术后效果评价及随访。

手术切除病变甲状旁腺是 PHPT 首选的治疗方法,也是唯一可能的治愈手段。综合国内外 PHPT 指南,PHPT 的手术指征包括:①有症状的 PHPT 患者。②无症状的 PHPT 患者出现以下任一情况:a. 高钙血症[高于正常上限 0.25 mmol/L(1 mg/dL)];b. 肾损害,肌酐清除率<60 mL/min; c. 影像学提示肾结石或 24 h 尿钙升高伴含钙结石风险增加;d. 任何部位骨密度低于峰值骨量 2.5 个标准差和/或出现骨折;e. 年龄<50 岁;f. 患者不能接受常规随访。

传统的 PHPT 手术方式为全身麻醉(简称全麻)下双侧甲状旁腺探查及病变腺体切除,即双侧颈部探查术,这个术式曾是治疗 PHPT 的经典术式。对于术前考虑多发甲状旁腺病变、甲状旁腺癌或伴发甲状腺恶性肿瘤的病例,双侧颈部探查术仍是首选术式。而今随着术前、术中影像技术的发展,大多数定位明确的患者适合接受以精准定位为导向的病变甲状旁腺切除(主要是单发病变腺体),而不进行双侧颈部探查,旨在最小化组织损伤。由于不同诊疗中心存在一定的技术差别,针对不同患者情况并没有固定的、统一的手术模式。在进行手术方式的选择时需要遵循几点原则:以治愈为前提;以医院条件、医生诊疗水平为基础;以患者实际情况为导向;以微创治疗为目标。如果术前怀疑同时存在多个甲状旁腺病变(MGD),进行双侧颈部探查则是提高治愈率的重要手段。MGD 约占 PHPT 患者的15%,常见于甲状旁腺增生,少见于甲状旁腺腺瘤,偶见于甲状旁腺腺瘤合并甲状旁腺增生及其他情况。家族性甲状旁腺功能亢进症(例如 MEN-1/MEN-2A 等)、辐射暴露史、锂暴露史等均为 MGD 发生的常见病因。

手术由有经验的甲状旁腺外科医生施行也是手术成功的重要一环。术中应对甲状旁腺病变性质及手术彻底性进行评估,前者为排除甲状旁腺癌,后者为排除 MGD。IOPTH 测定可为术中甲状旁腺功能的实时评估提供帮助,目前在很多单位得以临床应用,治愈率达到97%~99%。术前影像学精准定位为寻找病变甲状旁腺起到重要辅助作用;而 IOPTH 测定则可起到判断手术是否成功的作用,对保证 MGD 的完全切除也有积极意义。术中快速冷冻切片病理学检查可明确切除病变组织是否为甲状旁腺,协助判断病变甲状旁腺的性质。但多数情况下冷冻切片病理学检查无法直接诊断甲状旁腺癌,如肉眼观察发现甲状旁腺肿瘤呈分叶状、形态不规则、被厚实的灰白色纤维包裹和分隔、呈黄白色而质硬、切面有钙化和囊性变,须高度怀疑甲状旁腺癌,尤其是当病变组织与甲状腺或周围肌肉等软组织致密粘连、侵犯喉返神经时。必要时行同侧甲状腺腺叶、峡部及肿物的整块切除,清扫中央区淋巴结。

（二）继发性甲状旁腺功能亢进症

继发性甲状旁腺功能亢进症（SHPT）是慢性肾脏病（CKD）患者常见的并发症之一，临床表现为PTH水平升高，持续性高磷、高钙或低钙血症，可导致皮肤、骨骼及心脑血管等多系统疾病，严重影响患者的生活质量和长期生存。对于内科治疗无效的顽固性或进展性SHPT患者，外科手术仍是最有效的治疗手段。但SHPT患者常伴有严重的心脑血管疾病、骨代谢异常、凝血功能障碍及严重的术后低钙血症等，手术风险大，围手术期处理难度高。因此，临床开展SHPT外科治疗需要多学科协作。

SHPT的诊断包括定性诊断和定位诊断。结合患者的病史、临床症状及实验室检测PTH水平可做出SHPT的定性诊断。一项纳入7 005例甲状旁腺手术患者的Meta分析结果显示，81.4%的患者有4个甲状旁腺，15.9%的患者甲状旁腺存在解剖变异，术前甲状旁腺数目和定位不准确是术后甲状旁腺功能亢进持续状态的常见原因。因此，术前精确定位对成功实施甲状旁腺手术具有至关重要的作用。常用的术前定位同前述PHPT的术前定位方法，方法包括高频超声检查、^{99m}Tc-MIBI双时相平面显像、SPECT/CT、CT及MRI等。《慢性肾脏病继发甲状旁腺功能亢进外科临床实践中国专家共识（2021版）》建议将高频超声联合MIBI、SPECT/CT核素显像或^{18}F-氟代胆碱显像作为初次手术或SHPT复发或持续状态再次手术术前定位诊断的首选方法。

参考《慢性肾脏病及透析的临床实践指南》（简称K/DOQI指南），改善全球肾脏病预后组织（KDIGO）指南及中华医学会肾脏病学分会制定的指南或专家共识，结合国内SHPT治疗现状，内科治疗无效的难治性HPT建议手术治疗的具体标准如下：①临床表现，包括严重的骨痛、骨质疏松、肌痛、皮肤瘙痒等严重影响生活质量的症状。②对CaSR激动剂、维生素D及其类似物等药物抵抗，内科治疗无效的高钙血症或高磷血症。③持续性全段甲状旁腺激素（iPTH）>800 ng/L（参考值为15~65 ng/L）。④超声检查提示至少1个甲状旁腺增大且直径>1 cm或最大体积>500 mm³或^{99m}Tc-MIBI显示高密度影。⑤甲状旁腺热消融、无水乙醇注射等治疗无效。符合以上手术指征中①、②、④伴持续性iPTH>600 ng/L，或②③④，或④⑤均建议手术。手术禁忌证：①严重骨骼畸形无法显露颈部术区者。②合并严重心、肺、脑功能障碍，以及肿瘤等全身性疾病而不能耐受麻醉者。③严重凝血功能障碍者。④未能控制的严重高血压。⑤各类感染急性期。

目前，国内外尚无充足的循证医学证据证实何种手术方式更佳，手术方式的选择除考虑降低手术并发症发生率及持续SHPT发生率外，还要考虑保留足够的甲状旁腺功能及潜在肾移植的可能，具体手术方式须根据患者的个体情况和外科医师的经验选择。

（1）甲状旁腺全切除术（tPTX）　即切除全部甲状旁腺，不做原位保留或移植甲状旁腺组织。tPTX可降低持续SHPT复发的发生率，减少颈部再次手术的风险，缩短手术时间，但tPTX术后可能导致永久性甲状旁腺功能减退和无动力性骨病，可能需要长期补充钙剂、骨化三醇。目前，相关研究结果提示tPTX术后部分患者仍可检测到PTH，甚至维持在正常值，其来源可能是胸腺中静止的同源甲状旁腺细胞激活或术中残留的甲状旁腺。如患者有肾移植意愿，不宜选择tPTX。

（2）甲状旁腺全切加自体移植术（tPTX+AT）　即切除全部甲状旁腺，术中留取体积最小且非结节状增生的甲状旁腺组织30~60 mg，切成1 mm×1 mm×1 mm颗粒种植于患者胸锁乳突肌或非造瘘的前臂肱桡肌。随着甲状旁腺组织低温保存技术的进步，移植时机可选择即时自体移植和延时自体移植,延时自体移植的弊端主要是随着冷冻时间的延长,甲状旁腺功能和活性下降,建议冷冻时间<2年。此手术方式既能有效缓解SHPT症状,又能避免术后永久性甲状旁腺功能减退和顽固性低钙血症。移植腺体组织量和移植物的选择与术后复发率密切相关。移植部位宜遵循方便术后功能监测和复发后取出的原则。移植部位建议用不可吸收材料标记,便于复发后再次手术寻找移植物。

(3)甲状旁腺次全切除术(sPTX)　即行充分颈部探查后,切除3.0~3.5个甲状旁腺。sPTX术后顽固性低钙血症发生率低,但容易复发。因初次手术探查后引起的术区粘连、解剖结构紊乱,复发后再次手术困难,故该手术方式已经较少使用。但有学者将该术式改良,留取最小最接近正常带有血供的甲状旁腺组织,大小约1 mm×2 mm×3 mm,发现术后严重低钙血症的发生率低于tPTX,而复发率远低于传统的sPTX。建议根据患者的个体情况和多学科协作(MDT)意见选择手术方式,有肾移植意愿的患者,建议首选tPTX+AT。

SHPT患者常伴有多系统基础疾病,应尽可能缩短手术时间,评估手术获益与患者耐受手术能力。遇到以下情况时应适时终止手术:术中切除4个甲状旁腺并行快速冷冻切片病理学检查证实,术前影像学检查无异位或额外甲状旁腺;关于IOPTH测定标准,建议甲状旁腺切除后20 min检测的iPTH较术前下降80%,但目前IOPTH测定需时较长,使其临床应用受限。如患者耐受手术能力差,应由经验丰富的外科医生结合术前定位和术中甲状旁腺数目、体积等确定合理术式,尽快完成手术,不必等待快速冷冻切片病理学检查或IOPTH测定结果等。

异位甲状旁腺初次手术遗漏或无法经颈部入路切除是造成SHPT术后持续状态的常见原因。异位甲状旁腺的处理建议由MDT团队分析[99m]Tc-MIBI、SPECT/CT及超声检查定位结果,结合患者的个体情况选择合理的手术方式。异位的上位甲状旁腺如术前定位准确,通常可经颈部手术切口切除。上纵隔是下位甲状旁腺最常见的异位位置,部分位置靠下的胸腺内甲状旁腺无法经颈部手术切口完成者,可以选择联合胸外科经剑突下入路在腔镜下行全胸腺切除。

在精准术前评估前提下兼顾甲状腺疾病和SHPT的治疗,如术中麻醉状况允许,甲状腺癌患侧腺叶加中央区淋巴结清扫是最小手术范围,颈侧区淋巴结根据术前评估情况决定是否清扫。对于不能耐受长时间手术的患者,在行甲状旁腺全切除的同时,也可选择仅切除患侧甲状腺腺叶甚至姑息切除。甲状腺手术后术区瘢痕粘连,解剖结构紊乱,再次手术风险较大,建议SHPT合并甲状腺疾病手术中尽可能切除全部甲状旁腺。

(三)三发性甲状旁腺功能亢进症

三发性甲状旁腺功能亢进症(THPT)多见于慢性肾衰竭或其他原因引起的钙磷代谢异常,部分患者在长期SHPT基础上,因甲状旁腺长期受刺激,增生的腺体已有自主功能,发展成为有自主分泌PTH的腺瘤或腺瘤样结节,即使肾移植成功也不能使甲状旁腺功能恢复正常,出现高钙血症、低磷血症和血清PTH水平升高。THPT临床少见,对此类患者,临床上需要重点关注患者的移植肾功能、肾性骨病、心血管事件病死率等,目前治疗手段主要是外科手术和以西那卡塞为主的内科治疗。建议THPT外科治疗的手术方式依据患者的病情选择tPTX+AT或sPTX,同SHPT部分所述。

(四)特殊类型甲状旁腺功能亢进症

除散发性PHPT外,多种遗传性疾病/综合征也可以PHPT为主要临床表现,询问家族史与熟悉每种遗传性疾病/综合征的临床特征是诊治遗传性 PHPT 的关键。PHPT 中 5%～10% 以遗传/家族性疾病的形式发病,主要包括多发性内分泌肿瘤(MEN)、甲状旁腺功能亢进-颌骨肿瘤综合征(HPT-JT)、家族性低尿钙性高钙血症(FHH)、新生儿重症甲状旁腺功能亢进症(NSHPT)及家族性孤立性原发性甲状旁腺功能亢进症(FIHPT)。以上疾病均符合经典的孟德尔遗传模式,询问家族史对于识别此类患者尤为重要。遗传性 PHPT 的主要致病基因常表现为不完全外显,与经典的散发性PHPT 不同,遗传性 PHPT 的诊治有其特殊性。MEN-1 相关 PHPT 是遗传性 PHPT 中最常见的类型(约占 70%),而 PHPT 也是 MEN-1 最常见、最早出现的内分泌腺体病变(80% 以上)。

1. 多发内分泌肿瘤　由于 MEN-1 相关 PHPT 是多腺体病变,相比散发性 PHPT,出现异位的病变甲状旁腺的可能性更大,病变腺体可出现于胸腺、前纵隔甚至甲状腺内或颈动脉鞘内,在术前进行定位诊断与术中探查病变甲状旁腺时应注意。MEN-1 的手术指征与散发性 PHPT 类似,但其最佳手术方式目前尚无定论。最常推荐的手术方式为 sPTX,即切除 3.5 枚甲状旁腺,将外观最正常且活检证实为正常腺体的甲状旁腺原位保留 30～50 mg,并用缝线或钛夹进行术中标记,便于再次手术时寻找。因甲状旁腺病变可异位于胸腺,且 MEN-1 患者可并发胸腺类癌,推荐同时行胸腺切除术。如何平衡术后病情未缓解或复发的风险与术后持续性甲状旁腺功能减退风险是决定手术方式的关键。此外,甲状旁腺全切联合前臂肌肉自体移植术、微创甲状旁腺单腺体切除术、单侧甲状旁腺切除术等术式在不同医疗中心均有应用,且不同术式间各有其优势和劣势。甲状旁腺全切联合前臂肌肉自体移植术后复发风险较低,复发的再手术难度亦较低,但其术后出现持续性甲状旁腺功能减退的风险升高,且颈部及前臂病灶同时复发时区分较困难。微创甲状旁腺单腺体切除术对于单个腺体增大明显且术前定位明确的 MEN-1 病例有优势,术后有可能数年病情不复发,但其总体病情不缓解或复发风险较高。单侧甲状旁腺切除术的优势在于可降低同侧二次手术的风险,但其问题在于可能会切除最适合保留的正常甲状旁腺。对于需要再次手术的 MEN-1 病例,推荐行术前声带功能评估,术中切除的甲状旁腺组织可考虑低温保存,以备后续治疗持续性甲状旁腺功能减退时再次种植。

MEN-2A 是 MEN-2 中最常见的类型,约占整体 MEN-2 病例的 91%,MEN-2 还包括 MEN-2B及家族性甲状腺髓样癌,后两者不伴发 PHPT。MEN-2A 最常出现的内分泌腺体病变依次为甲状腺髓样癌(>95%)、嗜铬细胞瘤(50%)及 PHPT(20%～30%)。MEN-2A 相关 PHPT 表现为多个甲状旁腺病变,临床症状较轻,常为无症状型 PHPT,其手术指征同散发性 PHPT,手术方案常采用 sPTX,其术后复发率低于 MEN-1 相关 PHPT。不推荐在进行预防性或治疗性甲状腺髓样癌手术过程中对血钙及 PTH 水平正常的病例进行预防性甲状旁腺切除术,应在明确诊断 PHPT 时,进行甲状旁腺手术。

MEN-4(既往部分研究将 MEN-2B 命名为 MEN-3,因此将该病命名为 MEN-4)是 MEN 中最新被鉴定的亚型,致病基因为 *CDKN1B*,编码 p27 蛋白,其临床表现与 MEN-1 类似,最常见的内分泌腺体病变为 PHPT(79%)、胰腺及十二指肠内分泌肿瘤(38%)和垂体瘤(37%),肾上腺肿瘤、甲状腺乳头状癌及生殖腺肿瘤亦有报道。MEN-4 病例多见于女性,平均发病年龄为 56 岁,发病晚于MEN-1。由于目前报道的病例数十分有限,故其临床特征仍需进一步探究,目前治疗推荐参考MEN-1 的治疗方案。

2. 甲状旁腺功能亢进-颌骨肿瘤综合征　HPT-JT 是一种罕见的常染色体显性遗传病,致病基

因为 *CDC73*，编码 parafibromin 蛋白。HPT-JT 可出现 PHPT、颌骨骨化性纤维瘤、肾囊性及肿瘤性病变、子宫增生及肿瘤性病变，其中 PHPT 最常见，有时是该病的唯一表现，而颌骨肿瘤仅出现在约 1/3 的 HPT-JT 病例中。HPT-JT 的病变甲状旁腺病理检查多为甲状旁腺腺瘤，约 23% 病理诊断为甲状旁腺癌。HPT-JT 的手术方案目前仍存在争议，既往多采用预防性 sPTX 或 tPTX+AT，以降低术后复发的风险。近期几项研究显示，多数 HPT-JT 病例仅累及单个甲状旁腺，可通过精确的术前定位施行 MIP 切除病变甲状旁腺，仅对术前定位不明确的病例施行 sPTX。如临床怀疑为甲状旁腺癌，则应参考甲状旁腺癌的治疗原则，对病变组织行整块根治性切除。

3. 家族性低尿钙性高钙血症　FHH 为常染色体显性遗传病，约占所有 PHPT 病例的 2%。FHH 包括 FHH1、FHH2 和 FHH3，致病基因分别为 *CaSR*、*GNA11* 和 *AP2S1*，其中 FHH1 最常见（>65%）。FHH 常无明显临床症状，表现为出生后持续性轻中度高钙血症，伴血 PTH 水平正常（80% 病例）或轻度升高（20% 病例），以及低尿钙症。与其他遗传性 PHPT 不同，FHH 的甲状旁腺往往正常或仅轻度增大。相比其他类型 PHPT，FHH 具有以下特点，可协助鉴别诊断：①出生 1 周内即出现高钙血症且呈持续性。②血磷水平正常，血镁水平升高。③钙清除率/肌酐清除率<0.01。但有时 FHH 难以与合并维生素 D 缺乏症或肾功能不全的 PHPT 相鉴别，确诊需依赖致病基因检测。与其他综合征不同的是，绝大多数 FHH 病例无须行甲状旁腺手术，因血钙在术后一过性下降后会在数天内再次升高。仅个别表现为明显血钙升高，PTH 水平升高伴甲状旁腺腺瘤的 FHH 病例可能从甲状旁腺切除术中获益。

4. 新生儿重症甲状旁腺功能亢进症　NSHPT 是一种罕见的新生儿危重症疾病，致病基因为 *CaSR*，常发病于新生儿出生后 1 周内，表现为高钙危象及 PTH 显著升高，可伴肋骨骨折、呼吸困难等，如未及时诊治，致死率较高。与 FHH 治疗原则不同，NSHPT 须行急诊 tPTX 以挽救患儿生命。术后病理常表现为多个甲状旁腺明显增大、增生。

5. 家族性孤立性原发性甲状旁腺功能亢进症　FIHPT 为常染色体显性遗传病，呈现基因异质性，目前文献已报道超过 100 组家系，致病基因包括 *MEN-1*（25%）、*Gcm2*（20%）、*CaSR*（18%）、*CDC73*（7%）等，很多家系的致病基因目前尚不明确，因此亦不排除 FIHPT 可能是其他遗传性 PHPT 的一种表现形式而非新的遗传性 PHPT 疾病类型。FIHPT 诊断基于以下标准：①先证者及至少一名一级亲属诊断为 PHPT。②病理证实至少有一枚病变甲状旁腺。③除外其他遗传性综合征可能伴有的其他内分泌肿瘤。回顾性研究发现，携带 *MEN-1* 及 *CaSR* 基因突变的 FIHPT 病例往往发病早且为多腺体病变，而携带 *CDC73* 基因突变的 FIHPT 病例出现甲状旁腺癌或囊性肿瘤的比例升高。与 MEN-1 相关性 PHPT 相比，FIHPT 出现重度高钙血症及高钙危象的概率更高。FIHPT 的治疗原则与散发性 PHPT 类似，但其最佳手术方式目前尚无定论。基因检测对指导手术方式具有重要价值，例如携带 *MEN-1* 基因突变的 FIHPT 病例推荐行 sPTX，携带 *CDC73* 基因突变的 FIHPT 病例应警惕甲状旁腺癌的可能，推荐术中探查所有甲状旁腺并切除所有异常腺体。

二、甲状旁腺微创切除术

随着术前定位诊断水平的不断提高，微创甲状旁腺切除术（MIP）在治疗 PHPT 中的应用愈加广泛。对于术前定位明确的单发甲状旁腺病变,MIP优势明显,可明显减少手术创伤,降低术后并发症的发生率。近年来,一些新型术式在PHPT治疗中的应用被陆续报道,包括视频辅助下微创甲状旁腺切除术(Miccoli手术)、腔镜下或机器人甲状旁腺切除术。Miccoli手术颈部切口可控制在2 cm以内。

全球首例腔镜下甲状旁腺手术于1996年由美国Gagner实施,体现了腔镜技术美容、微创、术后恢复快等优点。腔镜下或机器人甲状旁腺切除术基本上是在腔镜下甲状腺切除术的经验基础上逐步开展的。与甲状腺手术类似,其基本的路径方式有经乳晕、口腔前庭或腋窝入路建立皮下隧道进行甲状旁腺探查切除术,适用于对颈部外观具有特殊要求的患者。颈部无瘢痕手术的优点是切口隐蔽,美容效果好,其缺点是手术路径远离肿块,皮下游离范围广,创伤相对较大,操作较困难,不容易掌握;其次是不能利用触觉来寻找病灶,不易发现嵌入甲状腺的甲状旁腺,也不易从甲状旁腺的硬度来判断其是正常腺体或是腺瘤,所以术前甲状旁腺定位尤其重要。

采用乳晕路径和改良的胸骨前路径,即于胸骨切迹下约10 cm处做10 mm纵向切口作为观察孔,左、右乳头上方5 cm处分别做5 mm、10 mm切口作为操作孔,使切口更加隐蔽,并符合患者穿着要求。通过对照研究发现,改良的胸骨前路径的皮瓣游离面积、皮下隧道建立时间、术后疼痛等方面均明显优于乳晕路径,而美容效果满意率无明显差别。改良的胸骨前路径对患者乳晕及乳腺无损伤,切口比较隐蔽,术后的微小瘢痕可以被服装遮盖,符合大多数患者对美容效果的要求。该路径在保证美容效果的同时,大大减少了手术创伤,更加符合微创原则。但并不能得出该路径可以取代乳晕路径的结论,在实际应用过程中,手术路径的选择还应遵照患者对美容效果的需求。有些患者要求瘢痕更加隐蔽,对乳腺损伤没有太大顾虑,更倾向于选择乳晕路径。

无充气单纯腋窝入路腔镜甲状腺手术,手术切口隐蔽,愈合后与腋窝自然皱襞相似,美容效果极佳。手术系从侧方入路进行解剖,更加符合外科医师操作习惯,利于甲状旁腺及喉返神经的探查保护,减少相关并发症的发生。本术式无须充入二氧化碳,从根本上杜绝了皮下气肿、颅内压升高及高碳酸血症等并发症。此手术入路从腋窝建立腔隙后,使用特制拉钩牵引,在分离至颈部锁骨上后,于胸锁乳突肌的两个肌肉头间进入,之后在颈前带状肌深面分离,完全在自然间隙中进行,基本不会损伤肌肉,局部创伤更小,常用于单侧甲状旁腺病变的切除。

同经口腔前庭入路治疗甲状腺良性肿瘤及早期分化型甲状腺癌一样,目前经口腔镜手术在治疗甲状旁腺肿瘤同样具有很强的安全性,以及良好的效果。其优势体现在:①腔镜组口腔黏膜切口不遗留可见瘢痕,体表无任何瘢痕,美容效果好。②对瘢痕体质、对乳腺及腋窝切口有抵触者、男性患者来说均是很好的选择。③经口腔镜手术在颈阔肌深面分离皮瓣,不切断肌肉,术后患者疼痛感、吞咽紧绷感较开放组明显较轻,患者总体治疗体验感较好。④经口甲状旁腺手术视角由头朝向足侧,对于甲状腺中下极病灶,特别是胸腺后方结构显露更清晰,保护喉返神经及正常甲状旁腺血供更有优势,操作甚至比开放手术更方便。⑤腔镜放大效应及高清分辨率,能清晰地辨识甲状腺、甲状腺、淋巴结、神经和血管走行。可以通过腔镜分离钳间接判断可疑病灶的质地,从而准确识别和定位甲状旁腺腺瘤。利用精细分离钳、双极电凝和超声刀,在精细化被膜解剖基础上良好分离和止血,更容易辨认喉返神经与周围小血管,使出血较少,并降低了损伤喉返神经的风险。经口腔镜甲状旁腺手术的不足之处:①由于经口腔镜手术操作前器械准备、建腔耗时较长,手术总时间有所延长。②腔镜组术后引流量较多,考虑与建腔需分离下颌部皮瓣相关。③手术费用有所增加。

经口腔镜甲状旁腺与腔镜甲状腺手术的不同点在于：甲状腺腺体一定程度影响了甲状旁腺腺瘤的显露，但甲状旁腺手术无须显露喉返神经全程，无须清扫区域淋巴结，且多为单发肿物，手术难度低于甲状腺手术，学习曲线较短。经口腔前庭入路腔镜 tPTX+AT 治疗 SHPT 同其他腔镜入路一样，存在局限性，包括一类切口变为二类切口、术后并发感染、手术时间较长、费用较高、不适于全身情况较差的患者、要求术者具有熟练的腔镜基本功及丰富的经口甲状腺手术经验等。

这些路径各有其优缺点，手术难度也有差别，但是还没有任何一种路径能够成为腔镜甲状旁腺手术的金标准，并取代其他路径。如何既保证美观，又能减少手术创伤，以及如何选择最适合患者的手术路径，是腔镜外科医生需要解决的难题。

机器人手术系统可提供三维、高清、放大 10~15 倍的手术视野，具有 7 个自由度的 EndoWrist 手术操作臂，并能滤除人手的颤动，是目前最先进的内镜手术器械微控制系统。由于甲状腺、甲状旁腺手术操作空间狭小，喉返神经及甲状旁腺的解剖和保护需要精细操作，达·芬奇机器人手术系统已经成为其最佳的辅助设备。

为规范机器人手术系统辅助甲状旁腺手术，保障医疗质量和安全，应严格把握适应证：甲状旁腺功能亢进，术前定位甲状旁腺位于颈部，且能耐受手术，无胸廓畸形的原发性、继发性甲状旁腺功能亢进症患者。禁忌证：①颈部手术或颈部放疗史；拒绝实施机器人甲状旁腺手术患者；妊娠期或哺乳期妇女。②颈部短平、胸廓畸形等患者。③原发性、继发性甲状旁腺功能亢进症患者，术前定位甲状旁腺位于颈部以外的部位。④伴有严重凝血功能障碍、心肺功能障碍，不能耐受全身麻醉和手术者。机器人甲状旁腺手术采用 BABA 入路。

机器人外科手术系统作为一项新技术应用于甲状旁腺手术，其在国内正蓬勃发展，虽然与已普遍开展的开放性手术或传统腔镜手术相比仍存在不足之处，如相对昂贵的手术费用、额外的手术系统维护经费、初学者操作时缺乏触觉反馈、术前规划和准备时间长、镜头不能弯曲、术中操作存在一定视野盲区，同时超声刀尚不能实现 EndoWrist 功能，尚不能应用于所有手术患者，导致临床普遍开展受到限制。但作为目前最先进的内镜手术器械微控制系统，机器人也拥有美容效果佳、术者学习曲线短、容易获取真实感的三维立体图像及 7 个自由度灵巧操作、远程操控等众多无可比拟的优势。机器人手术系统在甲状旁腺外科中的应用是实验外科技术与临床外科在这一领域高度结合的新成果，也是转化医学的具体应用，为患者的个体化治疗提供了新的选择。相信随着机器人外科手术系统的普及、手术器械的不断改进、术者经验的积累和"视觉思维"的形成，机器人手术系统在甲状腺外科应用的指征将更宽泛、手术流程更趋合理规范，在甲状旁腺手术中的地位将不断提升。

三、甲状旁腺热消融术

热消融是指运用严苛的温度条件（相对于细胞），包括相对高温和相对低温，诱导组织细胞发生不可逆性损伤，并最终导致细胞死亡的治疗方式。常用的热消融技术主要有射频消融、微波消融、冷冻消融、高强度聚焦超声和激光消融。从 20 世纪 90 年代开始，超声引导下经皮微创治疗 PHPT 已有报道。近十年来，微波和射频消融作为微创治疗的主要手段，在临床中得到了更多的应用并显示出明显的优势。

热消融治疗对术者技术有较高的要求。操作者除需符合相关资质政策外,还应具备:敏锐的图像识别能力,熟练的穿刺技术及较成熟的肿瘤热消融经验;并对甲状旁腺功能亢进症的相关病因,病理生理,影像学表现,常见临床症状及治疗原则,热消融常见并发症的预防、判断、处理有充分的认知和掌握。建议术者在实施甲状旁腺热消融治疗前具有成功消融 100 例以上甲状腺结节的临床经验。

(一)原发性甲状旁腺功能亢进症的热消融治疗

研究报道,微波或射频消融治疗 PHPT 可有效灭活病变的旁腺结节,降低 PTH 水平,纠正钙磷代谢紊乱,改善临床症状。与手术切除相比,微波消融治疗 PHPT 具有相似的治愈率和并发症发生率,且创伤小、手术时间短,仅需局部麻醉(简称局麻),适应证相对较广。

1. 适应证和禁忌证

(1)适应证 ①有症状的 PHPT 患者。②无症状的 PHPT 患者合并以下任一情况:血 PTH 高于正常值;高钙血症,血钙高于正常上限 0.25 mmol/L;骨骼及肾脏受累者(肌酐清除率低于 60 mL/min;任何部位骨密度低于峰值骨量 2.5 个标准差和/或出现脆性骨折);患者不能/不愿意接受常规随访或药物治疗效果欠佳。③核素和超声检查均可见 PHPT 病灶,或核素未显示但超声及超声造影显示典型 PHPT 病灶影像学特征。④术前有明确病理诊断,或无病理诊断但有典型良性 PHPT 病灶影像学特征。⑤超声评估有安全进针入路。

(2)禁忌证 ①精神异常或意识障碍未得到有效纠正,不能配合治疗者。②严重凝血功能障碍或口服抗凝药未达停药时间者。③严重心肺功能不全、无法平卧配合手术者。④有明显恶性征象:病灶直径>3 cm,生长速度快,回声不均匀,形态不规则,被膜不光滑,边缘浸润,周围有异常肿大淋巴结等。恶性影像学特征为相对禁忌证。

2. 消融过程 麻醉方式推荐局麻或颈神经丛阻滞,若局麻或颈神经丛阻滞效果欠佳,患者无法配合,可适量使用静脉复合麻醉。进针点可选择颈前进针,也可采用侧颈部进针。微波天线(射频电极)发热点(段)应位于 PHPT 病灶包膜内,再启动消融设备。可采用固定消融、多点叠加消融、移动消融方法,不做原则性推荐。微波天线推荐<3.5 mm 的发射端,最高功率 30 W;射频电极推荐<7 mm 的发射端,最高功率 40 W。建议多点消融时微波 1 次作用时间应<20 s;射频消融采用阻抗调节模式。消融范围应至少包括以下 3 个部分:低回声 PHPT 病灶、病灶周围偏高回声的正常甲状旁腺组织及甲状旁腺滋养血管。消融结束 2 min 评估消融范围,推荐应用超声造影。

完全消融的诊断标准为:消融区呈持续无增强,完全覆盖病灶。如消融区内出现结节状增强或没有完全覆盖拟消融区域,应即刻追加消融。在不能进行超声造影时,常规超声也可用于评估消融范围:消融后短时间内消融区周围一般可以出现完整或不完整线状高回声环,其内区域一般为有效消融区;常规超声显示 PHPT 病灶回声由术前的低回声变为不均匀低回声或稍高回声;CDFI 显示拟消融区域内无血流信号。术后颈部加压>0.5 h,24 h 内应密切观察,以防迟发性出血或其他并发症。推荐术后给予地塞米松 10 mg 入壶静脉滴注,以减轻热损伤造成的局部水肿。术后第一次饮水应嘱患者少量试饮,以免呛咳导致吸入性肺炎。

3. 疗效评估 根据影像学表现、实验室检查及随访情况,PHPT 热消融治疗后疗效分为治愈、持续性 PHPT、复发性 PHPT。治愈:热消融后血钙及血 iPTH 均正常,持续时间>6 个月。持续性

PHPT：血钙及血 iPTH 术后未能达到正常范围。复发性 PHPT：血钙及血 iPTH 术后达到正常范围，但 6 个月后又高于正常范围。

（二）继发性甲状旁腺功能亢进症的热消融治疗

目前，SHPT 内科治疗的方法主要包括低磷饮食、药物治疗（钙剂、磷结合剂、活性维生素 D、拟钙剂）及加强透析；然而，内科治疗的手段及疗效有限，有些患者甚至会出现药物抵抗，在病理上表现为自主功能性 SHPT，也称为难治性 SHPT。手术切除是治疗难治性 SHPT 的传统有效方法，可使绝大部分患者得到根治。但手术创伤较大，对微小及多发病灶容易漏切；且 tPTX 的并发症多，有些病例甚至需终生替代治疗，故其临床应用推广存在一定局限性。随着微创技术的发展，微创治疗已应用到了 SHPT 治疗领域。SHPT 的微创治疗自 20 世纪 90 年代即有报道，初期主要采用超声引导下乙醇或药物注射等。近十年来，以微波、射频为主的热消融技术在 SHPT 的微创治疗方面逐渐显示出明显优势。根据文献报道，热消融治疗可完全灭活 SHPT 病灶，降低 PTH，改善钙磷代谢，减轻或完全消除临床症状。此外，热消融治疗还可用于不适宜手术切除的 SHPT 患者，例如胸廓/短颈畸形 SHPT 患者、心肺功能不全 SHPT 患者、异位 SHPT 患者、肾移植后 SHPT 患者等。临床实践和研究表明，热消融以"微创、安全、有效"的优势为 SHPT 患者提供了一种新的治疗手段。随着 SHPT 热消融治疗临床应用的增多和研究成果的积累，越来越多的患者愿意选择微创治疗，也有越来越多的医生开始尝试该项技术。多数 SHPT 患者因长期钙磷代谢紊乱，体质较差，且 SHPT 病灶紧邻颈部多个重要结构，所以热消融过程中须注重有别于其他部位肿瘤热消融的技术细节。相较于其他部位肿瘤性病变的热消融，SHPT 热消融治疗后临床关注点有所不同，例如：PTH 反弹问题，低钙血症的预测、积极防治等。SHPT 热消融操作者资质同前述的 PHPT 热消融治疗。

1. 适应证和禁忌证

（1）适应证　慢性肾功能不全合并 SHPT；药物抵抗或顽固性高钙/高磷血症；经充分透析或药物治疗后，血清 iPTH>500 ng/L；或血清 iPTH<500 ng/L 合并高钙高磷血症，有典型临床症状；超声示至少 1 枚 SHPT 病灶，最大径>0.6 cm；核素扫描早期和延迟期浓聚，或核素扫描阴性但有典型超声影像学特征；术前有明确病理诊断，或无病理诊断但有典型良性 SHPT 病灶影像学特征；超声评估有安全进针入路。

（2）禁忌证　精神异常或意识障碍未得到有效纠正，不能配合治疗者；严重凝血功能障碍或口服抗凝药未达停药时间者；严重心肺功能不全、无法平卧配合手术者；有明显恶性征象，如病灶直径>3 cm，生长速度快，回声不均匀，形态不规则，被膜不光滑，边缘浸润，周围有异常肿大淋巴结等，为相对禁忌证。

2. 消融过程　同 PHPT 热消融治疗。麻醉方式推荐局麻或颈神经丛阻滞，若局麻或颈神经丛阻滞效果欠佳，患者无法配合，可适量使用静脉复合麻醉。微波消融推荐使用生理盐水隔离，射频消融推荐使用无菌蒸馏水。常选择注射器或 18 G 以下 PTC 针注射隔离液，推荐采用术中持续注射隔离液的方法。注射隔离液应注意以下几点：①应将 SHPT 病灶与周围重要结构（喉返神经、气管、食管）分离>0.5 cm，且分离距离应在术中始终保持。②隔离液注射针头应置于增生的病变甲状旁腺被膜与重要结构间，以保证将显示不清的结构如神经推向远离 SHPT 病灶方向。③如遇局部粘连难以分离至 0.5 cm，可在消融中持续注射隔离液情况下，密切观察相邻重要结构的功能状态，如气管受刺激后患者咳嗽、喉返神经受刺激后患者发音改变及声带运动异常等。若与重要结构完全无法分离,应果断终止治疗。

3. 疗效评估　不同于手术尽可能一次完全切除,以避免二次手术难度大和并发症发生率高的风险,热消融治疗不引起广泛粘连,可追加消融剩余的 SHPT 病灶。因此,评价热消融疗效不应以患者是否完全逆转甲状旁腺功能亢进状态为唯一标准,而是综合目标 SHPT 病灶灭活、血生化改变及临床症状改善情况来判断,推荐分为"有效"、"部分有效"及"无效"。①有效:治疗后影像学评估完全灭活 SHPT 病灶,术后 1 d 血 iPTH 下降≥80%,血钙、血磷降至正常范围,相关临床症状明显改善或消失。②部分有效:影像学评估目标 SHPT 病灶无活性,术后 1 d 血 iPTH 下降≥50%,血钙血磷代谢优化,相关症状改善或消失。③无效:治疗后影像学评估目标 SHPT 病灶灭活或未完全灭活,术后 1 d 血 iPTH 水平无明显变化甚至升高,钙磷代谢无明显优化,临床症状无改善。需要注意的是:在没有将所有甲状旁腺结节完全消融、仍有剩余旁腺结节情况下,术后 iPTH 水平常会出现下降后快速上升的过程,这是剩余甲状旁腺结节"报复性生长"的结果,是 SHPT 的特点。因此,推荐用术后 1 d 的 iPTH 水平作为客观指标评估热消融疗效。

第三节　甲状旁腺手术治疗常见并发症及处理

随着科学技术和医学的发展,甲状旁腺疾病的检出率逐年升高,手术量也不断增加,同时并发症发生率也逐年增加,但并发症发生率远低于颈部其他手术。甲状旁腺手术常见的并发症有 PTH 及血钙异常、出血及血肿、神经损伤。

一、甲状旁腺激素及血钙异常

(一)甲状旁腺激素低和低钙血症

低 PTH 和低钙血症常发生在 tPTX 后,由于所移植的甲状旁腺功能尚未恢复,也见于非全切所保留的甲状旁腺功能受抑制和功能丧失,进而导致甲状旁腺功能减退,伴血钙水平迅速下降,此时应密切观察临床症状及监测血钙水平。表现为口周和肢体麻木、手足搐搦等。其中低钙血症抽搐的症状和治疗原则与甲状腺手术后甲状旁腺功能减退相似,只是发病机制不同。又分为暂时性和永久性甲状旁腺功能减退,暂时性甲状旁腺功能减退和低钙血症通常在术后 1~3 d 甲状旁腺组织恢复功能后,血钙水平会逐步趋于稳定;有学者报道除非出现骨饥饿综合征,术后 3~4 d 血钙水平就能下降至正常范围,因为未被手术干扰或切除的甲状旁腺有明显的功能抑制,这类患者也无须药物干预。若为永久性甲状旁腺功能减退且伴有甲状旁腺功能减退的需要补充维生素 D_3 和钙剂,极少部分可能要终生补钙。对术后发生低钙血症者应行口服和静脉补钙治疗,并继续服用骨化三醇,直至血钙正常。此外,国内外专家共识建议对于具有术后严重低钙血症等危险因素需要大剂量静脉补钙的患者,可以通过深静脉输液补钙,以避免钙剂外渗造成局部皮肤坏死等不必要的并发症。

甲状旁腺成功切除后引起低钙血症的原因包括:①骨饥饿和骨修复。②剩余的甲状旁腺组织由于长期受高钙血症抑制而功能减退,多为暂时性。③部分骨骼或肾脏对 PTH 的作用抵抗,见于合并肾衰竭、维生素 D 缺乏症、肠吸收不良或严重的低镁血症者。术后 24~48 h 内血钙水平会下降 2~3 mg,一般 3~4 d 后恢复正常。因此,术后应严密监测血钙、血磷,必要时补充葡萄糖酸钙,待甲状旁腺功能及血钙平稳后停止使用。治疗措施为口服或静脉补充钙剂、维生素 D 或活性维生素 D。如果手足搐搦明显,也可缓慢静脉注射 10% 葡萄糖酸钙 10~20 mL。

(二)术后甲状旁腺激素仍高

正常情况下,术后 PTH 在甲状旁腺手术后绝大多数会降低,但仍有一部分患者在原发疾病去除后仍高于正常。随着术后恢复时间的延长,PTH 可能持续稳定、上升或下降。常见于:①术前甲状旁腺功能亢进比较严重的病例。②维生素 D 缺乏症。③肾衰竭。④外周组织对 PTH 的敏感性降低等。即便术后 PTH 仍高于正常,但是并不能说明手术失败,医生能做的就是定期检测血钙和尿钙水平、维生素 D 水平、骨密度及心脏功能,并适时对症治疗,有时可能需要二次手术。而复发性术后 PTH 增高是指血清 PTH 水平最初降低,由于残余腺体或甲状旁腺细胞的生长,PTH 水平又升高的情况。术后 PTH>500 ng/L 和>800 ng/L 被建议作为持续性和复发性 SHPT 再次手术的临界值。另外,THPT 患者术后肾功能仍不稳定,可能影响患者的 PTH 水平。因此,仅依靠升高的血清 PTH 不能诊断持续性或复发性 THPT。无论术后血清 PTH 水平如何,高钙血症才是重要的复发性或持续性 THPT 诊断指标,伴随高钙血症才能诊断为持续性和复发性 THPT。临床症状的复发,包括骨痛、骨骼畸形、骨纤维化或其他药物治疗难治的肾性骨病、贫血或瘙痒等,或在 ≥2 种影像学检查中发现直径为 0.5 cm 的甲状旁腺增生和血流增加,可作为复发再次手术的指征。

再次手术前,指南推荐应行 MIBI 扫描和颈部超声检查辅助定位复发或残余甲状旁腺。甲状旁腺近全切除后的再次手术,应找出所有剩余的甲状旁腺组织,并进行甲状旁腺近全切除或 tPTX+AT。tPTX+AT 后的再手术取决于持续或复发疾病的部位,若有复发指征,应首先进行移植物切除术。

二、出血及血肿

任何颈部探查或手术后均可能导致出血及血肿,但是总体发生率远低于甲状腺和颈部其他手术,发生率不足 1%,这可能与甲状旁腺供血血管多少和粗细有关,若出血比较多并压迫气管将带来致命性的影响。很多报道显示术后带不带引流管与出血和血肿的发生率并没有明显的线性关系,但出血是最危险的并发症,可分为胸部通道内出血和颈部手术野出血,术后引流有时能降低出血和血肿带来的致命性危害。因此游离皮瓣或建立皮下隧道时进入正确的层次是手术野无血的前提,亦可降低术后皮下和隧道出血或瘀斑青紫的发生率。切开颈白线时应避开颈前静脉,如果无法避开或存在多根血管,应使用超声刀等可靠的能量器械凝闭或予以结扎。术中牵引甲状腺和周围血管组织时动作应轻柔,切忌使用暴力。腔镜手术使用体外经皮拉钩时,应避免其尖端刺破颈部大血管或刺入甲状腺实质内。处理甲状旁腺肿瘤血管蒂时,应使用超声刀离断,必要时予以结扎。

术后出血一般发生在术后24 h内,通常表现为手术当晚出现发绀、颈部局部迅速肿大、皮肤张力升高、呼吸困难,甚至窒息。因此在抢救时应先解除气管压迫,首要任务是恢复呼吸道通畅;其次才是进行外科止血。发生颈部肿胀至呼吸困难时,应立即在床边拆除缝线。如果出血量大,颈部肿胀加重,气管逐步受压出现典型的"三凹征",因窒息而危及生命时须急救处理,一旦发生,可迅速用已备于床旁的无菌血管钳撑开切口,排出积血,解除压迫,给氧,缓解缺氧状态,待呼吸稳定后再清创止血。腔镜手术此时也不应该顾及颈部切口,尽早敞开引流,必要时行气管插管或气管切开术。当发现血肿危及气道呼吸,且已经有呼吸窘迫,须立即控制气道。咽喉水肿较重时,气管插管有困难,因此需要紧急气管切开。气道问题解决后,可以返回手术室对患者进行正式创口探查与止血。止血结束须冲洗伤口并关闭,以便于发现新的出血。

如何把术后出血降到最少?首先手术操作中应时刻仔细止血,任何甲状腺及喉返神经附近的出血点都要小心地用双极电凝予以凝闭,必要时予以牢靠的结扎。另外,使用双极电凝等能量器械不安全时,可以辅以纤维素为基础的凝血剂或微原纤维胶原。而且,血纤蛋白黏合剂与凝血酶已被证明在甲状腺手术中很有用。其次在关闭伤口之前,可以对患者反复进行Valsalva操作或使患者处于Trendelenburg体位,找出并凝住一切出血点。术后需从麻醉中逐步唤醒患者,以避免剧烈的呛咳或咳嗽。围手术期适当使用止吐剂能减少呕吐引起的血管破裂性出血。考虑到这些要点,要精于术中,勤于术后,这些都可以减少出血的风险。

三、神经损伤

甲状旁腺术后的神经损伤主要是喉返神经和喉上神经及极少部分交感神经损伤,且发生率都远低于甲状腺手术的0.3%~15.4%,处理方法也和甲状腺术后神经损伤相似,必要时单侧喉返神经永久性损伤可以选择喉部成形术;双侧喉返神经损伤解决呼吸问题时可以选择气管切开及扩大声门裂。甲状旁腺位于甲状腺背面,与周围神经毗邻,当增生的甲状旁腺较大易找时,一般无须解剖神经;如果其位置靠内侧且较小,不易辨认时,应解剖其周围神经并予以保护,避免术中被直接损伤和热传导损伤。

喉返神经损伤分为暂时性损伤和永久性损伤。暂时性损伤多系术中解剖探查神经所致,非直接损伤,一般不引起永久性损伤。颈部探查时,若神经被横断,应使用显微外科设备对神经及其鞘膜进行精确的永久性吻合。预防喉返神经损伤需要注意以下几点:①保持手术野清晰,出血时不盲目地钳夹与凝切。②不过度牵拉甲状腺组织。③处理甲状腺下极甲状旁腺时须小心,靠近腺体凝闭甲状腺下动脉分支。④切除甲状旁腺时保持甲状腺腺体背面包膜的完整。⑤超声刀的功能面应背离喉返神经,以免发生热传导损伤。

喉上神经损伤发生率更低,多见于上位较大甲状旁腺疾病,术前评估及术中精细操作充分暴露可使其发生率更低。一般出现热损或牵拉损伤时可不做特殊处理,2~3周可恢复,永久性损伤一般不可恢复,但随着时间的延长会有所代偿,较前会有所改善。

四、罕见并发症

　　甲状腺与甲状旁腺手术的罕见并发症包括甲状腺功能减退症、气胸、呼吸道及消化道损伤(尤其合并气管或食管憩室者)、伤及颈部交感神经结导致的霍纳综合征及伤及胸导管导致的乳糜瘘或乳糜胸。对这些并发症,都需及时发现并正确处理。

　　随着科学技术的发展,目前的甲状旁腺手术并不常导致并发症。这些并发症的预防在术前就应开始,对危险因子进行评估处理。术中对解剖结构的完整认识、视野的清晰度及仔细操作可以避免不必要的麻烦。但若发生并发症,对于危险信号和症状,医生应立即警觉。通过必要的问诊和查体,然后再进行正确的对症治疗。每位患者术前应被告知可能的并发症及预期结果。

(张青松　杨迎旭　沈文亮)

参考文献

[1]中华医学会骨质疏松和骨矿盐疾病分会,中华医学会内分泌分会代谢性骨病学组.原发性甲状旁腺功能亢进症诊疗指南[J].中华骨质疏松和骨矿盐疾病杂志,2014,7(3):187-198.

[2]中国健康促进基金会骨代谢疾病防治专项基金管委会,白求恩精神研究会内分泌和糖尿病学分会介入内分泌专业委员会(学组).继发性甲状旁腺功能亢进热消融治疗专家共识(2021版)[J].中日友好医院学报,2021,35(4):195-202.

[3]中国医师协会外科医师分会甲状腺外科医师委员会,中国研究型医院学会甲状腺疾病专业委员会,中国医学装备协会外科装备分会甲状腺外科装备委员会.甲状腺及甲状旁腺术中喉上神经外支保护与监测专家共识(2017版)[J].中国实用外科杂志,2017,37(11):1243-1249.

[4]中国医师协会外科医师分会甲状腺外科医师委员会.甲状腺及甲状旁腺手术中神经电生理监测临床指南(中国版)[J].中国实用外科杂志,2013,33(6):470-474.

[5]中国医师协会外科医师分会甲状腺外科医师委员会.甲状腺手术中甲状旁腺保护专家识[J].中国实用外科杂志,2015,35(7):731-736.

[6]代文杰,李浩.中国CTA与美国ATA甲状旁腺功能保护指南的比较[J].中国普外基础与临床杂志,2019,26(10):1149-1152.

[7]国家肾脏疾病临床医学研究中心.中国慢性肾脏病矿物质和骨异常诊治指南概要[J].肾脏病与透析肾移植杂志,2019,28(1):52-57.

[8]孙辉,刘晓莉.甲状腺及甲状旁腺手术中神经电生理监测临床指南(中国版):解读与进展[J].中华内分泌外科杂志,2014,8(1):1-3.

[9]张浩,张挺.甲状腺手术中能量器械对甲状旁腺的保护与损伤[J].中国普外基础与临床杂志,

2017,24(10):1183-1185.

[10]李小磊,庄大勇,周鹏,等.三发性甲状旁腺功能亢进症的外科与西那卡塞内科治疗的对比分析[J].国际外科学杂志,2018,45(12):845-849.

[11]格雷戈里·W.伦道夫.甲状腺和甲状旁腺外科学[M].2版.田文,姜可伟,主译.北京:北京大学医学出版社,2016.

[12]樊友本,郑起.甲状腺和甲状旁腺内镜手术学[M].上海:上海科学技术出版社,2014.

[13]王尚前,邵国安,胡学军,等.甲状腺、甲状旁腺术后常规引流的系统评价[J].中国循证医学杂志,2012,12(7):830-839.

[14]田文,贺青卿,姜可伟,等.慢性肾功能衰竭继发甲状旁腺功能亢进外科临床实践专家共识[J].中国实用外科杂志,2016,36(5):481-486.

[15]胡三元,王延磊.腔镜下甲状腺及甲状旁腺手术的经验和技巧[J].中华普通外科学文献:电子版,2010,4(6):511-514.

[16]胡亚,廖泉,牛哲禹,等.甲状旁腺功能亢进合并分化型甲状腺癌384例诊治分析[J].中国实用外科杂志,2014,34(4):329-331.

[17]ALREZK R,HANNAH-SHMOUNI F,STRATAKIS C A. MEN4 and CDKN1B mutations:the latest of the MEN syndromes[J]. Endocr Relat Cancer,2017,24(10):T195-T208.

[18]BAJ J,SITARZ R,ŁOKAJ M,et al. Preoperative and intraop-erative methods of parathyroid gland lo-calization and the diag-nosis of parathyroid adenomas[J]. Molecules,2020,25(7):1724.

[19]BHANGU J S,RISS P. The role of intraoperative parathyroid hormone(IOPTH)determination for identification and surgical strategy of sporadic multiglandular disease in primary hyperparathyroidism (pHPT)[J]. Best Pract Res Clin Endocrinol Metab,2019,33(5):101310.

[20]FILHO W A,VAN DER PLAS W Y,BRESCIA M D G,et al. Quality of life after surgery in secondary hyperparathyroidism,comparing subtotal parathyroidectomy with total parathyroidectomy with immediate parathyroid autograft:prospective randomized trial[J]. Surgery,2018,164(5):978-985.

[21]GIUSTI F,CIANFEROTTI L,BOARETTO F,et al. Multiple endocrine neoplasia syndrome type 1:in-stitution,management,and data analysis of a nationwide multicenter patient database[J]. Endocrine,2017,58(2):349-359.

[22]GUERIN C,ROMANET P,TAIEB D,et al. Looking beyond the thyroid:advances in the understanding of pheochromocytoma and hyperparathyroidism phenotypes in MEN2 and of non MEN2 familial forms[J]. Endocr Relat Cancer,2018,25(2):T15-T28.

[23]HE Q Q,ZHU J,ZHUANG D Y,et al. Robotic total parathyroidectomy by the axillo-bilateral-breast approach for secondary hyperparathyroidism:a feasilbility study[J]. J Laparoendosc Adv Surg Tech A,2015,25(4):311-313.

[24]IACOBONE M,CAMOZZI V,MIAN C,et al. Long-term outcomes of parathyroidectomy in hyperpara-thyroidism-jaw tumor syndrome:analysis of five families with CDC73 mutations[J]. World J Surg,2020,44(2):508-516.

[25]KETTELER M,BLOCK G A,EVENEPOEL P,et al. Diagnosis,evaluation,prevention,and treatment

of chronic kidney disease-mineral and bone disorder：synopsis of the kidney disease：improving global outcomes 2017 clinical practice guideline update［J］．Ann Intern Med，2018，168（6）：422-430．

［26］KIDNEY DISEASE：IMPROVING GLOBAL OUTCOMES（KDIGO）CKDMBD UPDATE WORK GROUP．KDIGO 2017 clinical practice guideline update for the diagnosis，evaluation，prevention，and treatment of chronic kidney disease-mineral and bone disorder（CKD-MBD）［J］．Kidney Int Suppl（2011），2017，7（1）：1-59．

［27］KIKUMORI T，INAISHI T，MIYAJIMA N，et al．Robust，quick，and convenient intraoperative method to differentiate parathyroid tissue［J］．Surgery，2020，167（2）：385-389．

［28］LERCHENBERGER M，AL ARABI N，GALLWAS J K S，et al．Intraoperative near-infrared autofluorescence and indocyaninegreen imaging to identify parathyroid glands：a comparison［J］．Int J Endocrinol，2019，2019：4687951．

［29］LI C，LV L，WANG H，et al．Total parathyroidectomy versus total parathyroidectomy with autotransplantation for secondary hyperparathyroidism：systematic review and meta-analysis［J］．Ren Fail，2017，39（1）：678-687．

［30］LI X，AN C，YU M，et al．US-guided microwave ablation for secondary hyperparathyroidism in patients after renal transplantation：a pilot study［J］．Int J Hyperthermia，2019，36（1）：322-327．

［31］LINHARTOVÁ M，HEMMELOVÁ B，AN V，et al．Endoscopic approaches in head and neck endocrine surgery introduction of TOETVA（Trans Oral Endoscopic Thyroidectomy by Vestibular Approach）into clinical use at the Department of Surgery of the University Hospital in Brno［J］．Rozhl Chir，2020，99（11）：509-512．

［32］LIU F，YU X，LIU Z，et al．Comparison of ultrasound-guided percutaneous microwave ablation and parathyroidectomy for primary hyperparathyroidism［J］．Int J Hyperthermia，2019，36（1）：835-840．

［33］LIU J，FAN X F，YANG M，et al．Effect of calcium supplementation on severe hypocalcemia in patients with secondary hyperparathyroidism after total parathyroidectomy［J］．World J Clin Cases，2022，10（13）：4033-4041．

［34］LYDIATT D D，LINDAU R．Medical malpractice and surgery of the thyroid and parathyroid glands［M］．New York：John Wiley & Sons，Ltd，2015．

［35］PIROMCHAI P，JUENGTRAKOOL T，LAOHASIRIWONG S，et al．The sensitivity and specificity of methylene blue spray to identify the parathyroid gland during hyroidectomy［J］．Peer J，2019，7：e6376．

［36］RITTER H E．Surgery of the thyroid and parathyroid glands［J］．Head Neck，2013，15（6）：159．

［37］ROMEI C，CIAMPI R，ELISEI R．A comprehensive overview of the role of the RET proto-oncogene in thyroid carcinoma［J］．Nat Rev Endocrinol，2016，12（4）：192-202．

［38］SCHLOSSER K，BARTSCH D K，DIENER M K，et al．Total parathyroidectomy with routine thymectomy and autotransplantation versus total parathyroidectomy alone for secondary hyperparathyroidism：results of a nonconfirmatory multicenter prospective randomized controlled pilot trial［J］．Ann Surg，2016，264（5）：745-753．

[39] SPARTALIS E, GIANNAKODIMOS A, ATHANASIADIS D I, et al. The potential role of carbon nano-particles in lymph node tracing, recurrent laryngeal nerve identification and parathyroid preservation during thyroid surgery: a systematic review[J]. Curr Pharm Des, 2021, 27(21): 2505-2511.

[40] STRATIGIS S, STYLIANOU K, MAMALAKI E, et al. Percutaneous ethanol injection therapy: a surgery-sparing treatment for primary hyperparathyroidism[J]. Clin Endocrinol(Oxf), 2008, 69(4): 542-548.

[41] TATERRA D, WONG L M, VIKSE J, et al. The prevalence and anatomy of parathyroid glands: a meta-analysis with implications for parathyroid surgery[J]. Langenbeck Arch Surg, 2019, 404(1): 63-70.

[42] UDELSMAN R, ÅKERSTRÖM G, BIAGINI C, et al. The surgical management of asymptomatic primary hyperparathyroidism: proceedings of the Fourth International Workshop[J]. J Clin Endocrinol Metab, 2014, 99(10): 3595-3606.

[43] VALLAYIL L, COLLIER J, CHENG L. Racial variation in the surgical anatomy of the recurrent laryngeal nerve in patients undergoing thyroid/parathyroid surgery[J]. Br J Oral Maxillofac Surg, 2008, 46(7): e38-e39.

[44] WILHELM S M, WANG T S, RUAN D T, et al. The American Association of Endocrine Surgeons Guidelines for definitive management of primary hyperparathyroidism[J]. JAMA Surg, 2016, 151(10): 959-968.

[45] WOISETSCHLÄGER M, GIMM O, JOHANSSON K, et al. Dual energy 4D-CT of parathyroid adenomas not clearly localized by sestamibi scintigraphy and ultrasonography-a retrospective study[J]. Eur J Radiol, 2020, 124: 108821.

[46] XIA W, ZHANG J, SHEN W, et al. A rapid intraoperative parathyroid hormone assay based on the immune colloidal gold technique for parathyroid identification in thyroid surgery[J]. Front Endocrinol (Lausanne), 2021, 11: 594745.

[47] YING W, ZHEN L Z, XIAO J C, et al. A study on the causes of operative failures after microwave ablation for primary hyperparathyroidism[J]. Eur Radiol, 2021, 31(9): 6522-6530.

[48] ZHUO L, PENG L L, ZHANG Y M, et al. US-guided microwave ablation of hyperplastic parathyroid glands: safety and efficacy in patients with end-stage renal disease—a pilot study[J]. Radiology, 2017, 282(2): 576-584.

第五章

甲状旁腺功能亢进症围手术期麻醉管理

　　甲状旁腺功能亢进症是指甲状旁腺分泌过多甲状旁腺激素（PTH）引起的钙、磷代谢失常性疾病。近年来，我国甲状旁腺功能亢进症的发病率呈上升趋势，而甲状旁腺功能亢进症的治疗主要依靠外科手术的干预。本章就甲状旁腺功能亢进症患者围手术期麻醉管理进行简要阐述。

第一节　麻醉前评估

麻醉前评估包括以下几个方面。

一、一般状况评估

　　甲状旁腺功能亢进症按病因分为原发性、继发性、三发性 3 类。原发性甲状旁腺功能亢进症（PHPT）是由甲状旁腺组织原发性病变所致的 PTH 分泌过多而导致的一组临床综合征。继发性甲状旁腺功能亢进症（SHPT）是指甲状旁腺长期受到低钙血症、低镁血症或高磷血症的刺激而分泌过多 PTH，以提高血钙、血镁水平和降低血磷水平的一种慢性代偿性临床综合征，最常见于慢性肾脏功能不全患者。三发性甲状旁腺功能亢进症（THPT）是在继发性甲状旁腺功能亢进症的基础上，甲状旁腺受到持久的刺激，部分 PTH 分泌细胞增生肥大，发展成为自主功能性结节，其分泌 PTH 不受血钙反馈，即使患者血钙水平处于正常范围或高于正常范围，其血清 PTH 水平仍会维持在较高水平。最常见于肾移植后 1 年以内。

　　甲状旁腺功能亢进症可累及多个器官和系统，患者临床表现轻重不一，从乏力、易疲劳、体重减轻和食欲减退等非特异性症状,到各器官系统严重受累的特异表现。由于甲状旁腺功能亢进症患者通常钙、磷代谢异常,术前应关注血钙水平,警惕高钙血症引发的心律失常。此类患者常存在液体失衡,导致脱水,进而引发高钙危象,所以麻醉前必须调整液体和电解质平衡,主要方法是通过水合和利尿促进血钙的排泄。

二、呼吸系统评估

甲状旁腺功能亢进症患者多存在肾性骨病如骨质疏松、自发性骨折等。颌骨受累可出现牙齿松动、移位甚至缺如,麻醉时应注意牙齿脱落的风险。严重的颌骨异常增生可能来源于 Sagliker 综合征,可致面颈部严重解剖异常。颈椎受累可致颈部活动受限。20%~60% 的甲状旁腺功能亢进症患者合并结节性甲状腺病,使气管受压移位。以上因素可能导致困难气道,必要时使用纤维支气管镜行气管插管。术前颈部超声有助于定位甲状旁腺,部分患者的甲状腺内存在甲状旁腺。术前喉镜评估声带功能,有助于预防和区别术后声音嘶哑的原因。

肋骨和脊柱受累可导致胸廓变形,胸廓顺应性下降,限制性通气障碍。严重胸廓畸形患者可能存在脱机困难和术后发生呼吸系统并发症的风险,应检查肺功能或血气分析。术前应注意做胸部 X 射线、CT、MRI 等影像学检查,以发现解剖异常。

三、循环系统评估

甲状旁腺功能亢进症常继发于慢性肾脏病,而肾功能不全长期透析患者常出现心肾综合征。SHPT 和高磷血症是慢性肾脏病患者心血管疾病的危险因素。高水平 PTH 可导致心肌肥大,并与心血管疾病的发生相关。高磷血症和 SHPT 因血管平滑肌细胞的"成骨细胞"转化,可导致心脏血管和瓣膜的钙化。SHPT 患者因肾功能不全而致长期电解质紊乱、尿毒症毒素蓄积,也会对心肌产生不利影响。SHPT 患者因钙磷代谢紊乱、PTH 水平升高引起心肌肥大、心肌纤维化、血管钙化、高血压。可导致心肌缺血、心功能不全等严重并发症。射血分数<55% 的慢性肾脏病患者心血管疾病发生风险增加。

(一)高血压

甲状旁腺功能亢进症的高血压主要由高钙血症引起血管钙化、血管平滑肌收缩增强所致。血磷升高、维生素 D 过量、钙磷结合剂治疗、成纤维细胞生长因子诱导的动脉平滑肌细胞骨样变可导致血管钙化。肾素-血管紧张素-醛固酮系统激活导致的水钠潴留也可引起高血压。麻醉访视时应注意评估患者是否存在高血压及高血压的治疗用药史、血压的控制水平,嘱咐患者规律用药直至术晨。

(二)冠状动脉粥样硬化性心脏病

SHPT 的严重程度与透析患者碱性磷酸酶水平升高有关,碱性磷酸酶是该人群冠状动脉钙化的有力预测指标。最新研究显示,甲状旁腺切除术后 PTH 和钙磷水平显著下降,而碱性磷酸酶在术后第 1 周升高,并在 3 个月后逐渐降至正常范围。碱性磷酸酶可能也参与介导了 SHPT 的血管钙化,这种生物学上合理的假设从侧面支持了甲状旁腺切除术与 SHPT 患者生存率的相关性。

透析人群中无症状冠状动脉粥样硬化性心脏病非常常见。由于慢性肾脏病-矿物质和骨代谢异常(CKD-MBD)限制患者的体力活动,因此代谢当量(MET)评估不易实施。体力活动的减少导致心绞痛隐匿,不易被发现。常规 12 导联心电图检查必不可少,伴有 ST-T 异常的心电图应结合病史进行进一步评估,24 h 动态心电监测对不稳定型心绞痛的检出意义更大。上述检查有明确冠状动脉定位意义的阳性发现时,应结合心肌酶学检查明确有无急性心肌梗死。心肌肌钙蛋白 I(cTnI)是心肌梗死敏感指标,但体内水潴留导致心脏扩张时亦可呈现 cTnI 水平升高,加强透析除水后该指标明显下降可用于鉴别心肌梗死。对于 cTnI 水平异常升高的患者,加强透析除水后该指标仍高于正常范围,应考虑心肌细胞受损。心电图和/或 24 h 动态心电监测提示心肌缺血时,有必要进行冠状动脉影像学评估。

SHPT 拟行甲状旁腺切除术的透析患者均有心肌核素扫描的必要,但心肌核素扫描的阳性率并不高。因此,对有急性冠脉综合征等心脏事件病史、合并糖尿病、体重指数大、男性等高危因素的患者推荐进行心肌核素扫描。心肌核素扫描异常的患者进行冠状动脉造影与心脏超声检查。未行心肌核素扫描的患者有下列情况时应行冠状动脉造影检查:①新出现的或药物治疗不佳的不稳定型心绞痛。②持续的心绞痛。③心肌梗死病史或近期心肌梗死。对于明确的重度冠状动脉三支病变或左主干病变的患者,应在冠状动脉支架植入术或冠状动脉扩张术后再行甲状旁腺切除术。

(三)心律失常

合并 CKD-MBD 和高钙血症导致的心肌和传导系统钙化,可出现传导束异常,以及其可能合并的多种电解质紊乱,均可能诱发心律失常,甚至出现猝死。心电图可以显示心律失常或心肌缺血,可以评估心脏结构和功能异常。动态心电图可以捕捉心电图未发现的异常心电活动。12 导联心电图 P 波可以反映左心房扩大程度、左心室肥大与左心室舒张功能不全。上述改变会影响左心房结构与功能,导致心房电传导不稳定,出现心律失常、P 波低平等表现。P 波异常与心房颤动和复发性短暂性脑缺血的发病风险相关。高钙危象时,心电图表现为 QRS 波增宽,QT 间期缩短,ST 段缩短或消失,亦可有 ST 段抬高的类心肌梗死心电图表现。研究发现,QT 间期缩短与心脏性猝死密切相关。

如果麻醉访视时发现心律失常或患者既往有相关病史,应详细询问相关临床症状,评估是否需要药物或者介入治疗,做好围手术期出现恶性心律失常的应对措施。

(四)心功能不全

PTH 激活肾素-血管紧张素-醛固酮系统。醛固酮降低心肌细胞的代谢能力,促使心肌细胞纤维化,加重心肌细胞的缺氧损伤,导致心肌细胞代偿性肥大。PTH 通过干扰心肌细胞 Ca^{2+} 的转运影响心肌的能量代谢,心肌收缩舒张均受影响,出现射血分数下降。

SHPT 患者氨基末端脑钠肽前体(NT-ProBNP)常高出实验室检测水平高限,因此,NT-proBNP 仅用于连续监测,进行动态评估。综合评估脑钠肽(BNP)、生长刺激表达基因 2 蛋白(ST2)、NT-ProBNP 及 NT-ProBNP/BNP 等指标对心功能不全的预测价值更高。心脏超声可检出心脏收缩功能与舒张功能的异常,指导制定麻醉方案。

对于术前心脏肥大、射血分数低的患者,应考虑暂缓手术。根据胸片提供的影像学检查结果及对近期透析情况的分析,认为存在水潴留时应加强透析。连续透析能明显减轻心脏肥大及提高射血分数。待射血分数提高,心功能不全症状明显改善即可准备手术。不伴心功能不全或水潴留的患者规律透析即可,最后一次透析不早于术前 1 d。

(五)肺动脉高压

肺动脉高压的定义为:肺动脉平均压在静息时持续升高 ≥ 25 mmHg,运动时持续升高 ≥ 30 mmHg,平均肺动脉毛细血管楔压和左心室舒张末压 ≥ 15 mmHg。肺动脉高压的一个重要危险因素是肺血管阻力升高,主要特征是血管收缩、血栓形成和肺血管重塑。

甲状旁腺功能亢进症常继发于肾病,而肺动脉高压是肾衰竭患者的主要并发症。持续性非卧床腹膜透析(CAPD)透析液中葡萄糖的持续吸收会导致体重增加(通常是脂肪)、血脂异常和动脉粥样硬化。研究显示,终末期肾病患者 CAPD 治疗时,肺动脉高压发生率高。与腹膜透析相比,血液透析患者的肺动脉高压发病率更高。

30% ~ 50% 的慢性肾脏病和终末期肾病患者存在肺动脉高压,终末期肾病发生肺动脉高压的确切机制尚不清楚,可能由舒张功能障碍、容量过负荷、左心室功能障碍、动静脉瘘、睡眠障碍、透析膜暴露、内皮功能障碍和血管钙化、血栓素 B_2 和 NT-proBNP 水平升高引起的。血液透析和腹膜透析患者中与高动力循环相关的因素,如高血容量、贫血及动静脉瘘导致的心输出量增加,是可能导致肺血流量增加和肺动脉高压发展的因素。动静脉瘘引起心输出量增加,肺血管内皮功能障碍导致丛状病变,血管活性介质产生异常导致血管张力改变,透析回路微泡引发局部和全身炎症,血管收缩和血管硬化,都与肺动脉高压发病有关。动静脉瘘是患者的救命血管,要避免在有动静脉瘘的肢体上进行静脉输液和测量血压。

甲状旁腺功能亢进症患者的心血管系统的评估仍然从病史、体格检查、生化检查、心电图、超声心动图、心脏 MRI 等方面入手。麻醉访视时应详细询问病史,尤其是心血管和肾病的既往史和用药史。了解患者的运动耐量并评估心功能状态。爬楼试验、6 min 步行试验及 MET 评估都可以对心功能进行简单评估。如果患者 MET<4 级、纽约心脏病学会(NYHA)心功能分级 Ⅲ ~ Ⅳ级,则围手术期发生心血管事件的风险明显增加。虽然甲状旁腺功能亢进症患者冠心病发病率较高,但由于糖尿病或长期耐受状态,许多患者并无临床症状,所以体格检查应重点关注心功能状态,及时发现心血管疾病。对于肾病,应了解肾病的病因、病史、透析时间及并发症,术前最近一次透析后是否存在贫血、液体和电解质紊乱,如液体超负荷、水肿、高钾血症等。电解质紊乱可能导致心律失常、心力衰竭甚至心搏骤停。术前访视应检查近期生化检验及心电图,警惕心律失常的发生。超声心动图有助于了解心脏房室的结构和功能,以及是否存在瓣膜异常等。

四、骨骼系统评估

高 PTH 促进破骨细胞和成骨细胞的增生,加速骨吸收和破坏,导致患者全身弥漫的骨关节疼痛,尤其以下肢和脊柱等承重骨骼明显。广泛的骨吸收和脱钙造成严重的骨质疏松,受轻微外力即易引发病理性骨折。颈部和胸腹部的正侧位 X 射线检查易于发现椎体压缩破坏和病理性骨折,还利于主动脉钙化的评估。四肢疼痛、活动受限的患者是进一步行 X 射线检查的指征。

五、神经肌肉系统评估

甲状旁腺功能亢进症患者易出现四肢疲劳、肌无力,主要表现为以四肢近端为主的肌力下降,部分患者还表现为肌肉疼痛、肌肉萎缩、腱反射减弱等。尿毒症患者则多伴有周围神经病变如四肢手套袜子样感觉障碍、肢端麻木等。当中枢神经系统出现病变时,患者可表现出脑电图异常、头痛、嗜睡、意识改变、癫痫发作等症状。

六、血液系统评估

高 PTH 对血液系统的影响包括:抑制红细胞集落刺激因子,与骨髓红细胞生成的位于细胞膜表面的钙三醇受体结合,从而抑制红系祖细胞的增殖;抑制内源性红细胞生成素的产生和释放,导致红细胞生成素抵抗,加重肾性贫血;使红细胞的渗透脆性增加,寿命缩短;抑制血小板聚集,增加胃肠道隐性失血的可能。以上诸多因素造成的贫血难以纠正。贫血并不是甲状旁腺手术的禁忌证,但合并冠状动脉粥样硬化性心脏病的患者围手术期血红蛋白水平不宜低于 9 g/dL。

七、泌尿系统评估

高 PTH 抑制近端肾小管对磷酸盐的重吸收,同时刺激远端小管对钙的重吸收,导致血钙水平增加和血磷水平降低,尿钙和尿磷的排出均增加,磷酸钙、草酸钙等钙盐沉积而形成肾结石、肾钙化。PTH 抑制肾小管重吸收碳酸氢盐,使尿液呈碱性,加重尿路结石的形成。因而导致泌尿系统反复感染,出现肾绞痛、输尿管痉挛等症状。钙盐在肾实质内不断沉积,使肾功能逐步下降,可导致肾衰竭和尿毒症。

八、消化系统评估

PTH 通过激活肾脏 1α-羟化酶,催化 $1,25(OH)_2D_3$ 合成,间接增加肠道钙和磷的吸收。另外,$1,25(OH)_2D_3$ 能增强 PTH 对骨的作用。高浓度 Ca^{2+} 可以刺激胃泌素分泌,使胃壁细胞分泌胃酸增加,形成高胃酸性多发性胃十二指肠溃疡,还可激活胰腺管内胰蛋白酶原,引起自身消化和胰腺的氧化应激反应,导致急性胰腺炎。患者可出现食欲减退、恶心、呕吐、消化不良、上腹痛、腹泻等临床表现。

九、精神心理状况评估

长期高钙血症还可导致脑组织和角膜等处钙盐的沉积,引起异位软组织钙化。甲状旁腺功能亢进症患者可出现倦怠、嗜睡、情绪抑郁、神经质、社会交往能力下降,甚至认知障碍等心理异常的表现。

十、代谢情况评估

PTH 分泌增多使血钙水平升高,甚至导致高钙血症。高钙血症通常是指血钙水平超过正常上限 0.25 mmol/L(正常值为 2.10~2.55 mmol/L)。高甲状旁腺激素血症、高钙血症、高磷酸盐血症、高镁血症等骨矿物质代谢紊乱、尿毒症性周围神经病变、氮质代谢产物潴留刺激皮肤、患者对透析治疗过程中的某些物质过敏、血清中炎症物质增加等因素均可使患者出现皮肤钙化、瘙痒。部分患者伴有糖代谢异常,可出现糖耐量异常、糖尿病。

十一、内科治疗情况评估

活性维生素 D 和拟钙剂是 SHPT 内科治疗的主要手段。活性维生素 D 是目前治疗 SHPT 应用最广泛的有效药物,也称为 VDR 激动剂,可以逆转 PTH 过度分泌,减轻高转运骨病和骨矿化不良。拟钙剂是 CaSR 的正向变构调节剂,可诱导构象变化,从而增加甲状旁腺对循环钙的敏感性,增加透析患者的 VDR 表达,并降低血清钙和磷。西那卡塞(cinacalcet)是一种拟钙剂,降低 PTH 与活性维生素 D 同样有效。西那卡塞抑制血管钙化,减轻钙化防御,最终对钙磷代谢紊乱引起的心力衰竭、心血管死亡等并发症起到抑制或延缓的作用,明显减轻左心室肥大,起到减少心血管相关死亡的作用。因此,不论短期应用还是长期应用,拟钙剂有改善患者心血管事件的积极意义。手术前应关注患者拟钙剂和活性维生素 D 药物治疗情况,以帮助评估围手术期心血管意外发病风险。

十二、生化检验

甲状旁腺功能亢进症患者术前常存在水、电解质紊乱,钙磷代谢异常,高 PTH 等,应及时纠正处理。研究发现,无论是否伴有射血分数的下降,SHPT 患者血浆 PTH>100 ng/L 是其心力衰竭的一种病理生理特征。脑钠肽(BNP)是目前被认为判断心功能不全的最敏感和最特异的指标。BNP 是心力衰竭、高血压、心肌肥大等心血管疾病的重要生物标志物。慢性肾脏病和心脏病患者血浆 BNP 水平相对较高,但其机制尚不清楚。在肾功能不全患者,特别是终末期肾病患者中,30%～75% 的患者在无急性冠状动脉疾病时,肌钙蛋白水平通常会升高。研究发现,肌钙蛋白可以提示慢性肾脏病患者的不良预后。在术前访视时,应重视上述生物标志物水平的异常升高,并结合临床表现评估患者心功能。

疑似 PHPT 患者的生化检查应包括血清总钙、PTH、25(OH)D$_3$ 水平、24 h 尿钙和肌酐排量。应询问其个人及家族史。

十三、影像学检查

超声心动图(UCG)可以评估心脏的结构和功能及终末期肾病患者心血管并发症的发病风险。增大的左心房最近已成为各种病理条件下不良心血管结局的标志。持续性非卧床腹膜透析(CAPD)患者中,左心房容积指数(LAVI)的增加比其他超声心动图参数更能预测不良结果。UCG 可能是评估 SHPT 患者心肌间质纤维化和舒张功能障碍的有效手段。

心脏磁共振成像(CMRI)能够精确测量左心室质量、体积,判断心肌肥大的类型,评估心肌纤维化程度,是评估左心室肥大的"金标准"。可用于评估 SHPT 患者是否存在左心室肥大和心肌纤维化等病变。

第二节　麻醉管理

一、麻醉方法

根据患者的身体状况和病变位置及手术方式,甲状旁腺功能亢进症手术可采用不同的麻醉方法,包括局麻、区域阻滞麻醉及全麻。

(一)局部浸润麻醉

对于美国麻醉师协会(ASA)分级级别高、合并症多、全麻插管后不易脱机的患者,可选择局麻,局麻对手术技术的要求较高,适宜经验丰富的外科医师使用,其具有费用少、术后恢复快的特点。局麻的同时可予以清醒镇静的麻醉技术。镇静时应行心电图、无创血压、脉搏氧饱和度监测,并避免镇静过度。尤其对于合并肺动脉高压的患者,要避免通气不足引起的肺循环压力骤然升高。

遇到颈部粗短、甲状腺巨大和有畸形导致不能充分暴露的患者,会限制局麻的应用。如果患者一般状况极差,局麻可作为应急和临时性的措施。患者仅切掉 2 个腺体,高钙血症就会缓解,待情况好转后在全麻下手术。值得注意的是,局麻需要给予和全麻一样的预防措施和管理水平。调查显示,局麻下的 tPTX 要求术者更加谨慎和小心,手术时间要长于全麻。

(二)区域阻滞麻醉

区域阻滞麻醉适用于老年人、合并症严重、心血管极高危、全麻后可能需要长时间呼吸机支持的患者及用时短的分期手术。区域阻滞麻醉与全麻相比,具有缩短住院时间、减少费用、减轻术后疼痛和恶心、呕吐的优势。目前最常用的区域阻滞技术是超声引导下的颈神经丛阻滞。分期手术一般选单侧颈深丛与颈浅丛阻滞。为防止膈肌麻痹,双侧手术一般不实施双侧颈深丛阻滞,而是采用一侧颈深丛加颈浅丛阻滞,另一侧仅行颈浅丛阻滞。颈神经丛阻滞可引起膈神经麻痹、霍纳综合征、气道阻塞、局麻药中毒等多种并发症。

微创的甲状旁腺切除术可以在颈神经丛阻滞下进行,但是在术中遇到特殊情况(患者要求、同时做甲状腺切除、保护喉返神经、术中 PTH 下降不到 50%、术中发现是恶性肿瘤),或者要为患者提供更舒适的手术环境,可以改为全麻。

(三)全麻

气管插管全麻仍然是甲状旁腺切除术的主要麻醉方式。与区域阻滞麻醉相比,全麻能创造更好的手术条件,尤其是颈椎后凸、颈后仰困难的患者及颌骨异常增生导致甲状旁腺不易暴露的患者。全麻时外科医师与患者舒适度高。但全麻诱导、喉镜暴露声门及气管导管经过声门时的刺激会引起应激性儿茶酚胺释放,致血 PTH 水平升高。而健康人并未见到这种 PTH 水平升高。对于探查范围较大,手术时间较长,尤其要施行纵隔探查者,一般选择气管插管全麻。

二、术中监测

对于 ASA Ⅰ~Ⅱ级、围手术期风险小的患者,围麻醉期采用常规基本监测即可。常规的基本监测包括心电图、无创血压、心率、脉搏血氧饱和度、呼气末二氧化碳浓度、体温和尿量。对于 ASA Ⅲ~Ⅳ级有合并症的患者,如冠心病、高血压、心律失常或心功能不全的患者,建议加用特殊监测,如实时动脉血压、中心静脉压监测,经食管超声心动图、神经肌肉功能的监测等。实时动脉血压可以反映血容量、心排出量、外周血管的阻力、心肌耗氧与做功等。应注意心率非常快或输注血管升压素时,依据动脉压力波形监测心输出量和每搏量变化的准确性可能下降。留置深静脉导管便于液体和容量管理,对于术后低钙血症高风险的患者还可输注高钙制剂。术中监测喉返神经功能可以防止喉返神经损伤。围手术期应多次监测血气分析、电解质、血糖,尤其注意监测血钾、血钙和血磷。手术前后生化指标的对比还包括 PTH、血清肌酐、碱性磷酸酶、血红蛋白。

甲状旁腺功能亢进症患者应特别注意神经肌肉功能的监测。Papadima 等报道了一例高钙危象的患者,应用顺阿曲库铵时,在 TOF 监测中发现 T1 恢复至对照的 25% 所需时间减少,对新斯的明反应迅速。

凝血功能监测:钙可以激活凝血系统,这可能在一定程度上解释了甲状旁腺功能亢进症患者偶尔发生血栓事件(脑卒中、肺栓塞或深静脉血栓)。有人发现透析患者术前血液透析导管阻塞,经尿激酶疏通后超声检查发现血液透析导管周围及小腿肌间静脉有血栓形成。常规预防性抗凝对甲状旁腺功能亢进症患者是否有效,目前尚无定论,个体化抗凝治疗方案可能更好。

围麻醉期 PTH 监测:虽然 PTH 的分泌主要受血清 Ca^{2+} 浓度调节,但它也受循环中的儿茶酚胺调节。所有麻醉方法都可能引起儿茶酚胺增加,导致 PTH 分泌增加。J. C. Hong 等前瞻性地研究了 132 例患者,分为 3 个麻醉组:监测麻醉护理(MAC)组(45 例)、喉罩式气道全麻(LMA)组(43 例)、气管插管全麻(GETA)组(39 例)。MAC 麻醉时 IOPTH 水平呈现小而持续的上升。尽管没有气道操作,MAC 麻醉时的镇静剂可能会导致呼吸抑制,随后的呼吸性酸中毒会增加血浆儿茶酚胺水平,进而导致 PTH 水平升高。LMA 和 GETA 也会引起术中 PTH 水平升高,并且 GETA 引起的 IOPTH 水平增加幅度最大。

三、麻醉用药

(一)镇静药

麻醉药可能影响 PTH 水平,而 PTH 又是评估手术效果的一个重要标准。大部分甲状旁腺切除术患者术后早期拔管,因此常选择短效麻醉药。研究显示,丙泊酚与七氟烷既不影响 PTH 水平,也不干扰 PTH 测定,适于甲状旁腺切除术的麻醉。右美托咪定在肾衰竭患者中表现为稳定的药物代谢动力学特点,也适宜此类患者镇静。

(二)镇痛药

常用的阿片类镇痛药芬太尼、舒芬太尼与瑞芬太尼均可用于这类患者。对乙酰氨基酚和羟考酮及其代谢产物主要经肾脏排泄,慎用于肾功能不全的甲状旁腺功能亢进症患者。

(三)肌肉松弛药

甲状旁腺功能亢进症患者肌肉无力和萎缩相对常见,但运动缺陷似乎是神经性的,而不是肌病。

肾衰竭伴随严重酸中毒和低血容量的患者使用琥珀酰胆碱后会出现致死性高钾血症,故使用时须谨慎。非去极化肌肉松弛药带有正电荷,主要分布于细胞外液,所以对于细胞外液增多的肾衰竭或肝功能衰竭患者,非去极化肌松弛药的初始剂量应增大。心功能降低、肾小球滤过率和肝血流减少,会使肌肉松弛药清除率降低。因此,终末期肾病患者使用非去极化肌肉松弛药存在肌肉松弛难以预测的风险,麻醉时应选择短效且不依赖肝肾代谢的药物。目前临床上多选择血浆脂酶水解的阿曲库铵或顺式阿曲库铵,亦可使用药物代谢动力学稳定的罗库溴铵。

四、体位的安放

CKD-MBD 使甲状旁腺功能亢进症患者易骨折,全麻后安放手术体位时须小心谨慎。过度头后

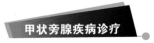

仰对椎管狭窄的患者有导致瘫痪的风险。合并胸腰椎压缩骨折、四肢病理性骨折的患者应重点保护骨折部位,避免骨折移位。

五、麻醉方案

(一)麻醉前准备

术前查看患者病史及各项指标检验结果,检查准备是否完善,终末期肾病是否术前 1 d 行透析治疗,患者的一般情况是否得到改善,内环境紊乱、贫血、高血压、心律失常是否得到纠正。麻醉药、血管活性药物及麻醉器械是否准备齐全。对于困难气道的准备是否充分。即使是局麻或区域阻滞麻醉,也要做好全麻的准备,做好局麻药中毒、神经损伤等并发症的预防和处理。

(二)麻醉诱导

麻醉诱导力求平稳。评估气管插管困难程度,提前准备可视喉镜或纤维喉镜。气管插管时注意颈椎活动度,插管动作要轻柔,避免损伤牙齿或口腔黏膜。摆放手术体位及颈后仰呈嗅物位时,动作应该轻柔,防止颈椎损伤和气管导管脱落。

(三)麻醉维持

维持适当麻醉深度,酌情应用血管活性药物,维持血流动力学稳定。术中监测动脉血气,检测术前、术后内环境离子稳态和 K^+、Ca^{2+}、血糖水平。给予血管活性药物,如麻黄碱、异丙肾上腺素、乌拉地尔、尼卡地平、艾司洛尔和阿托品等。

麻醉维持尽量选择不依赖肾代谢的药物。丙泊酚最主要的影响是血压下降,但其短效,恢复迅速。瑞芬太尼在机体内的代谢是通过组织和血浆中非特异性酯酶迅速水解,清除率与肝肾功能无关,但其循环抑制相对较明显。顺式阿曲库铵主要通过 Hoffman 方式消除,对肾脏依赖性小。电解质异常可能导致肌无力,麻醉诱导时可减少肌肉松弛药首剂用量。术中减少追加肌肉松弛药用量、延长追加肌肉松弛药用药间隔。高钙血症对非去极化肌肉松弛药有抵抗,对去极化肌肉松弛药可能敏感,建议监测神经-肌肉接头功能,以指导肌肉松弛药的使用。注意患者保暖。

(四)麻醉恢复

手术结束后,根据患者具体情况送回麻醉恢复室或 ICU。

麻醉苏醒期必要时使用肌松拮抗药,待患者意识清醒,肌力恢复,循环、呼吸稳定后拔出气管导管。对于严重胸廓畸形所致重度限制性通气障碍的患者,术后呼吸支持的时间延长,不宜早拔管。应警惕喉返神经损伤导致的呼吸困难,并与高钙血症、高钾血症导致的肌无力区别。此类患者的气管插管按照困难气道流程进行处理。

(五)麻醉期常见问题的处理

1.血管活性药物的应用 术中密切监测患者血压、心率及心律,调整麻醉深度,酌情使用血管活性药物。甲状旁腺功能亢进症患者存在不同程度血管钙化,应选择个体差异小、作用平缓的血管活性药物,首次用量要减量,视个体差异调整用量和用药速度。

2.电解质异常的处理　高钾血症容易影响心肌,出现心肌收缩力下降、心律失常、心搏骤停;高钙血症可以降低心肌兴奋性和传导性。部分患者虽然术前1d已经进行透析治疗,但术中仍然可能出现高钾血症。

建议术中密切监测心电图和动脉血气,及时发现高钾血症。一旦 K^+ 浓度>5.5 mmol/L,应立即寻求病因并及时处理。处理措施主要包括评估患者、心脏保护、促进 K^+ 转移至细胞内、促进 K^+ 排出体外、监测血钾和血糖、去除病因、预防高钾血症恶化及复发。首先遵循 A、B、C、D、E(airway, breathing, circulation, disability, exposure) 方案,从气道、呼吸、循环、神经损伤程度、暴露方面评估患者。如果呼吸或循环系统受损,应立即处理,必要时请求帮助。静脉注射氯化钙或葡萄糖酸钙,以对抗 K^+ 对心脏的毒性作用。静脉给予碳酸氢钠提高血液的 pH 值,联合应用葡萄糖、胰岛素和 β_2 受体激动剂如沙丁胺醇,都可以促进 K^+ 向细胞内转移。使用胰岛素降血钾时血糖容易剧烈波动,应该实时监测血糖。补液、给予利尿剂甚至透析治疗可以促进 K^+ 排出体外。

第三节　特殊情况及处理

一、高钙危象围手术期麻醉管理

高钙危象主要是 PTH 分泌异常引起血钙升高,导致肾脏、胃肠道及神经系统等症状,严重者危及生命。高钙危象诊断标准尚不完善,但最普遍接受的标准包括血清 iPTH 水平升高,血钙水平显著升高(血钙≥3.75 mmol/L),并伴有急性发作症状。

(一)临床表现

高钙危象的临床表现各不相同,主要为中枢神经系统、心血管系统和泌尿系统异常。中枢神经系统可表现为意识混乱、注意力不集中和性格变化,如易怒、嗜睡和昏迷。心血管系统表现为心律失常、心肌损伤和心力衰竭等。高钙血症时心电图可见 QRS 波增宽,QT 间期缩短,ST 段缩短或消失,亦可有 ST 段抬高的类心肌梗死心电图表现。QT 间期缩短与心脏性猝死密切相关。持续性高钙血症也可引起心肌损伤和心力衰竭。术前需要用心电图和超声检查心脏传导功能和收缩功能。切除肿瘤后,血钙水平降低。血钙快速降低可导致低血压(血管张力丧失)、心力衰竭(心脏收缩能力受损)或心肌梗死。严重低钙血症可发生室性期前收缩和心室颤动。泌尿系统可表现为急性肾损伤。高钙血症通过多种途径损害肾功能,早期多尿可发展为少尿和无尿。大多数患者术后肾功能会逐渐恢复。其他少见的表现有急性肝损伤、横纹肌溶解等。急性肝损伤的机制尚不完全清楚,可能与灌注不足引起的肝脏缺血缺氧有关。横纹肌溶解可能是多因素所致,如代谢和内分泌疾病、低钾血症和低磷血症、能量消耗增加等。而横纹肌溶解又可加重肝肾损伤。甲状旁腺功能亢进症常见并发疾病为甲状腺疾病、胰腺炎和吸入性肺炎，可能导致严重和致命的后果。

（二）治疗

一旦出现高钙危象，应立即给予利尿、扩容、降钙素和双膦酸盐降钙等治疗，以上方法无效时，透析可作为挽救性治疗。待全身症状改善后再行手术治疗。甲状旁腺切除术是高钙危象的唯一治疗方法。它包括清除过度活跃的腺体，从而降低释放到血液中的 iPTH 水平，降低血钙水平。近年来由于早期诊断和医疗干预措施的改进，高钙危象的死亡率逐渐下降。然而，水、电解质紊乱和多器官损伤仍然是甲状旁腺功能亢进症患者麻醉管理的巨大挑战。

（三）麻醉管理

1. 术前评估　高钙危象患者应进行详细的术前评估。要了解患者的症状、妊娠史和以前的产科史、既往药物和/或手术治疗史。如果患者腺体明显增大，可能压迫气道导致气道困难，因此必须仔细进行气道评估。困难的气道，液体消耗，多器官功能障碍，高凝状态和伴随的疾病是麻醉管理的主要挑战。

2. 手术时机　高钙危象的最佳手术时机尚未确定。由高钙血症和脱水引起的生命体征不稳定的患者，不建议急诊手术，即不建议诊断后立即进行甲状旁腺切除术。应首先同时进行补液和降钙治疗，为甲状腺旁腺切除术提供有效的桥接。另一个争议来自早期（48~72 h）或延迟（>72 h）手术。Lew 等纳入了 35 年的数据，报道 72 h 内手术与不手术患者的长期生存期无显著性差异。然而，对于内科治疗反应较差的患者，强烈建议在 48 h 内进行充分的水合作用和早期甲状旁腺切除术。因此，早期手术干预可能对耐药患者更好，但对内科治疗有效的患者并不推荐。

3. 特殊管理　对术中液体治疗和血流动力学管理进行细致的容量评估。麻醉诱导前尽量纠正容量不足，以避免麻醉诱导后的低血压或循环衰竭。密切监测血钙水平。切除肿瘤后，及时补充钙，防止血钙水平快速下降。手术后静脉注射高剂量的钙补充剂和维生素 D。补充磷、镁和钾，以防止电解质紊乱。

总之，高钙危象是一种累及多个器官和系统的疾病，临床表现多样。围手术期麻醉管理应注意手术时机、气道、容量、血钙水平、脏器功能、凝血等问题。

二、妊娠期甲状旁腺功能亢进症围手术期麻醉管理

妊娠期原发性甲状旁腺功能亢进症（PHPT）的患病率为 0.5%~1.4%。虽然 PHPT 是一种罕见的妊娠疾病，但它可能会对母亲和胎儿造成相当大的风险。母亲的并发症包括肾结石、抑郁、便秘、骨折、心律失常、胰腺炎、子痫前期和高钙危象，而胎儿的并发症包括高钙血症、早产、宫内生长缓慢、体重低、新生儿破伤风，甚至死产。妊娠期 PHPT 的诊断特点是血钙水平升高，PTH 水平不正常或升高。

妊娠期甲状旁腺功能亢进症患者的病灶定位和诊断主要依赖颈部超声。考虑高剂量电离辐射造成的先天性畸形和恶性肿瘤发生的风险，通常不建议进行 CT 或放射性核素检查，因而可能无法确定手术范围。如果存在异位病变，手术可能无法纠正患者的高钙血症。术中高钙血症可能导致

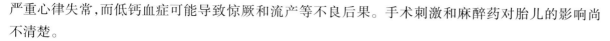

重心律失常,而低钙血症可能导致惊厥和流产等不良后果。手术刺激和麻醉药对胎儿的影响尚不清楚。

（一）治疗

妊娠期甲状旁腺功能亢进症的治疗分为内科治疗和手术治疗。目前可用于妊娠期 PHPT 的药物很少。妊娠期 PHPT 可以通过口服或静脉输液(含或不含利尿剂)、低钙饮食和补充维生素 D 进行保守治疗。包括降钙素和西那卡塞在内的药物由于安全数据有限而不被使用,双膦酸盐由于可穿过胎盘,对胎儿骨骼发育有不良影响而避免使用。

血液透析对妊娠患者的影响:当药物治疗效果不佳,必要时可以术前应用无肝素血液透析改善内环境。透析会降低孕妇体内重要激素如孕酮的水平,可能导致子宫收缩和早产。透析还可能造成低血压,导致胎儿宫内窘迫。尚不清楚透析是否对胎儿有其他伤害。

（二）麻醉管理

1. 麻醉前访视　妊娠期甲状旁腺功能亢进症手术应进行多学科会诊,包括外科、麻醉科、妇产科、新生儿科、内分泌科、肾病科等,制定个体化的麻醉方案。

麻醉前访视时必须了解术前内科治疗和透析的效果,了解术前钙、磷、PTH 水平。认真评估 Mallampati 分级、心功能分级、ASA 分级。所有妊娠期患者默认为饱胃状态,恶心、呕吐、误吸的风险较高,患者可能存在困难气道。麻醉用药应考虑对新生儿神经认知的长期影响。虽然有报道使用颈神经丛阻滞进行甲状旁腺手术,但不应忽视颈神经丛阻滞的并发症,如膈神经麻痹、气道阻塞、霍纳综合征、局麻全身毒性等。

麻醉前访视的一个重要内容是对手术时机的评估,适当的手术时机可以降低孕妇及其胎儿的风险。一般来说,如果在妊娠早期进行手术,可能会影响胎儿器官发育,如果在妊娠后期进行手术,可能会导致早产。因此,对于妊娠期甲状旁腺功能亢进患者,手术的主要窗口期为妊娠中期(孕13～27 周)。Norman 等报道的流产率为 48%,流产主要发生在孕(12.2±4.5)周,范围从早孕晚期到孕中期早期。

2. 手术指征　当药物治疗效果不佳,血钙升高(血钙>2.75 mmol/L)时,手术是唯一的治疗方法。目前有关妊娠期甲状旁腺功能亢进症的手术指征还没有统一标准。以往研究认为,当保守治疗无法控制病情时,甲状旁腺切除术可能是治愈严重高钙血症的方法。对于未妊娠的甲状旁腺功能亢进症患者,如果心、肾功能正常,心电图正常,血钙水平<3.0 mmol/L,可以进行手术。如果甲状旁腺功能亢进症患者有流产、堕胎史,手术标准可能会放宽,即血钙水平>2.75 mmol/L。

3. 麻醉方式　妊娠期甲状旁腺功能亢进症手术的麻醉方式依据具体情况可以选择局麻、颈神经丛阻滞、全麻或联合麻醉。颈神经丛阻滞可减少全麻药物的用量,但应注意其本身的并发症。气管插管全麻时,术中麻醉深度监测可以指导精确给药。七氟烷神经毒性小,可用于麻醉维持。

4. 妊娠期血钙监测　血钙主要以 3 种形式存在:40% 与血浆蛋白(主要是白蛋白)结合,50% 以游离阳离子(Ca^{2+})形式存在,10% 与其他离子如磷酸盐、硫酸盐和柠檬酸盐络合。妊娠期妇女具有特殊的生理变化,包括血容量的增加,从而导致血液稀释和低蛋白血症。复合形态钙的检测水平降低,进一步影响围手术期血钙水平的估计。因此,妊娠期血钙水平的估计必须考虑血浆白蛋白水平,使用以下公式校正。校正后的血清总钙(mmol/L)=(40－血清白蛋白)×0.02+测得血清钙

09

（mmol/L）。Ca^{2+} 是钙的生物有效形式，其测量不受上述因素影响。因此，测定血清 Ca^{2+} 浓度有助于围手术期血钙的管理。检验科全自动生化分析仪测定血钙水平为总钙水平，麻醉科血气机测定的水平是 Ca^{2+} 浓度。

三、新生儿原发性甲状旁腺功能亢进症围手术期麻醉管理

新生儿原发性甲状旁腺功能亢进症（NPHP）非常罕见并且致命，必须及时诊断并紧急手术。NPHP 患者需要特殊的术前考虑，需要从心脏、肾脏和神经系统的角度进行适当的检查，补充血容量和纠正电解质紊乱。

（一）病因及临床表现

NPHP 的遗传学病因是 *CaSR* 基因失活突变，导致细胞外钙对甲状旁腺主细胞分泌 PTH 的抑制作用缺失。

NPHP 的临床表现在出生后的前 6 个月出现。主要为明显的高钙血症、高水平的 PTH、低张力和呼吸窘迫。

对于 NPHP，单纯药物治疗而无手术干预死亡率高达 70%～87%，并导致幸存者严重的长期并发症。tPTX+AT 有良好的疗效，与高钙血症和 PTH 水平升高相关的症状反应可预测这种手术的干预效果。

（二）麻醉前评估

NPHP 的麻醉前评估主要包括：生命体征是否稳定，有无神经系统缺陷，血清钙、磷、PTH、碱性磷酸酶水平和尿钙和尿磷，肾功能，内分泌状况，超声检查肾、输尿管、膀胱有无钙盐沉着，超声心动图检查心脏是否正常。

（三）麻醉管理

NPHP 常采用 tPTX+AT。术前应补充血容量并纠正高钙血症。采用气管插管全麻，注意选择合适型号的气管导管及插入深度。采用合理的机械通气和液体管理策略，维持内环境稳定和水、电解质平衡。围麻醉期确保血流动力学稳定，体温正常。麻醉用药可选用七氟醚、瑞芬太尼和顺式阿曲库铵。术中谨慎使用神经肌肉松弛药。术后密切监测生命体征和连续血清钙水平。手术结束时，肌肉松弛药拮抗，待完全清醒、自主呼吸良好、肌力恢复良好后拔出插管。

四、老年甲状旁腺功能亢进症围手术期麻醉管理

随着年龄的增长，原发性甲状旁腺功能亢进症（PHPT）的发病率增加。甲状旁腺切除术是首选的治疗方法，通常疗效较好。老年甲状旁腺功能亢进症围手术期麻醉管理应考虑以下因素。

（一）容易漏诊、误诊、延迟治疗

老年人中甲状旁腺功能亢进症患病率高达 7%，然而，与甲状旁腺功能亢进症相关的许多症状

通常被误认为基础疾病和其他疾病的临床表现。例如：心血管疾病、高血压、骨质疏松被误认为老年人的正常变化。非特异性疼痛被误认为关节炎和退行性关节疾病。其他的心身症状，如抑郁、焦虑、强迫行为、人格改变和偏执，被误认为老年抑郁症。这些因素可能导致老年甲状旁腺功能亢进症患者漏诊、误诊、延迟治疗。

（二）认知功能障碍

甲状旁腺功能亢进症患者常存在认知功能障碍，然而，该病影响认知和情绪的机制尚不清楚。一种假设是 PTH 本身可能具有神经毒性。研究者在中枢神经系统中发现了 PTH 受体，在动物和人类模型中已经证明 PTH 可以穿过血脑屏障。在功能上，PTH 水平与神经心理异常有关。然而，PTH 对中枢神经系统功能的作用仍不清楚，部分原因是 PTH 可以降解为几个活性片段，这些活性片段可能对中枢神经系统产生不同的影响。PTH 受体在中枢神经系统激活背后的生理机制也不清楚。

钙在中枢神经系统功能中也有明显的作用，长期以来，高钙血症一直与包括痴呆和精神病在内的认知障碍有关，这些认知障碍随着急性高钙血症的缓解而迅速消失。即使在 PHPT 中观察到的轻微的高钙血症或血钙正常，也可能与大脑代谢的变化有关，因为钙和 PTH 都已被证明具有血管收缩作用。这一效应可能解释了 PHPT 患者区域大脑功能的改变，例如：局部脑血流异常减少。

甲状旁腺功能亢进症患者可能存在维生素 D 缺乏症，而维生素 D 缺乏症已被证明与认知障碍有关，尤其是在老年人中。麻醉本身可能会对术后认知能力产生负面影响。

（三）虚弱程度评估

麻醉前访视时应评估老年患者的虚弱程度，以准确评估手术风险。虚弱程度的增加与并发症发病风险的增加、意外再手术和住院时间延长相关。

（四）个体化麻醉方案

对于年老体弱者，可考虑局麻下进行手术，以减少并发症，但应与外科医生沟通后再确定最终合适的麻醉方案，必须考虑改用全麻的可能性。局麻、监护麻醉或区域阻滞是降低并发症发生率的因素。对于体弱的 PHPT 患者，应该权衡手术的风险与获益，进行个性化治疗。

（赵伟新　敬广霞）

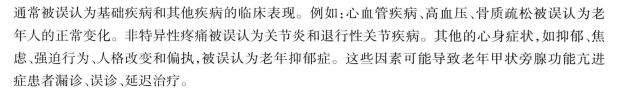

参考文献

[1]裴育,高丽,王昀,等.以高钙危象及急性心肌梗死样心电图改变为首发表现的原发性甲状旁腺功能亢进症 1 例[J].中华骨质疏松和骨矿盐疾病杂志,2011,4(2):140-143.

[2]ABBOUD B,DAHER R,BOUJAOUDE J. Digestive manifestations of parathyroid disorders[J]. World J Gastroenterol,2011,17(36):4063-4066.

[3]ADAMI S,MARCOCCI C,GATTI D. Epidemiology of primary hyperparathyroidism in Europe[J]. J Bone Miner Res,2002,17(Supple 2):N18-N23.

［4］AHMAD S，KURAGANTI G，STEENKAMP D. Hypercalcemic crisis：a clinical review［J］Am J Med，2015，128（3）：239-245.

［5］ALGRA A，TIJSSEN J G，ROELANDT J R，et al. QT interval variables from 24 hour electrocardiography and the two year risk of sudden death［J］. Br Heart J，1993，70（1）：43-48.

［6］ALLMAN K G，WILSON I. Oxford handbook of anaesthesia［M］. 3rd ed. Oxford：Oxford University Press，2011.

［7］ANWARUL H，MOHAMMAD S D，AHMED T. Anaesthetic management of neonatal primary hyperparathyroidism［J］. J Pak Med Assoc，2012，62（10）：1094-1095.

［8］BENGE J F，PERRIER N D，MASSMAN P J，et al. Cognitive and affective sequelae of primary hyperparathyroidism and early response to parathyroidectomy［J］. J Int Neuropsychol Soc，2009，15（6）：1002-1011.

［9］BLACK M J，RUSCHER A E，LEDERMAN J，et al. Local/cervical block anesthesia versus general anesthesia for minimally invasive parathyroidectomy：what are the advantages？［J］. Ann Surg Oncol，2007，14（2）：744-749.

［10］CARLING T，DONOVAN P，RINDER C，et al. Minimally invasive parathyroidectomy using cervical block：reasons for conversion to general anesthesia［J］. Arch Surg，2006，141（4）：401-404.

［11］CHEN S C，CHANG J M，LIU W C，et al. Echocardiographic parameters are independently associated with increased cardiovascular events in patients with chronic kidney disease［J］. Nephrol Dial Transplant，2012，27（3）：1064-1070.

［12］CHUNG J Y，LEE Y S，PYEON S Y，et al. Bilateral superficial cervical plexus block for parathyroidectomy during pregnancy：a case report［J］. World J Clin Cases，2022，10（13）：4153-4160.

［13］CINAMON U，GAVISH D，OVNAT T S，el al. Effect of general anesthesia and intubation on parathyroid levels in normal patients and those with hyperparathyroidism［J］. Head Neck，2018，40（3）：555-560.

［14］DIAZ S G，LINGLART A，SENAT M V，et al. Primary hyperparathyroidism in pregnancy［J］. Endocrine，2013，44（3）：591-597.

［15］DJOKANOVIC N，KLIEGER G C，KOREN G. Does treatment with bisphosphonates endanger the human pregnancy？［J］. J Obstet Gynaecol Can，2008，30（12）：1146-1148.

［16］DOCHEZ V，DUCARME G. Primary hyperparathyroidism during pregnancy［J］. Arch Gynecol Obstet，2015，291（2）：259-263.

［17］EGAN K R，ADLER J T，OLSON J E，et al. Parathyroidectomy for primary hyperparathyroidism in octogenarians and nonagenarians：a risk-benefit analysis［J］. J Surg Res，2007，140（2）：194-198.

［18］FLATT D M，BROWN M C，MIZERACKI A M，et al. Mineralocorticoid receptor antagonists in the management of heart failure and resistant hypertension：a review［J］. JAMA Cardiol，2016，1（5）：607-612.

［19］FULEIHAN G E，BROWN E M，HEATH H H. Familial benign hypocalciuric hypercalcemia and neonatal primary hyperparathyroidism［M］//BILEZIKIAN J P，RAISZ L G，MARTIN T J. Principles of bone biology. San Diego：Academic Press，2008.

[20] GOLDSMITH D，KOTHAWALA P，Chalian A，et a1. Systematic review of the evidence underlying the association between mineral metabolism disturbances and risk of fracture and need for parathyroidectomy in CKD[J]. Am J Kidney Dis，2009，53(6)：1002-1013.

[21] GREY A，LUCAS J，HORNE A，et al. Vitamin D repletion in patients with primary hyperparathyroidism and coexistent vitamin D insufficiency[J]. J Clin Endocrinol Metab，2005，90(4)：2122-2126.

[22] HONG J C，MORRIS L F，PARK E J，et a1. Transient increases in intraoperative parathyroid levels related to anesthetic technique[J]. Surgery，2011，150(6)：1069-1075.

[23] KEBEBEW E，DUH Q Y，CLARK O H. Parathyroidectomy for primary hyperparathyroidism in octogenarians and nonagenarians：a plea for early surgical referral[J]. Arch Surg，2003，138(8)：867-871.

[24] KHOKAR A M，KUCHTA K M，MOOYONG T A，et al. Parathyroidectomy is safe in elderly patients：a national surgical quality improvement program study[J]. World J Surg，2020(44)，526-536.

[25] KIM S J，HAN S H，PARK J T，et al. Left atrial volume is an independent predictor of mortality in CAPD patients[J]. Nephrol Dial Transplant，2011，26(11)：3732-3739.

[26] KIMMEL M，ALSCHER D M，DUNST R，et al. The role of microinflammation in the pathogenesis of uraemic pruritus in haemodialysis patients[J]. Nephrol Dial Transplant，2006，21(3)：749-755.

[27] KIVELA J E，SPRUNG J，RICHARDS M L，et a1. Effects of propofol on intraoperative parathyroid hormone monitoring in patients with primary hyperparathyroidism undergoing parathyroidectomy：a randomized contral trial[J]. Can J Anesth，2011，558(6)：525-531.

[28] LEW J I，SOLORZANO C C，IRVIN G L. Long-term results of parathyroidectomy for hypercalcemic crisis[J]. Arch Surg，2006，141(7)：696-699，700.

[29] LI J，MOLNAR M Z，ZARITSKY J J，et al. Correlates of parathyroid hormone concentration in hemodialysis patients[J]. Nephrol Dial Transplant，2013，28(6)：1516-1525.

[30] LI Z L，LIANG X L，LIU S X，et al. Pulmonary hypertension：epidemiology in different CKD stages and its association with cardiovascular morbidity[J]. PloS One，2014，9(12)：e114392.

[31] MERCIERI M，PAOLINI S，MERCIERI A，et al. Tetraplegia following parathyroidectomy in two long-term haemodialysis patients[J]. Anaesthesia，2009，64(9)：1010-1013.

[32] MICHOS E D，WILSON L M，YEH H C，et al. Prognostic value of cardiac troponin in patients with chronic kidney disease without suspected acute coronary syndrome：a systematic review and meta-analysis[J]. Ann Intern Med，2014，161(7)：491-501.

[33] NEWMAN S，STYGALL J，HIRANI S，et al. Postoperative cognitive dysfunction after noncardiac surgery：a systematic review[J]. Anesthesiology，2007，106(3)：572-590.

[34] NISHI S P E，BARBAGELATA N A，ATAR S，et al. Hypercalcemia-induced ST-segment elevation mimicking acute myocardial infarction[J]. J Electrocardiol，2006，39(3)：298-300.

[35] NORMAN J，POLITZ D，POLITZ L. Hyperparathyroidism during pregnancy and the effect of rising calcium on pregnancy loss：a call for earlier intervention[J]. Clin Endocrinol(Oxf)，2009，71(1)：104-109.

[36]PAPADIMA A,LAGOUDIANAKIS E E,MARKOGIANNAKIS H,et al. Anaesthetic considerations in parathyrotoxic crisis[J]. Eur J Anesthesiol,2008,25(9):772-774.

[37]PHITAYAKORN R,MCHENRY C R. Hyperparathyroid crisis:use of bisphosphonates as a bridge to parathyroidectomy[J]. J Am Coll Surg,2008,206(6):1106-1115.

[38]PIZADA N A,MORGENLANDER J C. Peripheral neuropathy in patients with chronic renal failure. A treatable source of discomfort and disability[J]. Postgrad Med,1997,102(4):249-250,255-257, 261.

[39]PRZYBELSKI R J,BINKLEY N C. Is vitamin D important for preserving cognition? A positive correlation of serum 25-hydroxyvitamin D concentration with cognitive function[J]. Arch Biochem Biophys,2007,460(2):202-205.

[40]RAMASUBBU K,DESWAL A,HERDEJURGEN C,et al. A prospective echocardiographic evaluation of pulmonary hypertension in chronic hemodialysis patients in the United States:prevalence and clinical significance[J]. Int J Gen Med,2010,10(5):279-286.

[41]ROBINSON B L. Cutaneous manifestations of end-stage renal disease[J]. J Am Acad Dermatol, 2000,43(6):975-986.

[42]RUTLEDGE M R,FARAH V,ADEBOYE A A,et al. Parathyroid hormone,a crucial mediator of pathologic cardiac remodeling in aldosteronism[J]. Cardiovasc Drugs Ther,2013,27(2):161-170.

[43]SCHNATZ P F,CURRY S L. Primary hyperparathyroidism in pregnancy:evidence-based management[J]. Obstet Gynecol Surv,2002,57(6):365-376.

[44]SEIB C D,CHOMSKY H K,GOSNELL J E,et al. Patient frailty should be used to individualize treatment decisions in primary hyperparathyroidism[J]. World J Surg,2018(42):3215-3222.

[45]SHANTOUF R,KOVESDY C P,KIM Y,et al. Association of serum alkaline phosphatase with coronary artery calcification in maintenance hemodialysis patients[J]. Clin J Am Soc Nephrol,2009, 4(6):1106-1114.

[46]SOM M,STROUP J S. Primary hyperparathyroidism and pregnancy[J]. Proc(Bayl Univ Med Cent), 2011,24(3):220-223.

[47]STACY S R,SUAREZ C C,BERGER Z,et al. Role of troponin in patients with chronic kidney disease and suspected acute coronary syndrome:a systematic review[J]. Ann Intern Med,2014,161 (7):502-512.

[48]YANG M,ZHANG L,HUANG L,et al. Factors predictive of critical value of hypocalcemia after total parathyroidectomy without autotransplantation in patients with secondary hyperparathyroidism[J]. Ren Fail,2016,38(8):1224-1227.

[49]YU H H,LOU S Y,CHOU Y H,et al. Hyperparathyroid crisis:the timing of surgery[J]. Asian J Surgery,2011,34(4):147-152.

[50]ZHANG L,ZHAO S Q,MA J L,et al. Prevalence and risk factors for pulmonary arterial hypertension in end-stage renal disease patients undergoing continuous ambulatory peritoneal dialysis[J]. Ren Fail,2016,38(5):815-821.

［51］ZHANG Y,LU Y,FENG S,et al. Evaluation of laboratory parameters and symptoms after parathyroidectomy in dialysis patients with secondary hyperparathyroidism［J］. Ren Fail, 2019, 41（1）: 921-929.

第六章

原发性甲状旁腺功能亢进症

第一节　散发性原发性甲状旁腺功能亢进症

原发性甲状旁腺功能亢进症是指由甲状旁腺原发病变导致的 PTH 分泌过多而引起的一组临床症候群，主要包括高钙血症、肾钙盐沉着症和以皮质骨为主的骨吸收增加等表现。

一、流行病学特征

散发性原发性甲状旁腺功能亢进症主要患病人群以中年人居多，高峰发病年龄为 50~60 岁，但是亦可见于从婴幼儿开始的所有年龄段，女性患者比男性患者多见，男女患者比例大约是 1∶3。国外相关研究提示：散发性原发性甲状旁腺功能亢进症在 40 岁以上人群中，女性发病率为 1/500，男性为 1/2 000。2009 年瑞典 Fraser 等研究提示：大约有 1.7% 的绝经后女性罹患散发性原发性甲状旁腺功能亢进症。Tayfun 等在 2001 年的一份研究中发现：12%~25% 的服用碳酸锂的患者出现血钙及 PTH 水平升高，发病机制可能是由于锂剂提高了钙的调定点，具体调节机制尚不明确。大多数散发性原发性甲状旁腺功能亢进症患者在最初确诊时并没有本病的典型症状或体征，肾结石不常见，骨折更罕见。

国内尚缺乏关于散发性原发性甲状旁腺功能亢进症发病率或患病率的数据，一般认为我国散发性原发性甲状旁腺功能亢进症的发病率低于欧美国家。我国城市老年男性人群中的高钙血症发生率和欧美国家接近，进一步追踪诊断发现散发性原发性甲状旁腺功能亢进症是主要原因之一。

二、病因

大多数原发性甲状旁腺功能亢进症为散发性,甲状旁腺腺瘤或腺癌多为单克隆性新生物,由某一个甲状旁腺细胞中原癌和/或抑癌基因发生改变所致,但其原因并不完全清楚,少数患者在发病前数十年有颈部外照射史或有锂剂使用史。部分腺瘤组织中发现了抑癌基因 *MEN-1* 的体细胞突变。

三、生理

相关研究提示,长期过量分泌的 PTH 与特异性细胞膜受体 PTH1R(G 蛋白偶联受体)结合后,能够通过不同机制引起高钙血症。

其一,长期过量分泌的 PTH 与骨、肾脏 PTH1R 相结合,促进骨吸收增加,导致钙释放入血,肾小管重吸收钙的能力增加,并增加肾脏 $1,25(OH)_2D_3$ 的合成,后者作用于肠道,增加肠道内钙的吸收,从而导致血钙升高。当血钙上升超过一定水平时,从肾小球滤过的钙相应增多,致使尿钙排出量增多。同时 PTH 可以抑制磷在近端和远端小管的重吸收,其中对近端小管的抑制作用更明显,从而导致尿磷排出增多,血磷水平随之降低。

其二,PTH 过多分泌可以促进骨的吸收和破坏,疾病长期进展可导致纤维囊性骨炎,伴随破骨细胞的活动增加,成骨细胞活性也增加,故血液中碱性磷酸酶水平升高。骨骼病变以骨吸收、骨溶解增加为主,也可呈现骨质疏松,伴或不伴有佝偻病、骨软化,后者的发生可能与钙摄入减少和维生素 D 缺乏有关。血钙过高可导致迁移性钙化,钙在软组织沉积,从而诱发相应症状及病理生理改变:引起关节痛;高浓度 Ca^{2+} 刺激胃泌素分泌,胃壁细胞分泌胃酸增加,形成高胃酸性多发性胃十二指肠溃疡;高浓度 Ca^{2+} 还可激活胰腺管内胰蛋白酶原,引起自身消化,导致急性胰腺炎。PTH 过多亦可以抑制肾小管重吸收碳酸氢盐,从而使尿液呈碱性,不仅可以促进肾结石的形成,部分患者还可引起高氯性酸中毒,从而增加骨矿盐的溶解,加速骨吸收。

四、病理

(一)病理类型

正常甲状旁腺上、下各 1 对,共 4 个腺体。原发性甲状旁腺功能亢进症的病变甲状旁腺病理类型有腺瘤、增生、腺癌及囊肿 4 种。

1. 腺瘤　大多为单个腺体受累,少数有 2 个或 2 个以上腺瘤。瘤体一般较小,肿瘤质量为 0.4~60.0 g。

2. **增生** 一般 4 个腺体都增生肥大，也有以 1 个增大为主，主细胞或水样清细胞增生，其中间质脂肪和细胞内基质增多，与正常甲状旁腺组织移行，常保存小叶结构，但尚无公认的区分腺瘤和增生的形态学标准。

3. **腺癌** 少见，一般瘤体较腺瘤大，细胞排列成小梁状，被厚纤维索分割，细胞核大、深染，有核分裂，有包膜和血管的浸润，有局部淋巴结和远处转移，转移以肺部最常见，其次为肝脏和骨骼。

4. **囊肿** 可分为功能性甲状旁腺囊肿和非功能性甲状旁腺囊肿两种，囊肿液体清亮或混浊，需要与甲状旁腺腺瘤（癌）囊性变鉴别。

（二）散发性原发性甲状旁腺功能亢进症骨骼受累特征性改变

1. **骨膜下吸收** 以指骨桡侧最常见，外侧骨膜下皮质呈不规则锯齿样，可进展为广泛的骨皮质吸收。

2. **纤维囊性骨炎** 常多发，内含棕色浆液或黏液，易发生在掌骨、肋骨骨干的中央髓腔部分、长骨或骨盆，可进展并破坏表面的皮质；棕色瘤（brown tumor），由大量多核破骨细胞（巨细胞）混杂基质细胞及基质组成。

3. **病理性骨折**。

五、临床表现

散发性原发性甲状旁腺功能亢进症病情程度不同，临床表现轻重不一。散发性原发性甲状旁腺功能亢进症临床表现涉及机体的多个系统，具体如下。

1. **非特异性症状** 如乏力、易疲劳、体重减轻、食欲减退等。

2. **骨骼系统表现** 全身多处、逐渐加重的骨骼及关节疼痛不适，如下肢、腰椎部位等承重部位骨骼的骨痛较明显，病程长者甚至出现胸廓塌陷、脊柱侧弯、骨盆变形、四肢弯曲等骨骼畸形改变及轻微外力引发病理性骨折，或出现自发性骨折。较典型的纤维囊性骨炎好发于颌骨、肋骨、锁骨及四肢长骨，病变部位易发生骨折，患者的活动能力下降及活动受限。

3. **泌尿系统表现** 患者常烦渴、多饮、多尿；反复、多发尿路结石所引起的肾绞痛、输尿管痉挛、肉眼血尿、尿路感染等，少数病程长或病情重者可以引发肾功能不全。

4. **消化系统表现** 患者有食欲减退、恶心、呕吐、消化不良、便秘等症状。部分患者可出现反复消化道溃疡，部分高钙血症患者可伴发急、慢性胰腺炎，甚至以急性胰腺炎发作起病。

5. **心血管系统表现** 长期高钙血症可以促进血管平滑肌收缩，血管壁钙化，从而引起血压升高。高血压是散发性原发性甲状旁腺功能亢进症最常见的心血管系统表现，散发性原发性甲状旁腺功能亢进症治愈后，高血压可获得改善。

6. **神经肌肉系统表现** 高钙血症患者可出现淡漠、消沉、烦躁、反应迟钝、记忆力减退，严重者甚至出现幻觉、躁狂、昏迷等中枢神经系统症状。患者易出现四肢疲劳、肌无力，主要表现为以四肢近端为主的肌力下降。部分患者还表现为肌肉疼痛、肌肉萎缩、腱反射减弱。

7. **精神心理异常** 长期以来，散发性原发性甲状旁腺功能亢进症引起的精神心理异常引起了家属、医生的极大关注,病中出现的抑郁、认知困难和焦虑等症状在甲状旁腺手术治疗之后有改善。但 Bollerslev 等报道的一项临床试验的期中分析表明,没有足够的证据证明仅以改善上述症状为目的的手术治疗能达到预期的目的,因此不推荐使用手术治疗。

8. 血液系统表现 部分散发性原发性甲状旁腺功能亢进症患者可以合并贫血,尤其是病程较长的散发性原发性甲状旁腺功能亢进症患者或甲状旁腺癌患者,继发性甲状旁腺功能亢进症所致贫血更加明显,可能因肾功能不全所致。

9. 其他表现 部分患者可以伴有糖耐量异常、糖尿病或高胰岛素血症,出现相应临床症状。

六、实验室检查

散发性原发性甲状旁腺功能亢进症特征性实验室表现为高钙血症、低磷血症、高钙尿症、高磷尿症和高 PTH 血症。根据相关指南,常用的实验室检查项目如下。

1. 血清钙和血游离钙 血清钙,即血总钙,通常称血钙,其正常范围为 2.25~2.75 mmol/L,原发性甲状旁腺功能亢进症时血钙水平可呈现持续性升高或波动性升高,少数患者血钙水平持续正常(正常血钙型原发性甲状旁腺功能亢进症),因此必要时需反复测定。

血清磷正常范围为 0.97~1.62 mmol/L,低磷血症是原发性甲状旁腺功能亢进症的生化特征之一。如出现高磷血症,常提示肾功能不全或高磷摄入。甲状旁腺功能亢进时,由于 PTH 的作用,肾脏对碳酸氢盐的重吸收减少,对氯的重吸收增加,会导致高氯血症,血氯/磷比值会升高,通常比值>33。

2. 血清碱性磷酸酶 高碱性磷酸酶血症是散发性原发性甲状旁腺功能亢进症的特征性表现之一。血清碱性磷酸酶水平升高往往提示存在骨骼的病损,骨碱性磷酸酶水平升高特异度更高,其水平升高越明显,提示骨骼受累病变愈严重或并存佝偻病/骨软化症。

3. 尿钙 除了家族性低尿钙性高钙血症患者,多数散发性原发性甲状旁腺功能亢进症患者尿钙排泄增加,24 h 尿钙女性>250 mg,男性>300 mg,或 24 h 尿钙排出>4 mg/kg。甲状旁腺功能亢进症合并骨软化症和严重维生素 D 缺乏症时尿钙排泄可能不增加。

4. 血肌酐和尿素氮 血肌酐(Cr)和尿素氮(BUN)等肾功能指标,有助于鉴别原发性甲状旁腺功能亢进症与继发性、三发性甲状旁腺功能亢进症。

5. 血甲状旁腺激素 测定血 PTH 对原发性甲状旁腺功能亢进症的诊断至关重要。当患者存在高钙血症伴有血 PTH 水平升高时,则需考虑散发性原发性甲状旁腺功能亢进症的诊断。因恶性肿瘤导致的高钙血症常有临床症状,或晚期的恶性肿瘤已有明确诊断,高钙血症可能是其最初的临床表现。在生化方面,恶性肿瘤患者的 PTH 水平常受抑制,恶性肿瘤因自身分泌的异位 PTH 而导致 PTH 水平升高很罕见,而恶性肿瘤伴发散发性原发性甲状旁腺功能亢进症可能更常见。

6. 血维生素 D 散发性原发性甲状旁腺功能亢进症患者易出现维生素 D 缺乏症,尤其是合并佝偻病/骨软化症时可能伴有严重的维生素 D 缺乏症。维生素 D 缺乏症很常见,维生素 D 缺乏症患者行甲状腺/甲状旁腺切除术后出现低钙血症和骨饥饿综合征的风险较正常者增加,散发性原发性甲状旁腺功能亢进症患者甲状旁腺切除术后补充维生素 D 能减少出现钙正常型 PTH 水平升高的可能性。当前指南推荐对所有原发性甲状旁腺功能亢进症患者检测血清 25(OH)D$_3$ 水平,如果其< 50 mmol/L,则应补充维生素 D。

七、影像及定位检查

(一)散发性原发性甲状旁腺功能亢进症患者的骨骼病变常规影像学检查

1. X 射线片及骨密度测定   约 40% 以上的本病患者 X 射线片可见骨骼异常改变,如骨质疏松、骨质软化、骨质硬化、骨膜下吸收及骨骼囊性变等。另外,关节面骨质也可出现侵蚀样改变,但仅凭 X 射线片所见难以区分原发性或继发性甲状旁腺功能亢进症。

2. 骨密度测定   骨密度测定是无症状型原发性甲状旁腺功能亢进症向有症状型原发性甲状旁腺功能亢进症过渡时出现骨质疏松的主要诊断方法,由于散发性原发性甲状旁腺功能亢进症有助于骨皮质的分解代谢(如桡骨远端 1/3)和骨松质的合成代谢(如腰椎),三部位的骨密度测定(腰椎、骨盆、桡骨远端 1/3)可提供更多有价值的信息。

(二)泌尿系统影像学评估

15%~40% 的散发性原发性甲状旁腺功能亢进症患者可发生尿路结石。肾结石主要发生于集合系统内,发生于肾实质内的结石称为肾钙盐沉着症。X 射线片是最常用的影像学检查,采用腹部平片、排泄性尿路造影、逆行肾盂造影、经皮肾穿刺造影可发现结石。泌尿系超声检查也可以发现结石,并能够观察有无肾积水和肾实质萎缩。

对于以上两种检查不能明确者,可借助 CT 或磁共振尿路成像确定。

八、定位检查

(一)影像学检查

1. 非侵入性检查   非侵入性影像学检查包括超声检查、^{99m}Tc-MIBI 核素扫描、CT、MRI、其他核素成像检查。

2. 侵入性检查

(1)再次手术时,包括超声或 CT 引导下的细针穿刺抽吸活检(FNA)后检测标本内 PTH 水平。

(2)甲状旁腺血管造影成像、选择性静脉采血血样 PTH 梯度分析。

(二)定位检查方法

1. 非侵入性检查

(1)超声检查   优点:价格低廉、无须造影剂、可以识别甲状腺结节、无创性、易于发现紧邻甲状腺的甲状旁腺肿瘤、可以引导穿刺活检。缺点:依赖操作者的主观判断,容易遗漏胸骨后、气管后、食管后和位置较深的甲状旁腺肿瘤,很难区分小淋巴结和较小的异常甲状旁腺。

（2）CT 及 MRI　CT 检查易于定位异位甲状旁腺,但成本高、有放射线接触、难以定位紧邻甲状腺的较小甲状旁腺等。4D-CT 是通过增加造影剂的灌注时间来确定腺瘤的 CT 动态增强扫描,可以同时提供异常甲状旁腺的解剖和生理信息。CT 和 MRI 对甲状旁腺病灶（多为腺瘤）的定位有所帮助。但目前 CT 和 MRI 并不作为甲状旁腺病变的首选影像学检查方法。CT 和 MRI 主要用于判断病变的具体位置、病变与周围结构之间的关系及病变本身的形态特征。

2. 基于核医学的检查　甲状旁腺动态显像是用于原发性甲状旁腺功能亢进症定位诊断的核医学功能影像技术。^{99m}Tc-MIBI 是应用最广泛的甲状旁腺显像示踪剂。功能亢进的甲状旁腺肿瘤组织对 ^{99m}Tc-MIBI 的摄取明显高于正常甲状腺组织,而洗脱速度明显慢于周围的甲状腺组织,因而,采用延迟显像并与早期影像进行比较能够诊断功能亢进的甲状旁腺病灶。

3. 侵入性检查

（1）细针穿刺抽吸活检　相关研究显示,FNA 在区分甲状旁腺和非甲状旁腺组织时特异度很高,因在细胞学上容易将滤泡型甲状腺肿瘤误认为甲状旁腺组织,所以 FNA 的细胞学的敏感度没有测量穿刺标本的 PTH 水平的敏感度高。

（2）甲状旁腺血管造影成像　现在很少运用。

（3）选择性静脉采血血样 PTH 梯度分析　技术要求高。

九、诊断及鉴别诊断

（一）诊断

《原发性甲状旁腺功能亢进症诊疗指南》指出:具有以下临床表现时应考虑原发性甲状旁腺功能亢进症。

（1）反复发作的尿路结石或肾钙盐沉积症。

（2）原因未明确的骨质疏松症,特别是伴有骨膜下骨皮质吸收和/或牙槽骨板吸收、骨囊肿形成者。

（3）颌骨、锁骨、长骨骨干、肋骨等"巨细胞瘤",特别是多发性者。

（4）病因未明确的、久治不愈的消化性溃疡、复发性胰腺炎或顽固性便秘者。

（5）无法解释的抑郁、认知困难、焦虑等精神神经症状,尤其是伴有口渴、多尿及骨痛者。

（6）有家族史者和/或新生儿手足搐搦症患儿的母亲。

（7）长期服用锂制剂出现高钙血症者;高钙尿症伴或不伴高钙血症者。

（8）补充钙剂、维生素 D 制剂或应用噻嗪类利尿剂时出现高钙血症者。

根据病史、骨骼病变、尿路结石、高钙血症及高 PTH 等典型临床表现,可做出定性诊断（血钙正常的原发性甲状旁腺功能亢进症例外）。同时血碱性磷酸酶水平升高、低磷血症、尿钙和尿磷排出增多等有助于散发性原发性甲状旁腺功能亢进症的诊断。定性诊断明确后,可通过超声、甲状旁腺动态显像等定位检查评估甲状旁腺病变的部位及数目。

（二）鉴别诊断

1. 与其他类型甲状旁腺功能亢进症的鉴别

（1）继发性甲状旁腺功能亢进症　继发性甲状旁腺功能亢进症是指甲状旁腺受到低钙血症刺激而分泌过量的 PTH 以提高血钙的一种慢性代偿性临床综合征，其血钙水平降低或正常。常见的原因有慢性肾功能不全、维生素 D 缺乏、肠吸收不良综合征、妊娠和哺乳等。

（2）三发性甲状旁腺功能亢进症　三发性甲状旁腺功能亢进症是在长期继发性甲状旁腺功能亢进症的基础上，因受到强烈和持久刺激，甲状旁腺组织进展为拥有自主分泌 PTH 功能的增生病变或腺瘤，血钙水平超出正常范围，常需要手术治疗。

（3）异位甲状旁腺功能亢进症　简称异位甲旁亢，是指由某些非甲状旁腺肿瘤自主分泌过多的 PTH 所引起的甲状旁腺功能亢进症状和体征。导致异位甲状旁腺功能亢进症的肿瘤有肺癌、卵巢癌、胰腺癌、肝癌、甲状腺乳头状癌等。

2. 临床表现的鉴别

（1）高钙血症的鉴别诊断　根据同时测定的血 PTH 水平初步判断高钙血症的病因：若 PTH 水平降低，考虑恶性肿瘤、结节病、甲状腺功能亢进症和维生素 D 中毒等；若 PTH 正常或升高，需要排除与噻嗪类利尿剂或锂制剂使用相关高钙血症。

还可进一步计算钙清除率/肌酐清除率比值，若比值>0.01，可初步明确原发性甲状旁腺功能亢进症的诊断；若比值<0.01，需考虑家族性低尿钙高钙血症。

（2）尿路结石的鉴别诊断　散发性原发性甲状旁腺功能亢进症常以反复发作的单侧或双侧尿路结石起病，可通过详细的病史询问、体格检查、血生化及尿液检验、影像学诊断、结石成分分析，与其他导致尿路结石的疾病相鉴别。

（3）骨骼病变的鉴别诊断　患者有骨痛、骨折或骨畸形表现时，需要与原发性骨质疏松症、佝偻病/骨软化症、肾性骨营养不良、骨纤维异常增殖症等疾病相鉴别，主要根据病史、体征、X 射线片的表现及实验室检查。

十、治疗

（一）手术治疗

1. 适应证　根据 2014 年版《原发性甲状旁腺功能亢进症诊疗指南》，手术治疗为散发性原发性甲状旁腺功能亢进症首选的治疗方法。建议对符合以下适应证的患者首选手术治疗。

（1）有症状型散发性原发性甲状旁腺功能亢进症患者。

（2）无症状型散发性原发性甲状旁腺功能亢进症患者符合以下任一情况：①高钙血症，血钙高于正常上限 0.25 mmol/L（1 mg/dL）。②肾脏损害，肌酐清除率<60 mL/min。③任何部位骨密度 T 值<-2.5，伴或不伴有脆性骨折。④年龄<50 岁。⑤患者不能接受规律长期随访。

（3）无手术禁忌证，病变定位明确但不符合上述手术指征的散发性原发性甲状旁腺功能亢进症患者，是否需要手术治疗存在争议，手术干预需要依据个体化原则，依据患者年龄、预期寿命、手术风险、手术意愿和靶器官损害风险等因素综合考虑。

2. 术中 PTH 监测　术中快速测定 PTH 水平变化能在术中确定功能亢进的甲状旁腺组织是否被切除，尤其适用于术前定位明确、颈部切口较小或微创甲状旁腺切除手术。目前采用较多的是 Miami 标准，其操作流程是：在即将切除最后一处功能亢进的甲状旁腺组织之前采取外周血测定 PTH 水平（作为术前 PTH 值），切除后 10 min 时取外周血测定 PTH 水平，术后 10 min 内 PTH 下降 50% 以上提示病变甲状旁腺组织完全切除。

3. 术后并发症　甲状旁腺手术安全有效，并发症少见，包括喉返神经损伤、低钙血症、术后切口出血形成颈部血肿、气胸等。

通过手术治疗，血钙通常不会降至正常范围以下，但有明显骨骼受累的散发性原发性甲状旁腺功能亢进症患者会在术后早期出现血钙低于正常范围，即骨饥饿综合征。若患者术前有高血压、消化道溃疡，术后相应症状体征缓解不明显，但是手术治疗能明显降低尿路结石的复发率。在绝经后的女性患者中，病变甲状旁腺切除术后其腰椎、股骨颈部位的骨密度上升了 10%～12%，在散发性原发性甲状旁腺功能亢进症确诊同时有脊椎骨骨质软化或者骨质疏松的患者，术后脊椎骨骨密度增加的幅度更大，平均可达 20%，所以手术指南支持对伴有任何部位骨质疏松的患者行甲状旁腺切除术。

4. 术后监测和随访　散发性原发性甲状旁腺功能亢进症患者术后定期复查的时间为 3～6 个月 1 次，病情稳定者可逐渐延长至每年 1 次。随访观察的内容包括症状、体征、血钙、血磷、骨转换指标、PTH、肌酐、尿钙和骨密度等。手术治愈的标准是术后血钙水平正常达到 6 个月。术后 6 个月内治疗失败的患者（持续性原发性甲状旁腺功能亢进症）或术后 6 个月复发原发性甲状旁腺功能亢进症的患者，应再次进行手术评估。

5. 散发性原发性甲状旁腺功亢手术后结果评估　由于甲状旁腺病变有单发性及多发性、高分泌 PTH 状态及低分泌状态，术后 6 个月内复查指标也有多种表现。例如：①PTH 正常+血钙正常或血钙降低，该种类型多为单腺体病变，术前定位明确，手术效果好。②PTH 升高+血钙升高，该类型往往提示存在多腺体病变，术前定位仅仅显示一个甲状旁腺功能亢进病灶，术中切除已知病灶后未进行其余甲状旁腺探查。③PTH 升高+血钙正常，该类型可能存在微小低分泌状态的 PTH 病灶。④PTH升高+血钙降低，该类型可能是高分泌状态的病灶切除后骨吸收明显而导致的低钙，同时可能存在微小低分泌状态的病灶。⑤PTH 降低+血钙降低，多见于多发性腺体病变为避免复发而切除过多甲状旁腺组织，如 MEN 的甲状旁腺增生或探查术中切除可疑病变过多。

（二）药物治疗

1. 口服磷酸盐　能够降低血钙水平，但其不良反应包括胃肠道不适、PTH 水平可能升高、长期服用可引起软组织钙化等，现已经不建议长期使用。

2. 双膦酸盐　双膦酸盐是抗重吸收剂，其效果是降低骨质转换，虽然其不直接影响 PTH 分泌，但可以降低血钙和尿钙水平。相关研究表明，双膦酸盐类药物，如阿屈膦酸盐，对于未行甲状旁腺手术治疗而伴有骨密度降低的患者可能有效。

3. 雌激素和选择性雌激素受体调节剂　相关研究表明，绝经后的散发性原发性甲状旁腺功进症女性患者应用雌激素替代疗法后，常可见到其血钙降低 0.5～1.0 mg/dL，而 PTH 水平无改变。

4. 拟钙剂　拟钙剂作用于甲状旁腺细胞的 Ca^{2+} 感受受体,可模拟细胞外 Ca^{2+} 的作用,其可以导致受体活化,进而抑制甲状旁腺细胞的功能。第二代配体:西那卡塞,可将血钙水平降至正常,也可以使 PTH 下降,但不能使 PTH 降至正常。相关研究表明,应用西那卡塞 3 年后,尿钙排泄量和平均骨密度没有变化。西那卡塞还可以降低难治性原发性甲状旁腺功能亢进症患者和不能手术的甲状旁腺癌患者的血钙。

第二节　家族性原发性甲状旁腺功能亢进症

一、多发性内分泌肿瘤

多发性内分泌肿瘤(MEN)是指同一患者同时或先后出现 2 个或 2 个以上,在病因上有关联的内分泌腺体肿瘤或增生病变而产生的一种临床综合征。

(一)病因及流行病学特征

MEN 发病年龄较早,是常染色体显性遗传病,可呈家族性发病。常见的 MEN 主要包括垂体、甲状腺(包括甲状腺滤泡旁细胞)、甲状旁腺、胰腺、肾上腺等部位的肿瘤,可为良性腺瘤,也可为恶性肿瘤(癌),少数则为增生性病变。部分肿瘤可分泌相应激素产生临床症状,也有少数肿瘤组织无分泌功能。当肿瘤体积增大时可出现局部压迫症状。因而其临床表现具有重叠性与综合性特征。

此外,MEN 尚可伴有其他相关肿瘤与特殊病变,如黏膜神经纤维瘤、胶原瘤、脂肪瘤、黏液瘤(心内膜、皮肤、胸膜等处)、血管纤维瘤、类癌、类马方综合征等。

根据临床表现、病理特点及分子遗传学变化,可以将 MEN 分为两型:MEN-1 和 MEN-2,其中MEN-2 最多见,临床亦存在两者的混合型。MEN-1 是一种常染色体显性遗传病,男女发病率相当,为(2~3)/100 000。临床上将出现下列 3 种情况中的 2 种者定为 MEN-1:原发性甲状旁腺功能亢进症、垂体肿瘤、胰腺内分泌肿瘤。相关研究已经明确,MEN-1 是位于常染色体 11q13 上的 *MEN-1* 基因胚系突变造成的。美国内分泌协会 2012 年 MEN 诊断指南指出,单个患者包括两种或两种以上的 MEN-1 相关肿瘤;患者一级亲属发现 1 个 MEN-1 相关肿瘤;虽无症状及影像学支持,但 *MEN-1* 基因突变,三者满足 1 条就可以诊断。对已知或者怀疑 MEN-1 的患者,应进行以下临床评估:评估激素水平的生化测定;定位肿瘤或者增生部位相关影像学检查;遗传咨询和基因检测,即对于散发的、伴有 2 个或 2 个以上 MEN-1 相关肿瘤的甲状旁腺功能亢进患者或怀疑有 MEN-1 的患者(如30 岁前出现多发性甲状旁腺肿瘤、复发性甲状旁腺功能亢进、任何年龄的多发性胰岛细胞瘤患者),应常规进行 MEN-1 胚系突变的基因检测。MEN-1 相关甲状旁腺功能亢进占所有原发性甲状旁腺病例的 2%~4%,是一种特征性的多腺体疾病,伴有甲状旁腺非对称性增大,其典型发病年龄为 20~40 岁,常作为 MEN-1 的首发表现,更重要的是几乎所有患者到 50 岁时都会表现出甲状旁腺功能亢进,其比原发性甲状旁腺功能亢进发病约早 30 年。

MEN-2A 是一种常染色体显性遗传病,是由位于染色体 10q11.2 的原癌基因 *RET* 突变引起的,发病率约 1/30 000。针对 *RET* 突变进行 DNA 测序是十分重要的,对于所有有原发性 C 细胞增生、甲状腺髓样癌、MEN-2 病史的患者,都应进行 *RET* 基因检测;对于有 MEN-2 家族史的患者,5 岁前就应进行 *RET* 基因检测。

(二)临床表现

MEN-1 相关甲状旁腺功能亢进症患者临床症状与散发性原发性甲状旁腺功能亢进症相似,可表现为肾结石、骨密度降低、多尿、烦渴,以及记忆力和注意力减退。其可以长期无症状,但疾病更具有侵袭性,例如相关研究提示,基因携带者在约 35 岁时检测到骨密度降低,MEN-1 可同时出现 HPT 和佐林格-埃利森综合征(Zollinger-Ellison 综合征),同时其高血钙可以刺激胰腺、十二指肠的胃泌素分泌肿瘤分泌胃泌素。MEN-2A 患者特征性病变包括甲状腺髓样癌、嗜铬细胞瘤和原发性甲状旁腺功能亢进症。非典型病例可出现皮肤淀粉样变及先天性巨结肠。甲状腺髓样癌是 MEN-2 最常见的表现类型,相关研究提示,在 MEN-2 中,甲状腺髓样癌外显率为 90% 以上,嗜铬细胞瘤约 50%,甲状旁腺功能亢进症为 15%~30%。在 MEN-2A 中,原发性甲状旁腺功能亢进症一般表现温和,血钙大多数只是轻度升高,大部分患者在明确诊断时无明显临床症状,小部分患者有尿路结石或神经认知方面的症状出现。美国甲状腺协会相关指南建议:对于 *RET630* 及 *RET634* 突变的人群,8 岁起即应开始监测血清游离钙及 PTH 水平变化,而对于其他 *RET* 突变的人群,20 岁起即应开始监测。

(三)手术治疗

1. 手术治疗的适应证　MEN-1 相关甲状旁腺功能亢进症手术治疗的早期及晚期效果都较散发性原发性甲状旁腺功能亢进症差,首次手术的目标是:成功纠正高钙血症,并尽可能地降低甲状旁腺功能亢进持续或者复发的风险;避免永久性甲状旁腺功能减退;便于未来复发病灶的手术治疗。

对于 MEN-1 相关甲状旁腺功能亢进症患者,手术适应证同散发性原发性甲状旁腺功能亢进症,具体如下。

(1)有症状型原发性甲状旁腺功能亢进症患者。

(2)无症状型原发性甲状旁腺功能亢进症患者符合以下任一情况:①高钙血症,血钙高于正常上限 0.25 mmol/L(1 mg/dL)。②肾脏损害,肌酐清除率<60 mL/min。③任何部位骨密度 T 值<-2.5,伴或不伴有脆性骨折。④年龄<50 岁。⑤患者不能接受规律长期随访。

尤其是无症状和症状轻微者,过早手术是否可以降低发病率和死亡率仍存在争议,特别是年轻患者,早期甲状旁腺切除术可以减少甲状旁腺功能亢进的长期影响,尤其是在减少骨丢失方面。因此,骨密度评估对于手术计划制订和手术时机选择至关重要,早期干预也可以改善其他伴发内分泌疾病的症状,如胃泌素瘤。然而,推迟手术有助于在首次手术中找到甲状旁腺,因为此时甲状旁腺更大且更容易定位,延迟干预还可以降低疾病持续和复发的可能性,从而减少后期补救手术的必要性。MEN-1 相关甲状旁腺功能亢进症术前定位检查与原发性甲状旁腺功能亢进症一致。

2. 手术方案选择　MEN-1 患者首选方案有甲状旁腺次全切除术加经颈胸腺切除术或甲状旁腺

全切除术加甲状旁腺异位自体移植术。

（1）甲状旁腺次全切除术　甲状旁腺次全切除术（sPTX）是指在首次手术时切除3.0~3.5个甲状旁腺，是MEN-1相关原发性甲状旁腺功能亢进症患者目前首选的手术方案，行该术式时术中须探查双侧颈部，识别全部4个甲状旁腺和所有额外或者异位甲状旁腺，原位保留认为最正常（最小的）甲状旁腺。保留的甲状旁腺不要大于正常体积的2倍，如果腺体大于上述大小，要进行部分切除，注意不要出现局部种植。将一个甲状旁腺部分切除应在切除其他甲状旁腺之前进行，以免影响甲状旁腺血供。

（2）甲状旁腺全切除术　甲状旁腺全切除术（tPTX）是指切除全部4个甲状旁腺，包括任意异位/额外甲状旁腺，同时为避免永久性甲状旁腺功能减退，必须行甲状旁腺自体移植术。移植的最佳位点是优势前臂肱桡肌内，这样可以避免颈部再手术。在随访中，可以通过左右侧贵要静脉血清PTH水平来监测移植物的功能。经颈入路游离位于颈部的胸腺舌叶后，可以轻轻向上牵拉胸腺组织，以求尽可能多地切除胸腺组织，一般不建议胸骨劈开进行预防性胸腺切除。

MEN-2A相关甲状旁腺功能亢进症的手术适应证同散发性原发性甲状旁腺功能亢进症、MEN-1原发性甲状旁腺功能亢进症，但是亦有区别。因大多数MEN-2原发性甲状旁腺功能亢进症患者因甲状腺髓样癌为首发症状，已行甲状腺全切术及颈淋巴结清扫术等，术前须全面回忆手术过程及病理，了解术中甲状旁腺个数、形态及有无移植及移植数目、部位等众多细节。所有MEN-2A患者都要检测嗜铬细胞瘤相关生化治疗，如监测血浆肾上腺素、去甲肾上腺素、24 h尿甲氧肾上腺素等。如果存在嗜铬细胞瘤，则先行嗜铬细胞瘤切除术再行甲状旁腺切除术，亦可联合手术治疗。相关报道提示，MEN-2A原发性甲状旁腺功能亢进症同MEN-1一样为多腺体病变。目前指南建议：对于无甲状腺/甲状旁腺手术史的患者，术中须识别所有甲状旁腺，首次手术术前定位检查同散发性原发性甲状旁腺功能亢进症，建议增加四维CT检查，其对于再次手术的MEN-2A相关甲状旁腺功能亢进症患者术前定位有较大优势。

手术方案：①切除增大的甲状旁腺（+前臂自体移植）；②甲状旁腺次全切除及原位保留残余甲状旁腺（+前臂自体移植）；③甲状旁腺全切除（+前臂自体移植）。

MEN-2A相关原发性甲状旁腺功能亢进症手术治疗须注意避免永久性甲状旁腺功能减退，对于MEN-2A患者，由于复发性甲状腺髓样癌再次颈部手术的风险较高，故应常规进行甲状旁腺非优势侧前臂移植，避免因颈部二次甲状腺手术时甲状旁腺的误切除造成永久性甲状旁腺功能减退。

总之，MEN-1和MEN-2导致的原发性甲状旁腺功能亢进症均较少见，MEN-1的诊断要满足2个或2个以上MEN-1相关肿瘤或者其他提示该疾病的相关病史。而MEN-2一般在甲状旁腺功能亢进症发病前就得到诊断，因为甲状腺髓样癌的外显率几乎是100%，基因检测在MEN-2A患者中十分重要，建议术前就确定患者RET基因状态，以指导治疗。MEN相关原发性甲状旁腺功能亢进症因复发的风险高，首次手术的重中之重是血钙正常并最大限度避免甲状旁腺功能减退，尤其是再次手术时，都要考虑行前臂自体甲状旁腺移植术，平衡避免颈部再次手术和发生永久性甲状旁腺功能减退的方法是在第一次手术时进行甲状旁腺次全切除术加经颈部胸腺切除术，如果原发性甲状旁腺功能亢进症复发，即行甲状旁腺全切除术加甲状旁腺自体移植术，自体移植后复发的患者，通常可在局麻下行减瘤手术。

二、家族性低尿钙性高钙血症

家族性低尿钙性高钙血症(FHH)首次于 1972 年由 T. P. Foley 等首次描述,是一种少见的常染色体显性遗传的高血钙综合征,男女患病率无差别。相关研究提示,该类综合征的主要症状为:常染色体显性遗传的无症状高钙血症;血清 PTH 水平正常,尽管血钙升高,尿钙排泄却减少,血清镁正常或轻度升高;患者血钙水平有时高达 3.0~3.5 mmol/L,但绝大多数患者的高钙血症为轻度至中度,血钙通常<3 mmol/L,该病不影响患者的正常寿命。

钙正常型原发性甲状旁腺功能亢进症:患者总血清钙及离子钙浓度正常,但 PTH 持续性增高,同时没有明显的继发性甲状旁腺功能亢进症的病因,最常发生于绝经后雌激素缺乏的女性患者。

(一)疾病特征

反常性尿钙排泄正常或降低;无尿路结石出现;大部分患者 PTH 水平异常(10%~20% 表现为 PTH 水平轻中度升高,少数表现为 PTH 水平降低)。尽管有高钙血症,但患者却无明显与高钙血症相关的典型症状、体征及并发症。

钙正常型原发性甲状旁腺功能亢进症包括有症状和无症状两类,钙正常型原发性甲状旁腺功能亢进症患者比典型散发性原发性甲状旁腺功能亢进症患者有更多的潜在骨骼运动系统的受累,相当一部分该类患者会进展为血钙升高的原发性甲状旁腺功能亢进症。

(二)诊断及鉴别诊断

对于有高钙血症家族史,同时存在无症状的高钙血症,若有颈部手术探查失败(探查未见甲状旁腺明显病变)、正常的血清 PTH 水平及尿钙排泄低,则 FHH 诊断十分明确。如果实验室检查发现 PTH 水平正常(不考虑高钙血症),钙清除率/肌酐清除率为 0.01~0.02,在无明确高钙血症家族史的情况下,诊断高钙血症时的年龄及家族史至关重要,40 岁之前发现的无症状的高钙血症,诊断上考虑 FHH;在缺乏家族史的情况下,一级亲属的血钙值具有重要参考价值。最后,在临床上仍无法区分上述两种情况时,尤其在散发病例当中,基因检测能够帮助诊断。如果不能进行分子学诊断,定期随访、密切关注病情变化即可。

鉴别血钙升高型原发性甲状旁腺功能亢进症患者偶尔出现的血钙正常与钙正常型原发性甲状旁腺功能亢进症很重要,因为钙正常型原发性甲状旁腺功能亢进症的血钙水平一直是正常的,其诊断标准包括连续检测经白蛋白校正的血清总钙及离子钙均正常。根据第四届国际无症状原发性甲状旁腺功能亢进症管理协作组专家诊断相关共识,钙正常型原发性甲状旁腺功能亢进症与继发性甲状旁腺功能亢进症在鉴别诊断中需要考虑以下几点。

1.排除继发性甲状旁腺功能亢进症　在仔细寻找无继发性甲状旁腺功能亢进症后,才能诊断为钙正常型原发性甲状旁腺功能亢进症;必须排除维生素 D 缺乏症,25(OH)D$_3$ 水平应高于 20 μg/L,最好高于 30 μg/L,以排除由维生素 D 缺乏引起的继发性甲状旁腺功能亢进症。

2.排除药物原因　噻嗪类利尿剂、锂制剂、双膦酸盐类药物与 PTH 水平升高相关,是导致药物使用者 PTH 水平升高的原因。

3.排除高钙尿症　原发性肾功能异常的患者出现高钙尿症时,PTH 水平可能继发性升高。

4.排除骨肿瘤　包括骨肿瘤在内的代谢性骨病患者,可以表现为 PTH 水平升高及血钙正常,多处骨骼的受累导致碱性磷酸酶水平明显升高也是典型改变之一。

(三)治疗

因为 FHH 通常被认为是一种正常寿命的良性疾病,一般对患者及其家属进行随访及宣教,不建议进行任何干预。钙正常型原发性甲状旁腺功能亢进症患者比典型散发性原发性甲状旁腺功能亢进症患者有更多的潜在骨骼运动系统的受累,相当一部分该类患者会进展为血钙升高的原发性甲状旁腺功能亢进症。建议对该类患者进行规律的监测以防止疾病进展,钙正常型原发性甲状旁腺功能亢进症与无症状血钙升高型原发性甲状旁腺功能亢进症监测方法相同:每年检测一次血钙和 PTH,每 1~2 年检查一次骨密度。如果出现骨密度降低加重、骨折、尿路结石,即使此时患者血钙一直正常,也需要更加主动的手术治疗。

(四)家族性低尿钙性高钙血症与新生儿重度甲状旁腺功能亢进症

家族性低尿钙性高钙血症(FHH,又称为家族性良性高钙血症)和新生儿重度甲状旁腺功能亢进症(NSHPT)的病因与 CaSR 障碍有关,为常染色体显性遗传病,外显率高。发病机制为 $CaSR$ 基因失活突变,该基因编码广泛表达的 G 蛋白偶联跨膜受体,特别是在甲状旁腺和肾小管细胞中,负责维持钙稳态。FHH 为 $CaSR$ 基因突变杂合子表现型,NSHPT 为纯合子表现型。

FHH 可分为 3 型,分别为 FHH1、FHH2 和 FHH3,临床上难以区分。FHH1 是由 $CaSR$ 基因突变引起的,突变定位于 3q21-q24,约占 FHH 患者 65% 以上。FHH2 是由编码 G-a 亚基 11 的 $GNA11$ 基因突变造成的,突变定位于 19p13.3,占所有 FHH 患者 5% 以下。FHH3 又称为 Oklahoma 型,突变定位于 19q13。FHH 患者甲状旁腺细胞上 CaSR 对钙的刺激不敏感。钙浓度调定点增高,调定点曲线右移。其特征为终生血钙水平升高,尿钙排泄量低,在 80% 的患者中血液 PTH 水平正常,通常无症状,甲状旁腺切除术不能治愈,病程一般为良性。相反,NSHPT 是一种罕见的严重疾病,由 $CaSR$ 基因突变失活决定,导致新生儿出现甲状旁腺功能亢进,并伴随严重高钙血症、低钙尿症表现,同时累及骨骼和呼吸等相关系统。通常需要早期行甲状旁腺切除术,年轻患者才能生存。

三、甲状旁腺功能亢进症-颌骨肿瘤综合征

甲状旁腺功能亢进-颌骨肿瘤综合征(HPT-JT)是原发性甲状旁腺功能亢进症最罕见的家族性病因,为常染色体显性遗传,发病率<1/1 000 000。由 CDC73 基因的致病性突变引起,该基因编码旁纤素(parafibromin),这是一种普遍表达并参与许多细胞机制的蛋白质。旁纤素作为与 RNA 聚合酶 II 相关的复合物的一部分,主要发挥转录调节剂的作用,参与甲状旁腺肿瘤和骨化性纤维瘤的发生。

(一)疾病特征

与 CDC73 基因突变相关的原发性甲状旁腺功能亢进症主要发生在青春期或成年早期,诊断年龄中位数为 27 岁,平均年龄为 33 岁。研究显示,HPT-JT 患者发生甲状旁腺癌的风险为 15%~

20%,而其他原发性甲状旁腺功能亢进症患者发生甲状旁腺癌的风险均低于1%。多数HPT-JT伴随一些早期症状,如30%的病例出现颌骨肿瘤,15%的病例出现肾脏异常,50%的女性出现子宫肿瘤。此外,一些患者也可能发生胰腺肿瘤及生殖细胞肿瘤。但迄今为止,尚未证实基因型与表型的相关性。

(二)鉴别诊断

临床上,HPT-JT与FHH鉴别主要根据患者尿钙含量,HPT-JT患者通常会伴随高钙尿症,而FHH患者不同。HPT-JT与MEN-1的鉴别比较困难,MEN-1患者通常以首发高钙血症为临床表现,大多数会表现为多腺体的甲状旁腺疾病,而HPT-JT患者多数以单发的腺瘤或者恶性肿瘤为临床表现。HPT-JT和家族性孤立性甲状旁腺功能亢进症(FIHP)的区别则在于身体其他部位的病变,积极寻找下颌骨肿瘤及肾、胰腺、甲状腺、子宫、睾丸病变可能会帮助识别HPT-JT患者。

(三)治疗

鉴于CDC73基因突变相关疾病的罕见性和表型异质性,手术仍是当前的一线治疗,目前尚未确定最佳手术方式。不过已经证实,预防性甲状旁腺切除术对具有种系CDC73基因突变携带者个体预防恶性肿瘤没有益处。建议定位和检查所有甲状旁腺,仅切除那些出现异常的腺体。同时进行双侧颈部评估,并根据结果决定甲状旁腺切除术的手术范围。那些不想或不能接受手术的个体可以用盐酸西那卡塞治疗。严重的高钙血症可以用唑来膦酸或地诺单抗治疗。鉴于存在复发风险,仍需对患者进行密切随访。

(陈　征　陈　国　赵亚通　张棕帆)

参考文献

[1]中华医学会外科学分会甲状腺及代谢外科学组,中国研究型医院学会甲状旁腺及骨代谢疾病专业委员会.原发性甲状旁腺功能亢进症围手术期处理中国专家共识[J].中国实用外科杂志,2020,6(6):634-638.

[2]中华医学会骨质疏松和骨矿盐疾病分会,中华医学会内分泌分会代谢性骨病学组.原发性甲状旁腺功能亢进症诊疗指南[J].中华骨质疏松和骨矿盐疾病杂志,2014,7(3):187-198.

[3]中国医师协会外科医师分会甲状腺外科医师委员会,中国研究型医院学会甲状腺疾病专业委员会.慢性肾功能衰竭继发甲状旁腺功能亢进外科临床实践专家共识[J].中国实用外科杂志,2018,36(5):481-486.

[4]中国研究型医院学会甲状旁腺及骨代谢疾病专业委员会,中国研究型医院学会罕见病分会.甲状旁腺癌诊治的专家共识[J].中华内分泌代谢杂志,2019,35(5):361-368.

[5]陈家伦.临床内分泌学[M].上海:上海科学技术出版社,2011.

[6]AKERSTROM G,STALBERG P. Surgical management of MEN-1 and -2:state of the art[J]. Surg Clin North Am,2009,89(5):1047-1068.

［7］BILEZIKIAN J P，KHAN A A，POTTS J T JR. Third international workshop on the management of asymptomatic primary hyperthyroidism. guidelines for the management of asymptomatic primary hyperparathyroidism：summary statement from the third international workshop［J］. J Clin Endocrinol Metab，2009，94（2）：335−339.

［8］BILEZIKIAN J P，SILVERBERG S J. Normocalcemic primary hyperpara thyroidism［J］. Arq Bras Endocrinol Metabol，2010，54（2）：106−109.

［9］BRADLEY K J，HOBBS M R，BULEY I D，et al. Uterine tumours are a phenotypic manifestation of the hyperparathyroidism−jaw tumour syndrome［J］. J Intern Med，2005，257（1）：18−26.

［10］BRANDI M L，GAGEL R F，ANGELI A，et al. Guidelines for diagnosis and therapy of MEN type 1 and type 2［J］. J Clin Endorcrinol Metab，2001，86（12）：5658−5671.

［11］BROWN E M. Role of the calcium−sensing receptor in extracellular calcium homeostasis［J］. Best Pract Res Clin Endocrinol Metab，2013，27（3）：333−343.

［12］CHEUNG K，WANG T S，FARROKHYAR F，et al. A meta−analysis of preoperative localization techniques for patients with primary hyperparathyroidism［J］. Ann Surg Oncol，2012，19（2）：577−583.

［13］DIGONNET A，CARLIER A，WILLEMSE E，et al. Parathyroid carcinoma：a review with three illustrative cases［J］. J Cancer，2011，2：532−537.

［14］EASTELL R，BRANDI M L，COSTA，et al. Diagnosis of asymptomatic primary hyperparathyroidism：proceedings of the Fourth International Workshop［J］. J Clin Endocrinol Metab，2015，100（5）：2137−2137.

［15］FISKEN R A，HEATH D A，BOLD A M. Hypercalcaemia−−a hospital survey［J］. Q J Med，1980，49（196）：405−418.

［16］FRASER W D. Hyperparathyroidism［J］. Lancet，2009，374（9684）：145−158.

［17］SOBLECHERO E G，CASTILLO M T F，CRESPO B J，et al. Neonatal hypercalcemia due to a homozygous mutation in the calcium−sensing receptor：failure of cinacalcet［J］. Neonatology，2013，104（2）：104−108.

［18］GARRIGUES G，BATISSE−LIGNIER M，UHRHAMMER N，et al. Rare duplication of the CDC73 gene and atypical hyperparathyroidism − jaw tumor syndrome：a case report and review of the literature［J］. Mol Genet Genomic Med，2023，14：e2133.

［19］IACOBONE M，CARNAILLE B，PALAZZO F F，et al. Hereditary hyperparathyroidism−−a consensus report of the European Society of Endocrine Surgeons（ESES）［J］. Langenbecks Arch Surg，2015，400（8）：867−886.

［20］KHALID A N，HOLLENBEAK C S，HIGGINBOTHAM B W，et al. Accuracy and definitive interpretation of preoperative technetium 99msestamibi imaging based on the discipline of the reader［J］. Head Neak，2009，31（5）576−582.

［21］KLOOS R T，ENG C，EVANS D B，et al. Medullary thyroid cancer：management guidelines of the American Thyroid Association［J］. Thyroid，2009，19（6）：565−612.

［22］LEMOS M C，THAKKER R V. Multiple endocrine neoplasia type 1（MEN1）：analysis of 1336 mutations reported in the first decade following identification of the gene[J]. Hum Mutat,2008,29(1):22-32.

[23]MARCOCCI C,CETANI F. Clinical practice. Primary hyperparathyroidism[J]. N Engl J Med,2011,365(25):2389-2397.

[24]MARINI F,CIANFEROTTI L,GIUSTI F,et al. Molecular genetics in primary hyperparathyroidism:the role of genetic tests in differential diagnosis,disease prevention strategy,and therapeutic planning. A 2017 update[J]. Clin Cases Miner Bone Metab,2017,14(1):60-70.

[25] MARX S J. Calcimimetic use in familial hypocalciuric hypercalcemia – a perspective in endocrinology[J]. J Clin Endocrinol Metab,2017,102(11):3933-3936.

[26]ONG G S,WALSH J P,STUCKEY B G,et al. The importance of measuring ionized calcium in characterizing calcium status and diagnosing primary hyperaparathyroidism[J]. J Clin Endocrinol Metab,2012,97(9):3138-3145.

[27]RAUE F,KRAIMPS J L,DRALLE H,et al. Primary hyperparathyroidism in multiple endocrine neoplasia type 2A[J]. J Intern Med,1995,238(4):369-373.

[28]ROCHE A M,BRANT J A,CHAI R L. Predictors of readmission and reoperation in patients undergoing parathyroidectomy for primary hyperparathyroidism [J]. Otolaryngol Head Neck Surg,2018,158(5):828-834.

[29]ROSEN C J. Primer on the metabolic bone diseases and disorders of mineral metabolism[M]. 8th ed. USA:A John Wiley & Sons,2013.

[30]SHARRETTS J M,SIMONDS W F. Clinical and molecular genetics of parathyroid neoplasms[J]. Best Pract Res Clin Endocrinol Metab,2010,24(3):491-502.

[31]SILVERBERG S J,CLAKE B,PEACOCK M,et al. Current issues in the presentation of asymptomatic primary hyperparathyroidism:proceedings of the Fourth International Workshop[J]. J Clin Endocrinol Metab,2014,99(10):3580-3594.

[32]TONELLI F,MARCUCCI T,GIUDICI F,et al. Surgical approach in hereditary hyperparathyroidism[J]. Endocr J,2009,56(7):827-841.

[33]VAN DER TUIN K,TOPS C M J,ADANK M A,et al. CDC73-related disorders:clinical manifestations and case detection in primary hyperparathyroidism[J]. J Clin Endocrinol Metab,2017,102(12):4534-4540.

[34]VANNUCCI L,BRANDI M L. Familial hypocalciuric hypercalcemia and neonatal severe hyperparathyroidism[J]. Front Horm Res,2019,51:52-62.

[35]WALKER M D,FLEISCHER J B,DI TULLIO M R,et al. Cardiac structure and diastolic function in mild primary hyperparathyroidism[J]. J Clin Endocrinol Metab,2010,95(5):2172-2179.

[36]WEAVER T D,SHAKIR M K M,HOANG T D. Hyperparathyroidism-jaw tumor syndrome[J]. Case Rep Oncol,2021,14(1):29-33.

[37]WESTIN G,BJORKLUND P,AKERSTROM G. Molecular genetics of parathyroid disease[J]. World J Surg,2009,33(11):2224-2233.

［38］WILHELM S M,WANG T S,RUAN D T,et al. The American Association of Endocrine Surgeons Guidelines for definitive management of primary hyperparathyroidism［J］. JAMA Surg,2016,151(10):959-968.

［39］WU B,WANG O,JIANG Y,et al. Atypical skelet al manifestations of rickets in a familial hypocalciuric hypercalcemia patient［J］. Bone Res,2017,5:17001.

［40］WYSOLMERSKI J J. Parathyroid hormone-related protein:an update［J］. J Clin Endoerinol Metab,2012,97(9):2947-2956.

［41］ZANOCCO K A,YEH M W. Primary hyperparathyroidism:effects on bone heal［J］. Endocrinol Metab Clin North Am,2017,46(1):87-104.

第七章

继发性甲状旁腺功能亢进症

继发性甲状旁腺功能亢进症(SHPT)是指某些疾病等多种因素刺激甲状旁腺,使之增生,分泌过多的 PTH 所致。通常发生于慢性肾功能不全,还可见于维生素 D 缺乏或抵抗、小肠吸收不良、骨软化症等疾病。

第一节 流行病学特征

随着透析技术的进步,慢性肾功能不全患者的生存时间明显延长,但是影响患者生活质量甚至危及生命的并发症也随之增加。SHPT 就是慢性肾脏病(CKD)患者常见的并发症之一,并且随着透析龄的延长,部分患者最终发展成难治性 SHPT,需要手术干预。

Malberti 等报道在透析龄<5 年的每 1 000 个患者中每年有 9.1 例发展成难治性 SHPT,需要行甲状旁腺切除术;而在透析龄>15 年的每 1 000 个患者中每年有 281.6 例发展成难治性 SHPT。统计数据说明透析龄与 SHPT 有显著的相关性,并且是 SHPT 的独立危险因素,这与长期的钙磷代谢紊乱和酸中毒有关。由此提醒我们,应该早期、合理地对 SHPT 进行干预。

Johal 的流行病学数据显示,随着患者肾小球滤过率(GFR)下降,PTH 水平升高的比例不断增加,当 GFR 下降至 20 mL/min 以下,透析患者 PTH 水平升高的比例高达 90%。

透析预后与实践模式研究(DOPPS 研究)的数据显示,2012—2015 年,与日本、北美和欧洲比较,中国患者(来自北京、上海、广州的 45 家透析中心 1 186 例血液透析患者)的平均血磷水平和iPTH 水平明显升高。血磷>2.26 mmol/L 的患者占比 27%,iPTH>600 ng/L 的患者占比 21%,均显著高于其他 DOPPS 国家和地区(北京市血液净化质控中心 2021 年数据显示,北京市血液透析患者中 iPTH>600 ng/L 的患者占比由 2007 年的 18.6% 下降到 2021 年的 9.6%)。

2016 年,上海一项单中心横断面研究显示,该中心 126 例维持性血液透析患者中,符合慢性肾脏病-矿物质和骨代谢异常(CKD-MBD)诊断标准的患者有 116 例,占 92%,其中血钙达标率为 35.71%,血磷达标率为 41.85%,iPTH 达标率为 58.73%。

卞维静等连续 5 年统计中日友好医院血液透析治疗超过 1 年并且全年普查 iPTH 超过 3 次的患者,以 iPTH≥300 ng/L 为 SHPT 判定标准(K/DOQI 指南建议的 SHPT 药物治疗标准),SHPT 的平均发病率为 52.47%。

根据中国肾脏病网络(CK-NET)2015 年度报告中显示的数据,我国接受血液透析治疗和腹膜透析治疗患者的估算患病率分别为每百万人口 402.18 人和 39.95 人,相当于 2015 年全国有大约 553 000 例血液透析患者和 55 000 例腹膜透析患者。全国血液透析登记系统(CNRDS)公布的数字显示,2018 年全国有 58 万透析患者,并且以每年 14% 的速度在增加。北京市血液净化质控中心 2021 年数据显示,北京市血液透析患者 iPTH≥300 ng/L 的占比为 35.9%。据此推算,我国目前因血液透析控制不佳继发的 SHPT 患者至少在 35 万。

但是以上数据严重低估了我国实际的透析患者,因为我国一些地区没有认真进行透析登记工作,直接导致患病率和治疗数据的漏报和缺失,包括 CKD-MBD 和 SHPT 的患病情况和治疗情况,都没有准确的全国性报告和数据。

第二节　发病机制

SHPT 的发生与原发性、三发性甲状旁腺功能亢进症发病机制不同,SHPT 是伴随肾功能恶化出现的一种适应性反应,是多种机制共同作用的结果。SHPT 的发生机制与体内内源性活性维生素 D 合成减少、钙磷代谢紊乱及骨代谢紊乱关系密切。SHPT 一方面导致骨代谢紊乱及广泛的心血管钙化;另一方面可能导致皮肤瘙痒,贫血或促红细胞生成素抵抗,以及神经组织与功能损伤等。随着 SHPT 的不断进展,患者的心血管事件发生风险与全因死亡风险显著增加。由此可见,治疗和管理 SHPT,是改善透析患者预后和生活质量不可或缺的关键环节。

2017 年改善全球肾脏病预后组织(KDIGO)CKD-MBD 指南认为血钙、血磷及 PTH 的控制同样重要,并指出遏制 SHPT 恶性循环发展的关键是 3D 原则(diet,dialysis,drugs)+PTH 水平控制。DOPPS 研究也明确指出:CKD 患者的 PTH>600 ng/L 将明显提高心血管疾病发病率、全因住院率和死亡风险。《中国慢性肾脏病-矿物质和骨异常诊治指南概要》在综合考虑 PTH 与骨组织学改变、全因死亡和心血管死亡风险、血管钙化及营养状况等指标的相关性,结合检测法之间的变异,建议:CKD G5D 期患者控制 iPTH 水平在正常上限的 2~9 倍。

SHPT 的经典发病机制源于 Bricker 倡导的权衡假说,其中 PTH 分泌过多是由肾衰竭引起的,这是对纠正钙、磷和维生素 D 代谢紊乱的生理反应。在肾功能丧失的透析患者中,由于甲状旁腺细胞增殖和 PTH 分泌的持续存在,PTH 通过肾脏控制生理矿物质平衡的失败导致甲状旁腺功能亢进症的进展。SHPT 的特点是促进 PTH 分泌和甲状旁腺细胞增殖(增生)。骨化三醇(维生素 D 的活性形式）、钙和磷的代谢紊乱参与 SHPT 的发病机制。钙通过 CaSR 作用于甲状旁腺，骨化三醇是 VDR 的配体，因此，CaSR 和 VDR 的异常与 SHPT 的发病机制有关。成纤维细胞生长因子 23（FGF23）也参与 SHPT 的发病机制。这些发现提示 SHPT 的发病机制涉及 PTH 分泌过多和甲状旁腺细胞增殖，主要由矿物质代谢异常和甲状旁腺本身引起。因此，SHPT 是由低维生素 D、低钙、高磷、高 FGF23 与 PTH 水平升高相互作用引起的。

肾衰竭导致的血维生素 D 水平降低通过多种机制促进 SHPT。维生素 D（通常是钙三醇）与 VDR 和视黄酸形成复合物，并与 PTH 基因中的维生素 D 反应元件结合，直接抑制 PTH 基因转录，因此钙三醇作为 VDR 配体的减少导致 PTH 基因抑制系统的抑制。SHPT 患者甲状旁腺中 VDR 表达降低，并且在尿毒症条件下钙三醇与 VDR 的结合能力发生改变，这也可能降低了钙三醇对 PTH 抑制的直接作用。此外，骨化三醇通过增加 CaSR 基因表达，间接抑制 PTH 分泌。在基础研究中，钙三醇已被证明可通过抑制细胞周期调节因子 c-myc 的转录因子、抑制转化生长因子-α（TGF-α）和诱导 p21 作为抑制剂来减少甲状旁腺细胞增殖细胞周期。此外，SHPT 中甲状旁腺 VDR 表达降低，并且随着 SHPT 从弥漫性增生到结节性增生的进展，VDR 显著下调。VDR 表达的下调本身可能与甲状旁腺细胞增殖有关，因为甲状旁腺中 VDR 降低与 SHPT 患者细胞周期抑制剂 p21 和 p27 的较低表达有关。TGF-α 通过表皮生长因子受体激活信号传导也参与了 VDR 表达的下调。

细胞外 Ca^{2+} 浓度是调节 PTH 分泌的主要因素。在"设定点"，钙抑制甲状旁腺细胞 PTH 分泌能力为 50%，而"设定点"在 SHPT 时向右移动，也就是说，甲状旁腺对细胞外 Ca^{2+} 浓度的敏感性发生了改变。CaSR 的异常参与了这种效应，并且在尿毒症动物模型和 SHPT 患者中，甲状旁腺组织中的 CaSR 基因表达降低。在 CaSR 基因表达降低的甲状旁腺中，PTH 分泌能力和细胞增殖能力增强，这种 CaSR 异常与 SHPT 的进展密切相关。影响甲状旁腺 CaSR 基因表达的因素有维生素 D 反应元件存在于 CaSR 基因的启动子区域，因此，维生素 D 的活性形式骨化三醇在转录水平调节 CaSR 基因表达。高磷饮食也影响 CaSR 基因表达，因为甲状旁腺 CaSR 基因表达随着尿毒症动物模型中高磷饮食引起的 SHPT 的进展而降低。由于甲状旁腺细胞增殖在 CaSR 基因表达降低之前增强，因此与甲状旁腺细胞增殖相关的因素可作为 CaSR 基因表达的调节因子。甲状旁腺发育所需的转录因子神经胶质细胞缺失 2 已被证明参与维持 CaSR 基因表达水平，并且拟钙剂可以上调尿毒症大鼠中降低的 CaSR 基因表达。

磷对 PTH 分泌的直接作用目前已被广泛认可。在接受透析的患者中，不含钙的磷酸盐结合剂可以抑制 PTH 而不会升高血清钙水平，表明高磷血症对 PTH 有影响。高磷血症促进 PTH 分泌和甲状旁腺细胞增殖。在尿毒症动物模型中，高磷饮食诱导甲状旁腺细胞增殖并增加血清磷，而血清钙和骨化三醇水平没有变化，表明磷可以直接刺激甲状旁腺细胞增殖。磷还参与 PTH 的转录后调节。由于 AUF1 是 PTH 基因的保护因子，因此在低磷环境中 AUF1 的减少会损害 PTH 基因的稳定性并影响 PTH 蛋白的转录后修饰。

Klotho 和 FGFR1 的复合物在甲状旁腺中表达为 FGF23 的受体，因此，甲状旁腺被认为是 FGF23 的靶器官。FGF23 不仅抑制 PTH 的分泌，而且抑制 PTH 的合成。甲状旁腺 FGFR1 和 Klotho 的表达降低导致对 FGF23 的反应降低（FGF23 抗性），这被认为有助于 FGF23 对 PTH 的抑制作用。在 SHPT 患者中，FGFR 和 Klotho 在具有活跃增殖能力的甲状旁腺中的表达降低。FGF23 对 PTH 的抑制作用可以被钙调神经磷酸酶抑制剂逆转，这表明有两种途径：Klotho 依赖性 ERK 介导的通路和

Klotho 非依赖性钙调神经磷酸酶介导的 NFAT 通路。FGFR1 表达的减少,而不是 Klotho 的表达,被认为与 SHPT 中的 FGF23 抗性有关。近年来,Klotho 介导的 PTH 分泌调节已在 Klotho 和 CaSR 双缺失小鼠中得到证实。CaSR 对 PTH 分泌的调节起主导作用,但 Klotho 在该调节中具有辅助作用,这在 CaSR 功能受到抑制时可能尤为重要。持续暴露于 FGF23 可以促进甲状旁腺细胞增殖和 PTH 分泌,表明 FGF23 可能是 PTH 的启动子。这证明了 FGF23 参与 PTH 调节的复杂性。因此,FGF23 在 SHPT 中的确切作用需要进一步研究,以确定是否需要适当控制 FGF23。

尽管 SHPT 的机制很复杂,但目前的主要治疗手段还是动态观察血 PTH、血磷、血钙的变化,及时控制上升趋势,减少 PTH 的产生,并遏制其腺体增生。且随着对 VDR、CaSR、FGF23 等因素在 SHPT 发生发展中所发挥作用的深入研究,SHPT 的药物治疗有了更多的新进展。

第三节 临床表现

慢性肾功能不全合并 SHPT 是一种早期临床表现不明显,但危害全身多个器官,疾病晚期致残甚至间接致死的疾病,主要包括骨病表现及骨外脏器损害。特点如下:①有长期慢性肾脏病导致的慢性肾功能不全病史。②骨病表现:骨痛是最常见的症状,常发生在承重骨、足跟、髋骨等部位,可伴明显压痛。初期仅表现为疼痛,晚期四肢活动受限。其他还有骨折、骨畸形、自发性肌腱断裂、关节周围炎等表现。③骨外脏器损害表现:心血管症状有高血压、动脉硬化、左心室肥大、反复心力衰竭等,其他症状有皮肤瘙痒、乏力衰弱、贫血加重、软组织和血管钙化等。④特殊临床表现:退缩人综合征。

一、骨病表现

CKD SHPT 在发病早期可以没有任何症状和 X 射线检查异常,仅仅有生化检查的异常,当患者出现骨痛等症状时,常常已进入疾病的中后期。

1.骨痛 在骨骼系统突出表现是骨痛和近端肌无力,也可以表现为轻度而广泛的关节痛,病情进展可形成骨畸形或骨折,甚至可以致残。骨痛可局限于后背下部、臀部或下肢骨,常发生在承重骨、足跟、髋骨,常为深部不甚固定的疼痛,受压、承重或转移体位可使疼痛加重。偶尔疼痛突然发生并局限于膝或踝部。SHPT 晚期可以出现骨骼的触痛。

2.骨折 由于骨骼广泛的骨强度降低,可以发生自发性骨折,常见于肋骨或脊柱压缩性骨折,导致胸廓畸形(胸骨前凸、胸椎后凸),身高缩短,也可以发生骨盆、下肢骨折等。通常 SHPT 的骨折少于低转化骨病和接受糖皮质激素治疗的肾移植患者。

3.急性关节周围炎 可表现为肩周炎,影响上肢抬举。

4.自发性肌腱断裂及肌肉软弱、肌病 严重的 SHPT 是造成自发性肌腱断裂的主要原因。由于

SHPT 患者活性维生素 D 缺乏、代谢性酸中毒等造成胶原合成异常,肌腱弹性组织变性,在某些重力情况下可致肌腱断裂。

5. 钙化防御　通常见于维持透析或肾移植后患者,表现为外周组织缺血性坏死,常见疼痛性斑点状皮疹,酷似网状青斑,在指(趾)尖、踝、膝或臀部表面可见紫色结节,进一步可发展为出血灶;病情进展发生皮肤坏疽后,可出现手指皮肤疼痛,部分患者出现手指坏疽。皮肤结节活检可见小动脉壁钙沉积伴小叶状脂肪坏死、钙化和中性粒细胞、淋巴细胞、巨噬细胞浸润。钙化防御患者预后很差,多死于败血症或缺血性疾病。目前在临床上,对于钙化防御的治疗主要是采用以硫代硫酸钠为主的综合治疗。硫代硫酸钠治疗钙化防御的机制主要是钙螯合、抗氧化应激、酸中毒、舒张血管、抗炎镇痛作用及钙化抑制因子作用等。

二、骨外脏器损伤表现

1. 对心血管系统的影响　慢性肾功能不全患者常合并高血压、左心室肥大、心肌缺血、动脉粥样硬化及心力衰竭等心血管疾病,其中 SHPT 是心血管疾病的主要非传统致病因素(高血压、糖尿病、高脂血症等)之一,PTH 水平升高直接或间接地与慢性肾功能不全患者心血管疾病的高发有关。

2. 转移性钙化及相关症状　在慢性肾功能不全 SHPT 患者合并血钙、血磷升高,钙磷乘积大于 70 时,常可发现骨骼以外组织的迁徙性钙化,如动脉血管壁、眼睛(表现为持续的"红眼")、内脏器官(心脏、肺等)、关节组织周围皮肤的钙化。

(1)心脏瓣膜钙化　严重时致主动脉、二尖瓣瓣膜关闭不全或狭窄,出现明显心脏杂音,导致心力衰竭;心肌钙化可加重尿毒症心肌病变,发生心力衰竭;传导束钙化可导致一度、二度甚至三度传导阻滞,严重者致阿-斯综合征。

(2)血管钙化　表现为主动脉弓钙化,四肢中、小动脉钙化并闭塞,透析血管瘘更容易栓塞,血管腔狭窄,严重者引起肢端缺血坏疽。

(3)肺钙化　可致肺间质病,肺部易感染,肺功能减退。

(4)皮肤钙化　表现为顽固性皮肤瘙痒、皮疹。

(5)其他脏器钙化　胃钙化可以致顽固性食欲减退,严重者可致胃出血。脑钙化可以出现性格变态、脾气古怪,脑功能障碍,脑电图有相应改变。骨髓钙化可呈顽固性贫血,对促红细胞生成素治疗抵抗,血小板功能下降。

3. 免疫系统表现　SHPT 患者发生感染的概率增加。

4. 皮肤表现　SHPT 患者常出现皮肤瘙痒,可能是由皮肤钙沉积及高 PTH 血症引起,瘙痒程度有时可很严重。顽固瘙痒往往提示有较严重的 SHPT。瘙痒的机制未完全阐明,可能由于尿毒症患者皮肤出现转移性钙化,钙含量增加,刺激皮肤末梢神经引起瘙痒,同时慢性肾衰竭患者血清组胺水平升高,其也是强力的瘙痒诱导物。少数 SHPT 患者可表现皮肤溃疡和组织坏死,为指、趾、踝部或小腿部皮肤溃疡,这些患者常有血管钙化,累及动脉中层使局部发生溃疡和坏死,甚至可累及肌肉,若合并感染,可致败血症并危及生命。

5. 血液系统表现　贫血是慢性肾功能不全的并发症之一。

6.神经系统表现 包括周围神经及中枢神经病变,周围神经病变如手套袜子样感觉障碍、肢端麻木、不安腿综合征、运动神经传导速度延长等;中枢神经系统病变如尿毒症脑病,不正常脑电图,以及头痛、嗜睡、意识改变、癫痫发作等。

7.自发性肌腱断裂 严重的SHPT是造成尿毒症患者自发性肌腱断裂的主要原因,由于SHPT患者 $1,25(OH)_2D_3$ 缺乏、代谢性酸中毒等造成胶原合成异常,肌腱弹性组织变性,在某些重力情况下可致肌腱断裂。

8.生长迟缓 慢性肾功能不全SHPT儿童可因营养不良、维生素D缺乏、代谢性酸中毒及骨病导致生长迟缓。

9.其他表现 SHPT与失眠、轻度抑郁、高血糖、糖耐量异常、营养不良等相关。

三、特殊临床表现——退缩人综合征

1980年,Horensten等报道了一个特殊的病例,患者为男性,37岁,行血液透析治疗9年,身高下降了28 cm,被诊断为"继发性甲状旁腺功能亢进症伴身高缩短"。Horensten首次将该病例称为退缩人综合征。此后,国外又有为数不多的类似病例报道:1981年,Lindsey报道了一例患者身高缩短,亦将其称为shrinkingman(退缩人)。1982年,Memmos等又报道了3例男性患者,其中2例行血液透析治疗10年以上,3例均有身高降低,骨活检显示SHPT骨损坏特征,也将其诊断为退缩人综合征。

我国最早由于宗周1987年报道1例透析8年患者,身高缩短19 cm,被诊断为"肾性骨营养不良、继发性甲状旁腺功能亢进症和退缩人综合征"。1996年,广州南方医院刘俊报道1例血液透析患者合并退缩人综合征,患者为男性,行血液透析治疗5年,身高缩短15 cm。

中日友好医院2 000多例SHPT手术患者中,退缩人综合征患者数量超过100例,这些患者全部伴随身高缩短,胸廓及多处骨骼明显畸形,其中最严重的一例患者身高缩短了25 cm。这些患者还表现出明显的面部和手指畸形,面部以腭、下颌骨改变为主,出现下颌变宽、下巴变厚变大、双颧隆起,鼻梁逐渐塌陷,双手指关节末节指尖上翘、变短、变粗。

第四节　诊　断

结合患者的临床表现(见本章第三节)、实验室检查及影像学检查结果,即可诊断本病。

一、实验室及相关骨病的辅助检查

1. 血生化指标

(1)血钙异常 SHPT患者早期常表现为低钙血症,晚期甲状旁腺对低钙血症失去反馈,会表现为高钙血症和正常血钙。对于低蛋白血症的患者,应计算校正后的血清总钙。

(2)高磷血症 慢性肾衰竭初期表现为餐后血磷升高,随着GFR降低,GFR在20~50 mL/min时出现持续性高磷血症,导致钙磷乘积升高。一些食欲减退的患者或范可尼综合征等肾小管疾病患者可以不出现高磷血症。

(3)高iPTH 这是诊断SHPT、判断肾性骨病程度和指导药物治疗的关键指标。在尿毒症早期,GFR<60 mL/min时,即可出现iPTH和PTH片段的蓄积,血浆水平轻度升高,到疾病后期升高更明显。

血PTH测定历经三代测定方法:第一代放射免疫测定法(RIAS),使用的标记抗体大多数与PTH的中间段和C端结合,少数与N端结合,所以PTH测定值不能反映临床实际状况,目前已被淘汰。第二代免疫放射测定法(IRMAS),称为iPTH检测法,为目前广泛应用的检测方法,各国际及国内指南的PTH数值都是基于此检测方法;但iPTH检测依然包含不含生物活性的甲状旁腺激素7-84片段[PTH(7-84)],因为肾衰竭患者PTH(7-84)大量蓄积且具有拮抗PTH(1-84)的作用,导致iPTH并不能准确反映SHPT真实严重程度。第三代环化酶(CAP)测定法,它使用的标记抗体只与PTH N端的1-8抗原决定簇结合,能特异地检测PTH(1-84),被称为wPTH(whole PTH),目前临床还没有普及。

(4)血$1,25(OH)_2D_3$降低 肾是合成$1,25(OH)_2D_3$的主要器官,肾衰竭时血浆$1,25(OH)_2D_3$水平下降,下降程度与肾衰竭程度平行。

2. 骨形成的生化指标

(1)碱性磷酸酶 慢性肾功能不全SHPT可出现碱性磷酸酶升高。碱性磷酸酶是一种糖基化蛋白质,由肠、肝、骨和各种器官的同工酶组成。SHPT时,增加的碱性磷酸酶同工酶主要来自骨骼。虽然血清碱性磷酸酶在3类骨病(纤维性骨炎、骨软化和混合型)中都可以升高,但碱性磷酸酶明显升高是纤维性骨炎最突出的特征。

(2)骨钙素 骨钙素是一种由成骨细胞产生的依赖维生素K的蛋白,它是骨中丰富的非胶原蛋白,由成骨细胞释放到骨间质中并进入血液循环。虽然,骨钙素水平反映了骨形成的状况,但在慢性肾功能不全时该蛋白的肾脏清除率降低,于是血骨钙素水平升高。其升高的水平仍有助于鉴别低转化型骨病与无力型骨病,低转化型骨病患者血骨钙素水平明显低于高转化型。

(3)血清Ⅰ型前胶原羧基端前肽和Ⅰ型前胶原氨基端前肽 Ⅰ型前胶原羧基端前肽(PICP)是胶原合成的副产品,并且Ⅰ型胶原是骨中最丰富的蛋白质,其在骨基质的蛋白中>90%,因此,PICP已被用为骨生成的指标。Ⅰ型前胶原氨基端前肽(PINP)和PICP均是由成骨细胞合成并排出的前胶原纤维的细胞外分解产物,二者在血液循环中的水平主要反映Ⅰ型胶原的合成速率及骨转换情况,升高提示Ⅰ型胶原合成速率加快,骨转换活跃。PICP、PINP作为骨形成指标主要反映骨形成。

（4）吡啉啶交联胶原　这是Ⅰ型和Ⅱ型胶原的分解产物,是反映骨吸收的可靠指标,与破骨细胞所覆盖的骨面积呈良好的相关性。

3.骨重吸收的生化指标

（1）Ⅰ型胶原吡啶交联终肽　Ⅰ型胶原吡啶交联终肽(ICTP)是Ⅰ型胶原降解的产物,在Ⅰ型胶原降解过程中,该肽段被完整地释放入血清,在骨破坏加快的情况下,血清ICTP水平会升高。ICTP作为骨重吸收指标主要反映骨破坏,低血清ICTP水平对闭经后的激素替代治疗反应差。ICTP的排出取决于GFR,透析患者常会伴有高水平的ICTP,需要综合评价。

（2）其他反映破骨细胞功能的指标　还有血清抗酒石酸酸性磷酸酶、游离羟谷氨酸、非胶原蛋白片段、尿羟脯氨酸、羟赖氨酸糖苷、吡啶酸与脱氧吡啶酸相关多肽及胶原交联等。不常应用于HPT的诊断和治疗监测。

4.骨骼X射线检查　骨骼X射线检查方便、价廉,是诊断SHPT骨骼系统变化首要辅助检查。X射线检查主要表现为骨膜下侵蚀、骨膜增厚、骨硬化、骨质疏松、病理性骨折、异位钙化等。骨内膜、骨皮质和骨膜下骨质吸收,末端指骨腐蚀性样变,甚至形成小陷窝,骨膜周围可有纤维化、硬化。尤其是头颅、骨盆、双手的X射线片的改变对诊断SHPT骨病具有很大的意义。

5.MRI检查　MRI可以从骨骼信号改变进一步明确肾性骨病诊断,由于胶原纤维增加及脂肪增加,可使T1时间变短,故信号强度可增加。脊椎骨造血骨髓的增加或者成骨矿物质增加,可使信号降低,若用T1加权像及短反转时间反转恢复(STIR)脂肪抑制图像,可以显示骨的异常,如骨皮质增厚、骨小梁的改变,显示骨内囊性改变及骨坏死均较X射线片更佳,同时在骨髓腔内可发现非特异性信号改变,故MRI对肾性骨病的诊断价值较X射线片更佳。

6.骨密度测定　骨密度对于预测骨质疏松患者是否发生骨折,是一个较可靠的参数。但不论是双光子吸收测定,还是双能X射线吸收测定,测量结果均是皮质骨和松质骨的总和,为二维结构骨密度,都只能给出骨矿物质含量信息,不能消除骨皮质、骨质增生和硬化等对骨密度测量的影响,也不能确定骨病类型、骨转化率和骨铝含量。

7.腰椎骨密度定量CT检测　定量CT横断扫描能分别测量骨皮质和骨松质,所测结果是三维结构骨密度,是真正的骨密度,能反映实际骨矿物质含量的变化。定量CT检测骨密度尤其是椎体定量CT的无创性骨矿物质测定,其精确性及对松质骨测量的灵敏度均很高,能够消除各种影响骨密度的干扰因素,因而检测结果准确可靠,便于临床比较和应用。

8.同位素骨扫描　用^{99m}Tc磷酸盐等作为示踪剂,可以对全身骨骼进行扫描,或进行局部骨扫描,以显示骨骼形态与密度。其突出优点是骨骼病灶显影清晰,对骨肿瘤有特殊诊断价值,可早期发现骨肿瘤和代谢性骨病所引起的局限性骨损害(如纤维囊性骨炎)。此外,对骨关节病、骨质疏松症、变形性骨炎的诊断和疗效评定等也有一定价值。缺点是对病灶不能定性、各种代谢性骨病除纤维囊性骨炎外,在扫描图上均缺乏特异性表现,临床上主要用于疑似甲状旁腺癌患者的骨转移排查。

二、甲状旁腺影像学检查

1. 甲状旁腺的超声检查　超声与其他几种影像学检查相比,具有简单、方便、安全、价廉等独特优势,而且可作为穿刺及介入治疗的引导,故作为首选的诊断检查方法。超声造影可以提供更多的动态对比,以鉴别难以辨认的甲状旁腺和淋巴结。甲状旁腺超声检查时,强烈建议同时检查甲状腺和颈淋巴结,以避免漏诊同时存在的甲状腺高风险结节而造成患者二次手术。

2. 甲状旁腺的 CT 检查　CT 检查可以更细致准确地观察病变,进行二维图像分析,CT 扫描密度分辨率高,可清晰显示病变的部位、性质、大小、包膜情况及毗邻关系,薄层扫描还可以在影像存储与传输系统(PACS)进行三维重建。通常可以发现甲状旁腺弥漫性或结节样增生、腺瘤形成,甚至可以发现异位增生的甲状旁腺腺瘤,如纵隔内腺瘤、胸骨后腺瘤等,少数 SHPT 病例可在肿块的边缘出现不规则钙化。CT 检查为临床的病因、诊断和手术治疗提供了准确有效的图像依据。目前多数 ^{99m}Tc-MIBI 断层检查都会同时做薄层 CT 的融合重建,所以做了 ^{99m}Tc-MIBI 检查通常就可以不用单独再做颈部 CT 检查。

3. 甲状旁腺的 MRI 检查　用于甲状旁腺的定位,阳性率不到 75%,且费用较贵,检查时间长,临床一般很少用作常规检查。

4. 甲状旁腺的放射性核素显像　甲状旁腺放射性核素显像对甲状旁腺疾病的诊断具有独特的价值,用于对甲状旁腺腺瘤和功能亢进的甲状旁腺术前的精确定位诊断,其检测敏感度与血清 PTH 水平相一致。

双时相 ^{99m}Tc-MIBI 甲状旁腺显像是公认的最灵敏的无创性甲状旁腺功能亢进症影像学检查,尤其对于超声检查遗漏的甲状旁腺或者异位甲状旁腺, ^{99m}Tc-MIBI SPECT 往往起着决定性的诊断作用。 ^{99m}Tc-MIBI SPECT 的敏感度为 50%~70%。影响甲状旁腺的因素很多,其中甲状旁腺大小是重要因素:大于 1 g 时, ^{99m}Tc-MIBI SPECT 显像的敏感度可大于 90%;小于 0.5 g 时,敏感度则小于 50%。操作方法、处理程序及仪器设备等,也均对敏感度有所影响。 ^{99m}Tc-MIBI SPECT 因对高代谢的甲状旁腺敏感度和特异度都很高,且费用不是很昂贵,目前在甲状旁腺疾病诊断中广泛应用于临床。对于超声检查没有明确发现 4 枚增生甲状旁腺的 SHPT 和所有的原发性甲状旁腺功能亢进症,都建议行 ^{99m}Tc-MIBI SPECT 检查:前者是为了寻找异位甲状旁腺,避免手术遗漏;后者是为了明确引起原发性甲状旁腺功能亢进症的责任甲状旁腺,避免术中过度探查。

在恶性肿瘤检查中广泛应用的 ^{18}F-FDG PET/CT 对于 SHPT 的敏感度和特异度均低于 ^{99m}Tc-MIBI SPECT,且费用昂贵,不是 SHPT 的常规检查。近年来新型示踪剂的应用,使得 PET 检查在甲状旁腺功能亢进症可以获得更高的敏感度,对于 ^{99m}Tc-MIBI SPECT 阴性的一些病例,新型示踪剂 PET/CT 可能会获得阳性结果。Schalin-Jäntti 等的研究中, ^{11}C-MET PET/CT 的灵敏度可以达到 65%。Orevi 等对比了 40 例甲状旁腺功能亢进症患者的 ^{11}C-Choline PET/CT 和 ^{99m}Tc-MIBI/^{99m}TcO$_4^-$ 显像,两种显像技术都精确地鉴别了其中 23 例患者的甲状旁腺病灶。Traub-Weidinger 等的研究调查了甲状旁腺功能亢进症复发且颈部再次手术前 ^{99m}Tc-MIBI 显像阴性的患者, ^{11}C-MET PET/CT 检查中 6/15（40%）的患者阳性。Lezaic 等比较了^{18}F-FCH PET/CT（在 5 min 和 60 min 采集图像）和双时相^{99m}Tc-MIBI SPECT，发现^{18}F-FCH PET/CT 灵敏度高于^{99m}Tc-MIBI SPECT（92% 与 64%），且前者有更高的分辨率和更短的成像时间。但新型示踪剂 PET 存在示踪剂使用范围窄和费用更昂贵，特别是^{11}C 的半衰期过短、不易保存等问题，很难普及使用。

三、穿刺活检

穿刺活检不是 SHPT 的常规检查，但甲状旁腺超声检查时若发现甲状腺高风险结节，则强烈建议先行甲状腺细针穿刺细胞学+基因检测，若为恶性，则同期行甲状旁腺切除+甲状腺癌根治术，以避免患者再次手术。

甲状旁腺是极少数不建议穿刺活检的组织，因为对于甲状旁腺，不论是 FNA 的细胞学病理，还是空芯针穿刺活检的组织学病理，都无法判断穿刺样本的良恶性。只有对于异位组织需要判断是否是甲状旁腺来源的时候，可以行 FNA 送检 PTH+细胞学。例如甲状旁腺占位，同时发现侧颈淋巴结异常，可行超声引导下淋巴结 FNA，若 PTH 明显升高和/或细胞学检查可见甲状旁腺来源，则可成为甲状旁腺癌的临床诊断提示和病理诊断依据。

第五节　治　疗

一、指南推荐

2017 年改善全球肾脏病预后组织（KDIGO）慢性肾脏病-矿物质和骨异常（CKD-MBD）指南提到：对 CKD 3a～5 期非透析患者，基于临床终点（住院、骨折或死亡等）的理想 PTH 水平尚不明确。然而，对于 PTH 水平进行性升高或持续高于正常上限的患者，建议首先评估是否存在可修正的因素，包括高磷血症、高磷摄入、低钙血症和维生素 D 缺乏。相较 2009 版 KDIGO 指南，高磷摄入是新版指南新增描述，因高磷饮食可能导致 SHPT，此描述强调了饮食控制的重要性。在非透析 CKD 3a～5 期患者中，针对 PTH 治疗的人群从旧版指南的 PTH 水平高于正常上限，改为 PTH 水平持续升高或持续高于正常上限，原因为 PTH 水平轻度上升可能是肾功能下降的适应性反应，此更改更强调动态变化。因诸多因素可影响 PTH 水平测定，针对 PTH 的治疗不能仅仅基于单次检测值升高。

国家肾脏疾病临床医学研究中心组织编写的《中国慢性肾脏病矿物质和骨异常诊治指南概要》（2019 年），对于 SHPT 的治疗建议及证据级别如下。

（1）非透析 CKD G3a～G5 期患者最佳 iPTH 水平目前尚不清楚。iPTH 水平进行性升高或持续

高于正常上限的患者,建议评估是否存在以下可干预因素:高磷血症、低钙血症、高磷摄入、维生素 D 缺乏。(2C)

(2)建议 CKD G5D 期患者的 iPTH 水平应维持在正常上限的 2~9 倍。(2C)

(3)CKD G3a ~ G5 期未接受透析的成年患者,不建议常规使用活性维生素 D 及其类似物。(2C)

伴严重、进行性甲状旁腺功能亢进的 CKD G4~ G5 期患者,可使用活性维生素 D 及其类似物。(未分类)

儿童患者可考虑使用活性维生素 D 及其类似物,以维持患儿血钙水平在相应年龄的正常范围。(未分类)

(4)CKD G5D 期需要降 PTH 治疗的患者,建议使用活性维生素 D 及其类似物、拟钙剂,或使用活性维生素 D 及其类似物联合拟钙剂治疗。(2B)

(5)甲状旁腺切除术指征:CKD G3a ~ G5D 期合并药物治疗无效的严重 SHPT 患者,建议行甲状旁腺切除术。(2B)

(6)当出现下列情况时,建议行甲状旁腺切除术。(未分级)

1)iPTH 持续>800 ng/L(定义为严重 SHPT)。

2)药物治疗无效的持续性高钙和/或高磷血症。

3)具备至少一个甲状旁腺增大的影像学证据,如高频彩色超声显示甲状旁腺增大,直径>1 cm 并且有丰富的血流。

4)既往对活性维生素 D 及其类似物药物治疗抵抗。

(7)甲状旁腺切除术手术方式主要有 3 种:甲状旁腺全切除+自体移植术(tPTX+AT)、甲状旁腺次全切除术(sPTX)和甲状旁腺全切除术(tPTX)。(未分级)

二、降低血磷

KDIGO 2017 指南建议对 CKD 3a ~ 5D 期患者,降磷治疗应基于持续升高的血磷,将血磷降至接近正常值。目前无证据表明早期预防性治疗高磷血症可使临床获益,只有持续性高磷血症需要降磷治疗。

(一)限制饮食中磷的摄入

磷广泛存在于各种食物中,蛋白质中含磷较高,如肉类、奶制品、家禽、鱼、软饮料(如可乐)、谷物、豆类等,正常人每日摄入磷 1 000~ 1 180 mg,与蛋白质的摄入相平行,因此低蛋白饮食是减少磷摄入的主要方法。极低蛋白饮食加必需氨基酸和 α-酮酸可将每日磷摄入限制在 3~ 5 mg/kg,且不出现营养不良。但透析患者为了维持正氮平衡,每日需摄入蛋白质 1.2 g/kg,其中含磷可达 920~ 1 120 mg,故透析患者合理应用磷结合剂更重要。

一般每克蛋白质含磷 15 mg 左右,假设患者体重为 70 kg,若为透析前,要求患者每千克体重摄入0.6 g 蛋白,则摄入磷 15 mg×0.6×70＝630 mg;按每千克体重 1.0 g 蛋白,则每日由饮食摄入的磷为1 050 mg。为了保证透析患者的营养,要求其每千克体重摄入 1.0~1.2 g 蛋白,则难以避免高磷血症,这与高蛋白饮食矛盾。所以,长期进行饮食限磷需要寻找最低含磷比例的食物,实际应用是有困难的,患者很难接受,主要取决于合作程度与积极性,还应该配备肾病营养师,经常对患者进行饮食指导。

要选择并限量食用含磷较少的食物,在这里,患者的依从性是最重要的,控制饮食磷摄入量在 800~1 000 mg/d,有助于控制高磷血症。虽然慢性肾衰竭非透析患者提倡优质低蛋白饮食,限磷摄入不易实现,且难以维持良好的营养状态;而透析患者由于其体内蛋白消耗过多,每日需要 1.2 g/kg 体重的高蛋白饮食,故限磷饮食更加困难,需要服用磷结合剂和利用透析降磷。研究发现,血磷与肾衰竭患者病死率之间存在着明显的相关性,当血磷高于 5.5 mg/dL 或钙磷乘积>55 mg^2/dL^2 时,肾衰竭患者死亡相对危险系数明显升高。因此严格控制血磷,使钙磷乘积<55 mg^2/dL^2,将有助于纠正 SHPT 和延长患者的寿命。

对慢性肾衰竭患者进行饮食管理(如限制豆制品、动物内脏、奶制品等)早已证明是一种对防治或纠正 SHPT,降低高转运骨病组织学改变的有效措施。已有一些低磷高蛋白食品市售,如低磷低钾奶粉就是一种尿毒症患者理想的高蛋白低磷食品,但由于价格高,口感不好,未被多数透析患者接受。

(二)口服磷结合剂

由于各种透析方式都不足以有效降低血磷水平,故利用各种药物抑制肠道磷的吸收已成为治疗高磷血症的主要措施,这类药物都被要求在餐中服用,以很好地结合食物中的磷。磷结合剂的初始剂量应该由营养师计算。

1. 含铝的磷结合剂　1981 年以前使用的磷结合剂为含铝的磷结合剂(氢氧化铝),降磷效果明显,曾一度风行,后来发现较多血液透析患者发生铝中毒,表现为骨软化、骨折、肌病、小细胞贫血和致死性脑病,与摄入铝制剂过多有关,现已很少使用。所以目前多数学者认为只在其他降磷措施无效时,或血磷水平高于 7.0 mg/dL 时,可以短期(1 个月)应用低剂量氢氧化铝,如 2~3 g/d。儿童透析患者易发生铝中毒,禁止用含铝的磷结合剂。

2. 含钙的磷结合剂　包括碳酸钙和醋酸钙,该类药物可以有效降低血磷水平,直接抑制 PTH 分泌,预防和治疗 SHPT。K/DOQI 2002 指南建议初始降磷可选择含钙的磷结合剂,每天摄入的元素钙总量不应超过 1.5 g,包括饮食以内的钙摄入量不应超过 2.0 g/d。含钙的磷结合剂最好在餐前10 ~ 15 min 或餐中服用,以达到最大的磷结合作用。血磷水平仍高于 5.5 mg/dL 的患者可考虑联合应用磷结合剂。

应用钙作为磷结合剂所付出的最大代价是大量未与磷结合的钙被肠道吸收,并有可能沉积于软组织,特别在血浆磷仍然升高时更明显。最近有较多报道证明了口服钙盐的摄入与软组织钙化间的联系,长期透析患者冠状动脉钙化的发病率增加,与广泛应用含钙的磷结合剂有关。含钙的磷结合剂一般不应用于校正血清总钙高于 2.54 mmol/L 或连续 2 次 iPTH<150 ng/L 的患者,在与活性维生素 D 代谢产物同时服用时,因为这种联合用药治疗能使转移性钙化的危险更高。对已经存在转移性钙化,如血管钙化的患者,不应该选择含钙的磷结合剂。

3. 不含钙和铝的磷结合剂　KDIGO 2017 指南建议限制 CKD 3a ~ 5D 期患者含钙、磷结合剂的使用剂量。在 KDIGO 2009 指南中,仅对持续性或复发性高钙血症、伴有动脉钙化、无动力型骨病及持续性低 PTH 水平患者限制含钙、磷结合剂的使用,但新的随机对照研究结果提示,CKD 3a~5D 期合并高磷血症的患者均应限制含钙、磷结合剂的使用。Block 等在一项预防性降磷治疗的研究中发现,CKD 3b~4 期患者使用磷结合剂后,FGF23 水平并无下降,却可导致正钙平衡,冠状动脉钙化分数明显升高,且含钙、磷结合剂和非含钙、磷结合剂均可加快血管钙化的速度。另两项随机对照研究结果显示,对 CKD 3~4 期或透析患者,非含钙、磷结合剂均有较好的生存获益。

盐酸司维拉姆(商品名为 Renagel)是第一种被广泛应用于临床的非铝、非钙的磷结合剂,主要成分为多聚盐酸丙烯胺,在胃肠道内不被吸收而随粪便排泄。临床试验表明,盐酸司维拉姆与含钙的磷结合剂一样能够有效降低血磷水平,对血液透析患者进行 8 周治疗的降磷效果与醋酸钙相似,但钙磷乘积更低,高钙血症的发生率只有 5%,而醋酸钙则有 22%。此外,盐酸司维拉姆还能降低血清低密度脂蛋白、胆固醇和载脂蛋白 B 水平。虽然治疗高磷血症效果较好,但盐酸司维拉姆仍有许多不足:①使用剂量大,价格较高,部分患者有胃肠道副作用,患者依从性差。②在 pH 值为 7 时药效最佳,pH 值较低时结合磷酸盐的能力显著降低,而其在体内与磷的结合主要位于胃和近端小肠。③大剂量时能显著降低脂溶性维生素 A、维生素 D、维生素 E、维生素 K 的吸收。为维持血浆磷<5.5 mmol/L,盐酸司维拉姆每天的剂量为(3~5)×800 mg。因此,盐酸司维拉姆虽然能有效降低血磷水平,不增加金属离子的蓄积,但仍然不是最理想的磷结合剂。

碳酸司维拉姆具有与盐酸司维拉姆同样的降磷和降低胆固醇作用,同时又有纠正酸中毒的疗效,其胃肠道副作用明显低于盐酸司维拉姆。

4.其他不含钙和铝的磷结合剂　碳酸镧是不含钙和铝的磷结合剂,其与磷结合后形成不易溶解、不易被消化吸收的镧盐,几乎不被肠道吸收,极少量被吸收的镧通过胆汁及肠壁分泌排入肠道内,经粪便排出体外,而且碳酸镧不含钙,不增加胃肠道的钙负荷,即使加用活性维生素 D 也不会引起明显的血钙升高。与碳酸钙比较,碳酸镧能更有效降低钙磷乘积,更少发生高钙血症。尽管疗效确切,但人们担心这种稀有金属长期在体内微量缓慢聚集可能会产生毒性。

(三)充分透析

血液透析不仅可以清除血液中含氮废物,也可纠正代谢性酸中毒,清除体内过量的磷,减慢 SHPT 的进展,不过体内磷主要分布于细胞内和组织中,细胞外液浓度较低,因此常规血液透析难以有效降低血磷水平。透析方式的选择可以影响血清磷的水平,临床研究表明,持续性不卧床腹膜透析对血磷的控制效果优于普通的血液透析;而高通量与低通量透析膜的血液透析对血磷的清除没有明显差别。血液透析开始 1~2 h 对磷的清除效果较好,以后效果渐差。磷清除量取决于透析前的血磷水平、透析膜面积、超滤率和血液透析频率,如透析患者磷的摄入量是 800 mg/d,肠道吸收 60%~70%,则每周约有 4 000 mg 磷被吸收,4 h 血液透析可清除 700~1 000 mg 的磷,每周 3 次血液透析可以清除 2.1~3.0 g 的磷,腹膜透析每周可清除约 2.2 g 的磷。所以,透析清除即使是对严格限制磷摄入的患者也是不充分的。强化透析的方式如延长透析时间和/或增加透析频率,以及采用每日透析的方法,都可以提高血磷的清除率,但其实施亦受到多重因素的限制。在血液透析患者中,增加透析时间可以增加磷的清除。在法国 Tassin 中心,每周 3 次、每次 8 h 的透析能使患者减少磷结合剂的使用,甚至需要增加饮食中磷的摄入。有研究显示,增加血流量和增加透析膜的面积都可以显著增加磷的清除,但未观察到增加透析液流量能增加磷的清除;还有研究显示,进行血液透析滤过或使用高通量透析器进行血液透析也能显著增加磷的清除。

强化血液透析有多个途径:增加透析膜的面积,如从 1 m² 增加到 2 m²,这样每次透析能排出更多的磷。另一种是增加透析频度,或者增加每次的透析时间(如从每次 4 h,每周 3 次到每次 5 或 6 h,每周 3 次,或者从每周 3 次增多至每周 6 次)。最好的方法是每次用较长时间进行透析,如每次 8 h,每周 3 次。这已经被法国 Tassin 透析中心的经验很有说服力地证实了,那里的慢性透析患者的血磷水平,在不服用任何磷结合剂的情况下,都能维持在正常范围。还有一种类似的优异的方法,可以改善对血磷的控制,同时又减少磷结合剂的摄入,这种方法就是最近提出的每日进行短时血液透析的方案。利用每天夜间透析,这些患者由于"过度透析",甚至一些患者还需要额外补充口服磷制剂。

三、调整血钙水平

营养学专家建议不同年龄应该有不同的钙平衡,儿童及青少年应该是正平衡(200~300 mg/d),19~30 岁为轻度正平衡(10~50 mg/d),成年人基本为零平衡,老年人为负平衡。推荐青少年每天摄入的元素钙总量可达 2.0~2.5 g,而成人每天摄入的元素钙总量不应超过 1.5 g(1.0~1.5 g),CKD 患者每天钙摄入通常减少,只有 0.5 g 左右,其余的 0.5~1.0 g 钙应该由钙剂获得。考虑一些患者由于高磷血症需要应用磷结合剂,建议包括饮食以内的钙摄入量不应超过 2.0 g/d,对于摄入元素钙超过 2.0 g/d 的患者,为了防止发生转移性钙化,不建议应用钙剂降低血磷水平。

1. 口服钙剂　CKD 3、4 期患者血钙通常是低的,可以通过小剂量的钙剂达到补充钙、控制磷的效果。复方 α-酮酸因为含有较高的钙,不含磷,也是应该推荐的补钙品种。

CKD 5 期尿毒症患者每天摄取钙大约只有 500 mg 或更少,因此机体可能处于一种钙的负平衡状态。另外,由于血清钙三醇水平降低,小肠对钙的吸收减少。补救的方法是给患者口服补钙,可以是碳酸钙或醋酸钙,并保持透析液中适当的钙浓度,以防止发生低钙血症。如果补钙治疗目的仅仅是增加钙吸收,钙剂应该在两餐之间或夜晚口服;如果目的是降磷,钙剂应该在餐中嚼碎口服。其他的钙剂包括氨基酮酸钙和柠檬酸钙,应避免给尿毒症患者用柠檬酸钙,尤其在服用含铝制剂时,因为柠檬酸钙能促进肠道对铝的吸收,患者容易发生铝中毒。

KDIGO 2017 指南也指出:成年 CKD 3a~5D 期患者应避免高钙血症;儿童和青少年 CKD 3a~5D 期患者,则建议将血钙维持在与年龄相符的正常范围。

2. 透析液钙水平　血液透析液中的 Ca^{2+} 浓度应该在 1.25~1.5 mmol/dL。较低的钙水平可能加剧低钙血症并刺激 PTH 分泌,可用于低转运骨病或因为活性维生素 D 治疗发生的高钙血症。而 1.75 mmol/L 钙透析液则可增加患者全因死亡率和心血管事件(KDIGO 2017 指南)。

四、活性维生素 D 的应用

1. 活性维生素 D 即 $1,25(OH)_2D_3$ 的作用机制

（1）直接作用 作用于甲状旁腺，降低 *PTH* 基因的转录，减少甲状旁腺细胞的增殖，抑制 PTH 的合成与分泌；增加甲状旁腺 VDR 数目，增加甲状旁腺对钙的敏感性，使钙调定点恢复正常。

（2）间接作用 促进小肠对钙的吸收，提高血钙水平，反馈抑制 PTH 分泌。

（3）骨骼作用 作用于骨骼的 VDR，增加 VDR 的数目与敏感性，调节骨代谢，促进骨形成，从而有效缓解骨痛。

2. 活性维生素 D 治疗的原则

（1）K/DOQI 2002 指南意见 CKD 3 期 iPTH>70 ng/L、CKD 4 期 iPTH>110 ng/L、CDK 5 期 iPTH>300 ng/L，应使用活性维生素 D 治疗。

（2）中华医学会肾脏病分会的中国的活性维生素 D 治疗 SHPT 专家共识（2003） 基本同 K/DOQI 2002 指南。

（3）日本透析医学会的 SHPT 指南（JDOQI 2006 指南） CKD 5 期 iPTH 的目标值为 60～180 ng/L 时患者死亡率最低，推荐 iPTH>180 ng/L 就可以使用活性维生素 D 治疗。

（4）《中国慢性肾脏病矿物质和骨异常诊治指南概要》（2019）建议 CKD G3a～G5 期未接受透析的成年患者，不建议常规使用活性维生素 D 及其类似物（2C）；伴严重、进行性甲状旁腺功能亢进症的 CKD G4～G5 期患者，可使用活性维生素 D 及其类似物（未分类）。与 KDIGO 2017 指南意见一致。

3. 活性维生素 D 的化学成分及药代动力学 活性维生素 D 制剂主要指骨化三醇（也称钙三醇，calcitriol，商品名为罗盖全），主要化学成分是 $1,25(OH)_2D_3$；另外还有阿法骨化二醇（alfacalcidol，商品名为阿法迪三），化学成分为 $1\alpha(OH)_2D_3$。前者是生理代谢物，后者是人工合成类似物，二者作用机制一样，前者直接作用于 $1,25(OH)_2D_3$ 受体，后者需要经过肝脏代谢转变为 $1,25(OH)_2D_3$。骨化三醇的问世成为治疗 SHPT 的重要里程碑。

骨化三醇为双羟维生素 D_3，口服后在小肠内很快吸收，在体内无须肝肾羟化激活，就能被机体直接利用。其血药浓度不受肝肾功能的影响，也不额外增加肝肾负担。在服药后的 2 h 就能达到血药浓度的高峰，7 h 后尿钙水平升高，半衰期为 9～10 h，因此药物不易在体内蓄积。代谢产物主要为无活性的 $1,24,25(OH)_3D_3$，通过肝肾双线排泄，80% 经肝脏由胆道排出，20% 经肾脏排泄。在慢性肾衰竭患者中，骨化三醇的生物利用度为 72.2%，单羟基的 $1\alpha(OH)D_3$ 生物利用度为 29.9%。

骨化三醇与噻嗪类利尿剂合用会增加高钙血症的危险。对正在进行洋地黄类药物治疗的患者，应谨慎制定骨化三醇的用量，因为这类患者如发生高钙血症，可能会诱发心律失常。含镁药物（如抗酸药）可能导致高镁血症，故长期接受透析的患者使用骨化三醇进行治疗时，不能服用这类药物。使用二苯乙内酰胺或苯巴比妥等酶诱导剂，可能会增加骨化三醇的代谢，从而使其血药浓度降低。如果同时服用这类制剂，则应增加骨化三醇的药物剂量。消胆胺能降低脂溶性维生素在肠道的吸收，故可能诱导骨化三醇在肠道的吸收不良。

4. 新型活性维生素 D 新型活性维生素 D 同样具有抑制 PTH 的作用,而较少导致高钙血症和高磷血症的不良反应,主要产品有度骨化醇、帕立骨化醇、22-氧化钙三醇、Maxicalcitol 和 Falecalcitol。新型活性维生素 D 可以使 PTH 下降 50% 需要的时间明显缩短,而且较少发生高钙血症和高磷血症。

活性维生素 D 类药物用于临床治疗 SHPT 有近 30 年的历史,有学者称经历了 4 个时代,钙三醇为第一代活性维生素 D,阿法骨化醇为第二代活性维生素 D,度骨化醇、帕立骨化醇和 22-氧化钙三醇为第三代活性维生素 D,CaSR 激动剂为第四代活性维生素 D。

五、钙敏感受体激动剂

西那卡塞(cinacalcet)是 NPS Pharmaceuticals 公司研发的全球第一款作用于 CaSR 的变构激动剂,通过结合至器官组织中的 CaSR,提高 CaSR 对 Ca^{2+} 的敏感性,从而变构激活 CaSR,直接抑制 PTH 的分泌和甲状旁腺细胞的增殖。目前获批的适应证包括 CKD 维持透析患者的 SHPT、甲状旁腺癌患者和原发性甲状旁腺功能亢进症患者的高钙血症。

NPS Pharmaceuticals 公司将专利分别授权给安进(Amgen)公司和协和发酵麒麟株式会社:安进公司的产品于 2004 年 3 月在美国获批,商品名为 Sensipar,2004 年 12 月在欧洲获批,商品名为 Mimpara;协和发酵麒麟株式会社的产品于 2007 年 10 月在日本获批,商品名为 Regpara,于 2014 年 6 月在中国大陆获批。2021 年 6 月 23 日,国家第五批药品集中带量采购目录公布,其中西那卡塞以 6 进 4 的格局进入集采。

2008 年西那卡塞在日本上市使用后,甲状旁腺切除术比例降低约 39%,被誉为"药物性甲状旁腺切除术"。Block 等报道,西那卡塞治疗 iPTH 为 500~800 ng/L 的患者中,有 69% iPTH 下降 $\geq$30%,iPTH>800 ng/L 的患者中 iPTH 下降 $\geq$30% 比例为 63%,43% 的患者 iPTH$\leq$250 ng/L。Fukagawa 等研究发现,在 iPTH 中位数为 606.5 ng/L 的患者应用西那卡塞 14 周后,51.4% 的患者 iPTH<250 ng/L,其中 48% 的 iPTH 为 500~800 ng/L 的患者和 25% 的 iPTH>800 ng/L 的患者用药后 iPTH 降至 250 ng/L 以下。也有报道西那卡塞可以缩小增生的甲状旁腺体积,促使甲状旁腺细胞凋亡。美国及日本的研究显示,使用西那卡塞 14 周时 iPTH$\leq$250 ng/L 的达标率分别为 43% 及 51.4%,中国的西那卡塞Ⅲ期临床试验在使用药物 14 周后有 25.4% 的患者 iPTH$\leq$250 ng/L。

安进公司的依特卡肽(etelcalcetide)是一款新型静脉注射型 CaSR 激动剂,相比西那卡塞,依特卡肽使患者 PTH 水平降幅 $\geq$50% 的比例更高,并且由于静脉给药,会减少患者的胃肠不耐受性。临床试验编号为 NCT0178584 和 NCT01788046 的两个平行、随机、安慰剂对照Ⅲ期临床试验结果显示:主要终点,比较 CKD 患者透析后静脉注射依特卡肽对 SHPT 降低血清 PTH 水平的疗效,从透析前基线至透析后 20~27 周效果评估阶段,PTH 比基线减少>30% 的患者比例显著提高(研究 1 中 77% 与 11%,研究 2 中 79% 与 11%);次要终点,在效果评估阶段,PTH$\leq$300 ng/L 的患者比例也明显提高(研究 1 中 52% 与 6%,研究 2 中 56% 与 5%)。依特卡肽于 2016 年 11 月在欧盟获批,2017 年 2 月在美国获批,商品名为 Parsabiv,适应证为正接受血液透析治疗的 CKD 患者的 SHPT。目前该药在国内登记的两项临床试验均已完成,2021 年 5 月国家药品监督管理局药品审评中心(CDE)公示,安进已在中国申报新药盐酸依特卡肽注射液的上市申请,并已获得 CDE 受理。

而协和发酵麒麟株式会社和田边三菱制药株式会社联合研发的另外一款新型 CaSR 激动剂伊万卡塞(evocalcet),与西那卡塞一样也是小分子药物,每天口服一次,于 2018 年 3 月在日本被批准,商品名为 Orkedia,适应证为治疗维持性透析患者 SHPT。目前该药在国内的 Ⅲ 期临床试验(CTR20200303)已完成。

六、介入治疗

SHPT 的介入治疗初期主要采用超声引导下乙醇或药物注射,发展为以微波、射频为主的热消融技术,具有创伤小、患者耐受性好等特点,在 SHPT 的微创治疗领域逐渐推广,尤其适用于不能耐受或者不适宜手术切除的 SHPT 患者。但应该注意热消融治疗的局限型,即相比手术治疗有更高的复发率。不应该夸大热消融治疗的效果,否则导致部分更适合手术治疗的患者延误治疗。

七、手术治疗

对于内科治疗无效的顽固性或进展性 SHPT 患者,外科手术是最终的治疗手段,但 SHPT 患者常伴有严重的心脑血管疾病、骨代谢异常、凝血功能障碍及严重的术后低钙血症等,手术风险大,围手术期处理难度高。因此,临床开展 SHPT 外科治疗需要多学科协作。

《慢性肾脏病继发甲状旁腺功能亢进外科临床实践中国专家共识(2021 版)》的叙述如下。

1. 手术适应证

(1)临床表现,包括严重的骨痛、骨质疏松、肌痛、皮肤瘙痒等严重影响生活质量的症状。

(2)对 CaSR 激动剂、维生素 D 及其类似物等药物抵抗,内科治疗无效的高钙血症或高磷血症。

(3)持续性 iPTH>800 ng/L(参考值为 15~65 ng/L)。

(4)超声检查提示至少 1 个甲状旁腺增大且直径>1 cm 或最大体积>500 mm^3 或 ^{99m}Tc-MIBI 显示高密度影。

(5)甲状旁腺热消融、无水乙醇注射等治疗无效。

2. 手术禁忌证

(1)严重骨骼畸形无法显露颈部术区者。

(2)合并严重心、肺、脑功能障碍,肿瘤等全身性疾病不能耐受麻醉者。

(3)严重凝血功能障碍。

(4)未能控制的严重高血压。

(5)各类感染急性期。

3. 手术方式

(1)甲状旁腺全切除术 甲状旁腺全切除术(tPTX)是指切除全部甲状旁腺,不做原位保留或移植甲状旁腺组织。tPTX 可降低持续 SHPT 复发的发生率,减少颈部再次手术的风险,缩短手术时间。但 tPTX 术后可能导致永久性甲状旁腺功能减退和无动力性骨病,患者可能需要长期补充钙剂、骨化三醇。如患者有肾移植意愿,不宜选择 tPTX。有研究结果提示 tPTX 术后部分患者仍可检测到PTH,甚至维持在正常范围,其来源可能是胸腺中静止的同源甲状旁腺细胞激活,或者因为甲状旁腺过度增殖"蹦出"被膜种植于周围的脂肪组织后再度增殖。Kakuta 等对 31 例甲状旁腺切除患者的脂肪组织进行体外培养,发现 23 例(74.2%)患者有 PTH 分泌。

(2)甲状旁腺全切除加自体移植术 甲状旁腺全切除加自体移植术(tPTX+AT)是指切除全部甲状旁腺,术中留取体积最小且非结节状增生的甲状旁腺组织 30~60 mg,切成 1 mm×1 mm×1 mm 颗粒种植于患者胸锁乳突肌或非造瘘的前臂肱桡肌/皮下。随着甲状旁腺组织低温保存技术的进步,移植时机可选择即时自体移植和延时自体移植,延时自体移植的弊端主要是随着冷冻时间的延长,甲状旁腺功能和活性下降,建议冷冻时间<2 年。此手术方式既能有效缓解 SHPT 症状,又能避免术后永久性甲状旁腺功能减退和顽固性低钙血症。移植腺体组织量和移植物的选择与术后复发率密切相关。移植部位宜遵循方便术后功能监测和复发后取出的原则。移植部位建议用不可吸收材料标记,便于复发后再次手术寻找移植物。

(3)甲状旁腺次全切除术 甲状旁腺次全切除术(sPTX)是指充分颈部探查后,切除3.0~3.5 个甲状旁腺。sPTX 术后顽固性低钙血症发生率低,但容易复发。因初次手术探查后引起的术区粘连、解剖结构紊乱,复发后再次手术困难,故该手术方式已经较少使用。但有学者将该术式改良,留取最小最接近正常带有血供的甲状旁腺组织,大小约 1 mm×2 mm×3 mm,发现术后严重低钙血症的发生率低于 tPTX,而复发率远低于传统的 sPTX。

目前国内外还尚无充足的循证医学证据证实何种手术方式是最佳选择。Hou 等纳入 26 项SHPT 手术研究,共计 5 063 例患者,进行荟萃分析,结果显示:tPTX 组术后低钙血症(或甲状旁腺功能减退)发生率高于 sPTX 组[$OR=3.50,95\% CI(1.10,11.0)$]和 tPTX+AT 组[$OR=1.80,95\% CI(0.66,5.20)$],而 sPTX 组与 tPTX+AT 组差异无统计学意义[$OR=0.53,95\% CI(0.24,1.10)$];复发率比较,SPTX 组与 tPTX 组[$OR=25.0,95\% CI(5.1,260.0)$]、tPTX+AT 组与 tPTX 组[$OR=20.0,95\% CI(4.2,200.0)$]、sPTX 组与 tPTX+AT 组[$OR=1.30,95\% CI(0.65,2.50)$]比较,差异有统计学意义,前者均高于后者;在再手术率方面,sPTX 组再手术率显著高于 tPTX+AT 组[$OR=1.20,95\% CI(0.53~2.70)$]和 tPTX 组[$OR=2.70,95\% CI(1.20,14.00)$]。荟萃分析结论:tPTX+AT 是最有效、最安全、不良反应最小的 SHPT 外科治疗方法。

4.中日友好医院耳鼻喉头颈外科方案 中日友好医院耳鼻喉头颈外科目前采取甲状旁腺全切+自体前臂皮下移植术。术中将切除的增生甲状旁腺立即置于生理盐水纱布包裹之中,待全部甲状旁腺切除后,逐一称重记录,并挑选质地最接近正常的一个甲状旁腺,切取 30~60 mg,平均分为四等份备用。非瘘侧前臂消毒铺巾,移植点为矩形四点排列,位于肘窝下 5~7 cm,各点间隔3~4 cm,避开皮下浅静脉。用 11 号尖刀切开移植点皮肤,长约 2 mm,再以 14 cm 弯血管钳在皮下斜行潜行分离,达肌筋膜层浅面。肌筋膜质地较韧,会有明显的阻挡感。4 个移植点全部准备完毕后,用弯血管钳将制备好的 4 份移植甲状旁腺分别植入各移植点肌筋膜浅面移植床。每个移植点缝合一针关闭切口,缝合时尽量将皮肤提起,把移植甲状旁腺推向肌筋膜层,并以缝合线将移植甲状旁腺束缚于皮下深层。

为确保移植的组织是甲状旁腺,可以术中送冷冻快速病理检查,或者使用甲状旁腺试纸检测。

条件不具备时,可以采取如下策略:挑选质地最接近正常的一个甲状旁腺,切取 15~30 mg,平分为二等份;再挑选最确定的一个甲状旁腺(通常是增生最严重的一个甲状旁腺),切取 15~30 mg,平分为二等份。共计 4 份进行前臂皮下移植,可以将移植的组织不是甲状旁腺的风险降到最低。中日友好医院耳鼻喉头颈外科手术数据统计,SHPT 手术切除的"甲状旁腺"经病理证实不是甲状旁腺的比例为 0.87% ,但同一患者出现两枚病理证实不是甲状旁腺的比例为 0。

前臂皮下移植的优点一:操作简单、迅速,创伤小。即使需要进行第二术野消毒、铺巾,前臂皮下移植手术也通常先于颈部切口关闭前完成。术区瘢痕轻微,对外观影响很小,无功能损伤,也不会影响远期可能进行的动静脉造瘘。

前臂皮下移植的优点二:便于监测移植甲状旁腺是否存活。移植术后 4 周,同时经双侧肘正中静脉采血,分别测 PTH,如果移植侧的数值是非移植侧数值的 1.5 倍及以上,说明移植甲状旁腺存活。如果术后 12 周再次采血,移植侧数值仍小于非移植侧数值 1.5 倍,则说明移植甲状旁腺未存活。因为常规采血的肘正中静脉属于皮下浅静脉,与移植在皮下的甲状旁腺都位于浅筋膜层,且采血点与移植点毗邻,直接反映移植甲状旁腺分泌并吸收进入血液循环的 PTH 水平,其敏感度高于移植在肌筋膜深层的肌肉内的甲状旁腺。

前臂皮下移植的优点三:便于 SHPT 患者术后复发的鉴别。SHPT 患者术后存在高复发率,原因可能是存在异位甲状旁腺,或者是颈部术区复发,也可能是前臂移植物甲状旁腺继发功能亢进。除了常规的超声、^{99m}Tc-MIBI 等检查以外,另一个简便判断是否是前臂移植物甲状旁腺功能亢进的方法是:移植侧上臂用充气袖带加压至患者收缩压上 100 mmHg(即患者收缩压+100 mmHg),保持10~20 min 后,非移植肘正中静脉再次采血,若 PTH 水平较加压前明显下降(通常指下降>50%),则提示复发主要是前臂的移植甲状旁腺功能亢进所致,可避免颈部的再次探查手术。

前臂皮下移植的优点四:便于移植甲状旁腺远期继发功能亢进的观察。SHPT 患者术后如果透析管控不善,远期可能会出现移植的甲状旁腺继发功能亢进。因为前臂的皮下组织菲薄,如果出现继发的移植甲状旁腺增生,很容易透过皮肤观察和触诊,可以比较简便地定位责任目标。

前臂皮下移植的优点五:便于移植甲状旁腺远期继发功能亢进后的取出。由于前臂皮下移植区解剖层次浅,且肌筋膜质地比较致密,增生的移植甲状旁腺不会穿透肌筋膜层向深部生长,通常局麻下就可以完整取出增生的移植物,操作简单、创伤小。相对的,肌肉间移植的甲状旁腺一旦继发功能亢进,会出现类似肿瘤一样的侵袭性生长,很难通过外科手术将其彻底切除,且手术创伤大,对肌肉的功能也会造成影响。

参照 SHPT 的"种子、土壤和环境"理论,甲状旁腺前臂皮下移植和肌肉内移植相比,"种子"是一样的,"土地"略显"贫瘠",但是 SHPT 的患者体内环境是非常适合甲状旁腺生长的,也就是生长"环境"极其"优渥",所以前臂皮下移植甲状旁腺的存活率不差于肌肉移植。

八、术后处理

应在手术前 1 d 安排常规肝素血液透析,术后次日无肝素/低分子量肝素血液透析,严密观察生命体征。终末期肾病患者常有出血倾向,因此术中应精细操作并彻底止血,并保持负压引流通畅。不建议颈部加压包扎。若发现血压升高伴心力衰竭时,立即给予无肝素血液透析超滤。饮食种类与术前完全相反,术后要多进食高钙高磷饮食,如脱脂牛奶、豆制品、干果类、海产品等。术后 1、3、7、14、21、28 d 分别测量血 iPTH、血钙、血磷、血钾、碱性磷酸酶水平,以判定疗效。若有前臂移植,在术后 28 d 和 3 个月,于移植及非移植侧上肢肘正中静脉同时采血测量 iPTH 水平,计算两侧 iPTH 的比值,以判断移植物存活情况。

九、术后/消融后低钙血症的预防和处理

在甲状旁腺切除术后几小时内,尤其是术后第 1 天,会发生明显的低钙血症,由于体内 PTH 快速下降,肠道钙吸收减少,但是骨骼仍处于高转运状态,大量吸收血钙、磷以增加骨矿物质成分,也称为"骨饥饿",致使血钙降低,神经肌肉兴奋性增加,患者可能会出现手足麻木及抽搐,严重时可出现喉、支气管痉挛甚至窒息,多在术后 1~3 d 发生轻度口唇、面部麻木,一般无须处理,待血钙逐渐恢复正常后症状可随之消失。若出现频繁的手足搐搦、呼吸困难则需静脉补钙,床旁备气管切开包、吸痰器等抢救用物,监测血钙、补钙量及效果,要详细记录。一般术后 2~3 周 PTH 水平开始恢复正常。

低钙血症的程度取决于纤维性骨炎的严重程度,可以通过术前患者碱性磷酸酶水平升高的程度来预测。预计术后会出现严重低钙血症的患者,也可以在术前几天给予活性维生素 D 以增加血钙负荷,预防术后低钙血症的发生,即使是高钙血症患者,也应如此。术后严密监测血钙至少 3 周,尤其是在术后 1 周内,每日测血钙 1~4 次,如血钙高于 1.8 mmol/L,每天口服补充元素钙 1~4 g(在两餐间口服),补充活性维生素 D(1~6 μg/d)。

若术后血钙低于 1.8 mmol/L,则需要下肢深静脉置管并大剂量、高浓度静脉补钙。出院后深静脉置管一般至少保留 1 周,并继续静脉补钙,每日监测血钙指标,待血钙稳定在 1.8 mmol/L 以上至少 3 d 后,可拔除深静脉置管。深静脉补钙原则:血钙低于 1.8 mmol/L,每低 0.1 mmol/L 补 10 g 葡萄糖酸钙,用 100 mL 的 0.9% 氯化钠注射液配伍。例如血钙为 1.52 mmol/L,则当日需补 3 组 100 mL 10% 葡萄糖酸钙+100 mL 0.9% 氯化钠注射液。

术后初期血钙水平也不宜维持在高水平,因高钙的反馈作用,不利于移植甲状旁腺组织的成活。术后常规进食后可改碳酸钙口服,2~4 g/d,活性维生素 D 继续服用 2 周,2~3 μg/d,以后逐渐减至 0.5~1.0 μg/d 维持。术后钙替代治疗非常重要,在碱性磷酸酶恢复正常后,还需要根据血钙、磷监测指标,摄取足够的维生素 D 和钙盐,以预防 SHPT 的复发,并避免低动力性骨病的发生。

第六节　经典病例分析

患者,男性,42岁,因"继发性甲状旁腺功能亢进症"于2018年6月在当地医院行"甲状旁腺切除术",术中仅切除2枚增生甲状旁腺,PTH由术前2 500 ng/L下降为1 800 ng/L。

术后PTH很快上升至超出检测上限(>2 979 ng/L),于2019年4月来中日友好医院行第二次手术,术前超声检查可见左下甲状旁腺1.9 cm×1.7 cm,低回声,位于胸骨上窝偏左,左颈总动脉内侧;右下甲状旁腺1.6 cm×1.0 cm,低回声,位于无名动脉后方近主动脉入口处。二者部分融合(图7-1)。因MIBI检查等候时间较长、患者经济能力较差,加之患者上次手术+本次术前超声已发现4枚甲状旁腺,遂术前未行核素扫描。术中所见与超声吻合,顺利切除2枚增生甲状旁腺,总质量为3.25 g(图7-2)。患者PTH术后第1天下降为1 869 ng/L,术后第2天上升为2 525 ng/L(患者第一次手术原始资料遗失,推测为术前超声未发现2枚低位下甲状旁腺,术中也未充分探查,因为第二次手术未见2枚下甲状旁腺周围组织粘连)。

中日友好医院
彩超诊疗报告单

姓名:■■	性别:男	年龄:43岁	科别:肾病科门诊(特需)
病案号:	门诊号:M001943307	诊疗部位:继发甲旁亢	

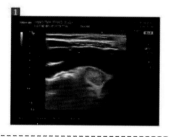 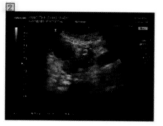

- -
PTH:2 000
甲状腺大小、形态可,实质内未见异常。
甲状旁腺区域:
(病灶3)位于胸骨上窝偏左,左颈总动脉内侧,大小1.9 cm×1.7 cm,低回声、不均匀,内可见囊样无回声区及强回声,边界清。CDFI:可见血流信号。
(病灶4)位于无名动脉后方近主动脉入口处,大小1.6 cm×1.0 cm,低回声、不均匀,边界清。CDFI:可见血流信号。
上述两低回声结节部分相互融合。
双侧颈部未见异常肿大淋巴结。

- -
超声印象:颈部低回声结节,结合病史考虑为甲状旁腺增生　　　　检查者:魏×××
　　　　　　　　　　　　　　　　　　　　　　　　　　　　　　　　报告日期:2019-04-09

图7-1　患者第二次手术术前彩超

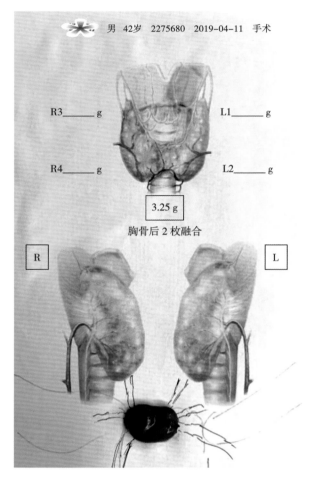

男 42岁 2275680 2019-04-11 手术

R3_____g   L1_____g

R4_____g   L2_____g

3.25 g

胸骨后2枚融合

图7-2　患者第二次手术瘤体示意

　　2019年11月患者来中日友好医院行第三次手术,术前超声未见明显甲状旁腺显示(图7-3)。MIBI检查示:平甲状软骨水平,食管后方软组织密度结节,MIBI摄取增加,考虑异位甲状旁腺功能增强(图7-4)。术前PTH>2 979 ng/L,手术顺利从食管后切除一枚增生甲状旁腺,质量为2.333 g(图7-5)。患者长期有甲状旁腺功能亢进症,脊柱明显变形(图7-6)。术中见左侧肺尖突入颈部术区,为手术易误伤区(图7-7)。患者PTH术后第1天下降3.5 ng/L,术后第2天下降<1 ng/L。两次术后病理均为甲状旁腺结节样增生。

中日友好医院

彩超诊疗报告单

姓名：	性别：男	年龄：43岁	科别：肾病科门诊（特需）
病案号：	门诊号：M001943307		诊疗部位：继发甲旁亢

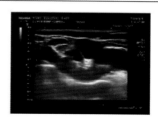

PTH：2 000

甲状腺大小、形态可，实质内未见异常回声。

甲状旁腺切除术后，甲状旁腺区域未见明确异常回声。

双侧颈部未见异常肿大淋巴结。

超声印象：颈部未探及明确甲状旁腺回声，建议结合MIBI检查

检查者：于××

报告日期：2019-10-29

图7-3 患者第三次手术术前彩超

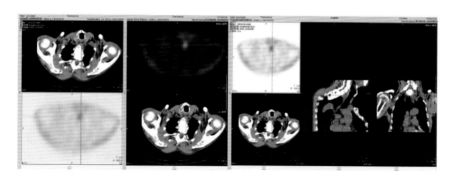

图7-4 患者第三次手术术前核素显像

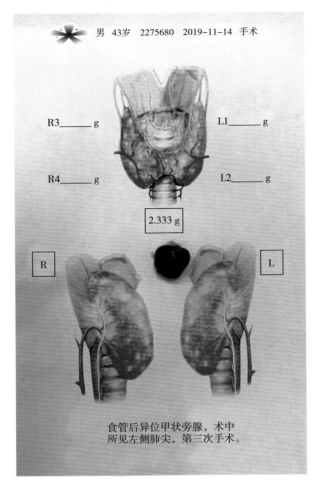

图 7-5　患者第三次手术瘤体示意

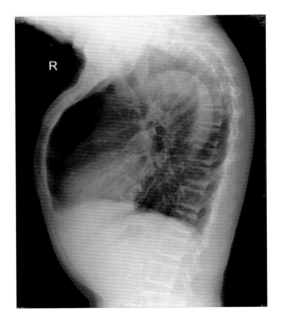

图 7-6　胸部 DR

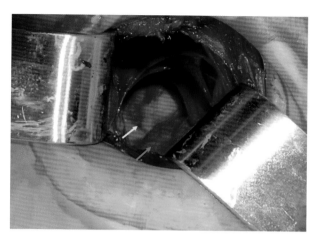

图7-7　左侧肺尖（黄色箭头）和食管后异位甲状旁腺（蓝色箭头）

　　本例病例的经验及教训：①在条件允许的情况下，尽可能完善术前影像学检查，尤其是 MIBI，以发现可能存在的异位或者多生甲状旁腺，尤其是再次手术时更重要。②病程长、病情重的 SHPT 患者，常合并明显的骨骼变形，导致脏器（肺尖、无名动脉等）受挤压移位，突入颈部术区。同时因为骨骼畸变，体位受限，术区暴露不足，术者操作视野受限，故术中应仔细辨认，避免误伤以致灾难性并发症。

（程靖宁　张　凌）

参考文献

[1] 中国健康促进基金会骨代谢疾病防治专项基金管委会，白求恩精神研究会内分泌和糖尿病学分会介入内分泌专业委员会（学组）. 继发性甲状旁腺功能亢进热消融治疗专家共识（2021版）[J]. 中日友好医院学报，2021，35（4）：195-202.

[2] 中国医师协会外科医师分会甲状腺外科医师委员会，中国研究型医院学会甲状腺疾病专业委员会. 慢性肾脏病继发甲状旁腺功能亢进外科临床实践中国专家共识（2021版）[J]. 中国实用外科杂志，2021，41（8）：841-848.

[3] 于明安，张凌，彭丽丽，等. 超声引导微波消融术治疗继发性甲旁亢短期疗效分析[J]. 中华肾脏病杂志，2015，31（4）：303-304.

[4] 刘志红，李贵森. 中国慢性肾脏病矿物质和骨异常诊治指南[M]. 北京：人民卫生出版社，2019.

[5] 卜维静，王国勤，罗洋，等. 长期血液透析患者继发性甲状旁腺功能亢进症的流行病学分析[J]. 中日友好医院学报，2008，22（4）：195-197.

[6] 吕凛生，李少敏，叶玉球，等. 不同术式治疗继发性甲状旁腺功能亢进临床疗效的 Meta 分析[J]. 中华肾脏病杂志，2019，35（12）：914-921.

[7]张凌,卞维静,程虹,等.超声引导下甲状旁腺无水酒精注射治疗继发性甲状旁腺功能亢进症[J].中华内科杂志,2001,40(11):775-777.

[8]彭成忠,陈洪宇,张正贤,等.射频消融术治疗慢性肾脏病继发甲状旁腺功能亢进[J].中华肾脏病杂志,2014,30(11):870-871.

[9]拟钙剂在慢性肾脏病患者中应用共识专家组.拟钙剂在慢性肾脏病患者中应用的专家共识[J].中华肾脏病杂志,2018,34(9):703-708.

[10]漆映辉,曲晓璐,王小玉,等.维持性血液透析患者慢性肾脏病-矿物质与骨异常的单中心横断面研究[J].中国血液净化,2016,15(10):536-539.

[11]焦咏宜,张晓.硫代硫酸钠治疗钙化防御血管钙化机制的研究进展及其争议[J].临床肾脏病杂志,2022,22(1):63-66.

[12]王海峰,张凌,姚力,等.三种不同甲状旁腺切除术治疗继发性甲状旁腺功能亢进425例疗效比较[J].中国血液净化,2016,15(9):455-458.

[13]许彬彬,徐群,段建春,等.自体移植方式选择在慢性肾脏病患者继发性甲状旁腺功能亢进后甲状旁腺全切术中应用Meta分析[J].医学理论与实践,2020,33(22):3700-3703.

[14]ARCIDIACONO M V,COZZOLINO M,SPIEGEL N,et al.Activator protein 2alpha mediates parathyroid TGF-alpha selfinduction in secondary hyperparathyroidism[J].J Am Soc Nephrol,2008,19(10):1919-1928.

[15]ARCIDIACONO M V,SATO T,ALVAREZ-HERNANDEZ D,et al.EGFR activation increases parathyroid hyperplasia and calcitriol resistance in kidney disease[J].J Am Soc Nephrol,2008,19(2):310-320.

[16]ARCIDIACONO M V,YANG J,FERNANDEZ E,et al.Parathyroidspecific epidermal growth factor-receptor inactivation prevents uremia-induced parathyroid hyperplasia in mice[J].Nephrol Dial Transplant,2015,30(3):434-440.

[17]ARCIDIACONO M V,YANG J,FERNANDEZ E,et al.The induction of C/EBPbeta contributes to vitamin D inhibition of ADAM17 expression and parathyroid hyperplasia in kidney disease[J].Nephrol Dial Transplant,2015,30(3):423-433.

[18]BERGENFELZ A O,HELLMAN P,HARRISON B,et al.Positional statement of the European Society of Endocrine Surgeons(ESES)on modern techniques in pHPT surgery[J].Langenbecks Arch Surg,2009,394(5):761-764.

[19]BLOCK G A,BUSHINSKY D,COWNINGHAM J,et al.Effect of etelcalcetide vs placebo on serum parathyroid hormone in patients receiving hemodialysis with secondary hyperparathyroidism:two randomized clinical trials[J].JAMA,2017,317(2):146-155.

[20]BLOCK G A,BUSHINSKY D A,CHENG S,et al.Effect of etelcalcetide vs cinacalcet on serum parathyroid hormone in patients receiving hemodialysis with secondary hyperparathyroidism:a randomized clinical trial[J].JAMA,2017,317(2):156-164.

[21]BLOCK G A,MARTIN K J,FRANCISCO A L,et al.Cinacalcet for secondary hyperparathyroidism in patients receiving hemodialysis[J].N Engl J Med,2004,350(15):1516-1525.

［22］BLOCK G A,WHEELER D C,PERSKY M S,et al. Effects of phosphate binders in moderate CKD［J］. J Am Soc Nephrol,2012,23（8）:1407-1415.

［23］BRICKER NS. On the pathogenesis of the uremic state. Anexposition of the "trade-off hypothesis"［J］. N Engl J Med 1972,286（20）:1093-1099.

［24］CANADILLAS S,CANALEJO A,SANTAMARIA R,et al. Calciumsensing receptor expression and parathyroid hormone secretion in hyperplastic parathyroid glands from humans［J］. J Am Soc Nephrol,2005,16（7）:2190-2197.

［25］CANAFF L,HENDY G N. Human calcium-sensing receptor gene. Vitamin D response elements in promoters P1 and P2 confer transcriptional responsiveness to 1,25-dihydroxyvitamin D［J］. J Biol Chem,2002,277（33）:30337-30350.

［26］CANALEJO R,CANALEJO A,MARTINEZ-MORENO J M,et al. FGF23 fails to inhibit uremic parathyroid glands［J］. J Am Soc Nephrol,2010,21（7）:1125-1135.

［27］COZZOLINO M,LU Y,FINCH J,et al. p21WAF1 and TGF-alpha mediate parathyroid growth arrest by vitamin D and high calcium［J］. Kidney Int,2001,60（6）:2109-2117.

［28］DI IORIO B,BELLASI A,RUSSO D,et al. Mortality in kidney disease patients treated with phosphate binders:a randomized study［J］. Clin J Am Soc Nephrol,2012,7（3）:487-493.

［29］DI IORIO B,MOLONY D,BELL C,et al. Sevelamer versus calcium carbonate in incident hemodialysis patients:results of an open-label 24-month randomized clinical trial［J］. Am J Kidney Dis,2013,62（4）:771-778.

［30］FAN Y,LIU W,BI R,et al. Interrelated role of Klotho and calcium-sensing receptor in parathyroid hormone synthesis and parathyroid hyperplasia［J］. Proc Natl Acad Sci USA,2018,115（16）:E3749-3758.

［31］FILHO W A,VAN DER PLAS W Y,BRESCIA M D G,et al. Quality of life after surgery in secondary hyperparathyroidism,comparing subtotal parathyroidectomy with total parathyroidectomy with immediate parathyroid autograft:prospective randomizedtrial［J］. Surgery,2018,164（5）:978-985.

［32］FUKAGAWA M,YUMITA S,AKIZAWA T,et al. Cinacalcet（KRNl493）effectively decreases the serum intact iPTH level with favorable control of the serum phosphorus and calcium levels in Japanese dialysis patients［J］. Nephrol Dial Transplant,2008,23（1）:328-335.

［33］GALITZER H,BEN-DOV I Z,SILVER J,et al. Parathyroid cell resistance to fibroblast growth factor 23 in secondary hyperparathyroidism of chronic kidney disease［J］. Kidney Int,2010,77（3）:211-218.

［34］HASEGAWA H,NAGANO N,URAKAWA I,et al. Direct evidence for a causative role of FGF23 in the abnormal renal phosphate handling and vitamin D metabolism in rats with earlystage chronic kidney disease［J］. Kidney Int,2010,78（10）:975-980.

［35］HILL K M,MARTIN B R,WASTNEY M E,et al. Oral calcium carbonate affects calcium but not phosphorus balance in stage 3-4 chronic kidney disease［J］. Kidney Int,2013,83（5）:959-966.

［36］HOU J,SHAN H,ZHANG Y,et al. Network meta-analysis of surgical treatment for secondary hyperparathyroidismroidism[J]. Am J Otolaryngol,2020,412(2):102370.

[37]JOHAL M,LEVIN A. Vitamin D and parathyroid hormone in general populations:understandings in 2009 and applications to chronic kidney disease[J]. Clin J Am Soc Nephrol,2009,4(9):1508-15014.

[38]KAKUTA T,SAWADA K,KANAI G,et al. Parathyroid hormone-producing cells exist in adipose tissues surrounding the parathyroid glands in hemodialysis patients with secondary hyperparathyroidism[J]. Sci Rep,2020,10(1):3290.

[39]KAWAKAMI K,TAKESHITA A,FURUSHIMA K,et al. Persistent fibroblast growth factor 23 signalling in the parathyroid glands for secondary hyperparathyroidism in mice with chronic kidney disease[J]. Sci Rep,2017,7:40534.

[40]KAWATA T,IMANISHI Y,KOBAYASHI K,et al. Direct in vitro evidence of the suppressive effect of cinacalcet HCl on parathyroid hormone secretion in human parathyroid cells with pathologically reduced calcium-sensing receptor levels[J]. J Bone Miner Metab,2006,24(4):300-306.

[41]KIDNEY DISEASE:IMPROVING GLOBAL OUTCOMES(KDIGO) CKD-MBD UPDATE WORK GROUP. KDIGO 2017 clinical practice guideline update for the diagnosis,evaluation,prevention,and treatment of chronic kidney disease-mineral and bone disorder(CKD-MBD)[J]. Kidney Int Suppl,2017,7(1):1-59.

[42]KOMABA H,GOTO S,FUJII H,et al. Depressed expression of Klotho and FGF receptor 1 in hyperplastic parathyroid glands from uremic patients[J]. Kidney Int,2010,77(3):232-238.

[43]KUMATA C,MIZOBUCHI M,OGATA H,et al. Involvement of alpha-klotho and fibroblast growth factor receptor in the development of secondary hyperparathyroidism[J]. Am J Nephrol,2010,31(3):230-238.

[44]LEZAIC L,REP S,SEVER M J,et al. ^{18}F-fluorocholine PET/CT for localization ofhyperfunctioning parathyroid tissue in primary hyperparathyroidism:a pilot study[J]. Eur J Nucl Med Mol Imaging,2014,41(11):2083-2089.

[45]LI C J,LV L,WANG H Q,et al. Total parathyroidectomy versus total parathyroidectomy with autotransplantation for secondary hyperparathyroidism:systematic review and meta-analysis[J]. Ren Fail,2017,39(1):678-687.

[46]MAKAR S H,SAWIRES H K,FARID T M,et al. Effect of high-flux versus low-flux dialysis membranes on parathyroid hormone[J]. Iran J Kidney Dis,2010,4(4):327-332.

[47]MALBERTI F,MARCELLI D,CONIE F,et al. Parathyroidectomy in patients on renal replacement therapy:an epidemiologic study[J]. J Am Soc Nephrol,2001,12(6):1242-1248.

[48]MEI C,CHEN N,DING X,et al. Efficacy and safety of Cinacalcet on secondary hyperparathyroidism in Chinese chronic kidney disease patients receiving hemodialysis[J]. Hemodial Int,2016,20(4):589-600.

[49]MENDOZA F J,LOPEZ I,CANALEJO R,et al. Direct upregulation of parathyroid calcium-sensing receptor and vitamin D receptor by calcimimetics in uremic rats[J]. Am J Physiol Renal Physiol,

2009,296(3):F605-F613.

[50]MIZOBUCHI M,HATAMURA I,OGATA H,et al. Calcimimetic compound upregulates decreased calcium-sensing receptor expression level in parathyroid glands of rats with chronic renal insufficiency[J]. J Am Soc Nephrol,2004,15(10):2579-2587.

[51]MIZOBUCHI M,RITTER C S,KRITS I,et al. Calcium-sensing receptor expression is regulated by glial cells missing-2 in human parathyroid cells[J]. J Bone Miner Res,2009,24(7):1173-1179.

[52]OREVI M,FREEDMAN N,MISHANI E,et al. Localization of parathyroid adenoma by ^{11}C-choline PET/CT:preliminary results[J]. Clin Nucl Med,2014,39(12):1033-1038.

[53]RITTER C S,FINCH J L,SLATOPOLSKY E A,et al. Parathyroid hyperplasia in uremic rats precedes down-regulation of the calcium receptor[J]. Kidney Int,2001,60(5):1737-1744.

[54]SCHALIN-JÄNTTI C,RYHANEN E,HEISKANEN I,et al. Planar scintigraphy with ^{123}I/^{99m}Tc-sestamibi,^{99m}Tc-sestamibi SPECT/CT,^{11}C-methionine PET/CT,or selective venous sampling before reoperation of primary hyperparathyroidism? [J]. J Nucl Med,2013,54(5):739-747.

[55]SCHLOSSER K,BARTSCH D K,DIENER M K,et al. Total parathyroidectomy with routine thymectomy and autotransplantation versus total parathyroidectomy alone for secondary hyperparathyroidism:results of a nonconfirmatory multicenter prospective randomized controlled pilot trial[J]. Ann Surg,2016,264(5):745-753.

[56]SELA-BROWN A,SILVER J,BREWER G,et al. Identification of AUF1 as a parathyroid hormone mRNA 30 - untranslated region - binding protein that determines parathyroid hormone mRNA stability[J]. J Biol Chem,2000,275(10):7424-7429.

[57]SHAN C X,QIU N C,ZHA S L,et al. A novel surgical strategy for secondary hyperparathyroidism:purge parathyroidectomy[J]. Int J Surg,2017,43:112-118.

[58]TENTORI F,WANG M,BIEBER B A,et al. Recent changes in therapeutic approaches and association with outcomes among patients with secondary hyperparathyroidism on chronic hemodialysis:the DOPPS study[J]. Clin J Am Soc Nephrol,2014,10(1):98-109.

[59]TOKUMOTO M,TSURUYA K,FUKUDA K,et al. Reduced p21,p27 and vitamin D receptor in the nodular hyperplasia in patients with advanced secondary hyperparathyroidism[J]. Kidney Int,2002,62(4):1196-1207.

[60]TRAUB-WEIDINGER T,MAYERHOEFER M E,KOPEREK O,et al. ^{11}C-methionine PET/CT imaging of ^{99m}Tc-MIBI-SPECT/CT-negative patients with primary hyperparathyroidism and previous neck surgery[J]. J Clin Endocrinol Metab,2014,99(11):4199-4205.

[61]VAN BUREN P N,LEWIS J B,DWYER J P,et al. The phosphate binder ferric citrate and mineral metabolism and inflammatory markers in maintenance dialysis patients:results from prespecified analyses of a randomized clinical trial[J]. Am J Kidney Dis,2015,66(3):479-488.

[62]WONG M M Y,MCCULLOUGH K P,BIEBER B A,et al. Interdialytic weight gain:trends,predictors,and associated outcomes in the international dialysis outcomes and practice patterns study (DOPPS)[J]. J Kidney Dis,2017,69(3):367-379.

[63] YANO S,SUGIMOTO T,TSUKAMOTO T,et al. Association of decreased calcium-sensing receptor expression with proliferation of parathyroid cells in secondary hyperparathyroidism[J]. Kidney Int, 2000,58(5):1980-1986.

[64] ZHANG L,ZHAO M H,ZUO L,et al. China Kidney Disease Network(CK-NET) 2015 annual data report[J]. Kidney Int Suppl,2019,9(1):e1-e81.

第八章

三发性甲状旁腺功能亢进症

长期以来,人们一直认为继发性甲状旁腺功能亢进症(SHPT)在患有任何一种慢性肾脏病(CKD)患者中都非常常见,也在CKD的早期阶段。CKD患者的SHPT在长期内往往倾向于向不受控制的形式发展,类似于原发性甲状旁腺功能亢进症(PHPT),一些学者将其命名为三发性甲状旁腺功能亢进症(THPT)。大多数伴有SHPT的CKD患者的血钙通常处于正常低水平,然而,在少数患者中,血钙开始上升到明显的高钙血症水平,通常与PTH水平进一步升高有关。其特征是血钙对PTH分泌的抑制作用降低,这通常是由于甲状旁腺中CaSR表达减少,甲状旁腺以腺瘤性生长为特征。这种形式的THPT在肾移植后的患者中更常见,尤其是在肾移植之前患有严重SHPT的患者。

一、流行病学特征

在一项针对成年肾移植受者的纵向前瞻性队列研究中,对于肾移植前的甲状旁腺功能亢进症(HPT)分类,SHPT定义为PTH≥70 ng/L和血钙<10 mg/dL,肾移植前的THPT定义为PTH≥70 ng/L和血钙≥10 mg/dL。对于肾移植后HPT的分类,持续性HPT被定义为肾移植后1年PTH水平≥70 ng/L,伴有或不伴有高钙血症,包括SHPT和THPT患者。肾移植后THPT是肾移植后HPT患者的子集,定义为肾移植后1年PTH水平升高(PTH≥70 ng/L)和高钙血症(血钙≥10 mg/dL)。61.7%的患者在肾移植后1年为持续性HPT,21.5%的患者发生THPT。肾移植后,只有27.0%的持续性HPT患者接受了治疗,其中只有11.3%接受了甲状旁腺切除术;只有38.5%的THPT患者接受了治疗,其中只有15.7%接受了甲状旁腺切除术。肾移植后发生持续性HPT和THPT的风险因素包括在肾移植前使用拟钙剂治疗HPT,PTH水平>300 ng/L。这些发现阐明了肾移植受者中持续性HPT和THPT的高患病率和治疗不足,并确定了与THPT发生相关的临床可改变的肾移植前风险因素。

文献中报道的THPT患病率差异很大,从10%~70%不等。

二、发病机制

THPT 最常见于 CKD 患者,通常发生在肾移植后。THPT 的特征是 PTH 的半自主性高分泌,导致高钙血症。THPT 的细胞病因学尚不清楚,但据推测是由于长期慢性刺激下甲状旁腺细胞的单克隆扩增,其 CaSR 的设定值发生了改变,因此尽管血钙水平较高,PTH 仍能分泌。

对 PTH 生理作用的抵抗从 CKD 的早期发展为一种可能的多因素疾病,这在很大程度上解释了 PTH 水平升高的原因。SHPT 患者在磷潴留、维生素 D 缺乏等多因素的长期刺激下,甲状旁腺从生理性增生发展为病理性多克隆腺瘤性疾病,其中甲状旁腺的 CaSR 基因表达降低,并开始自主和不适当地分泌 PTH。由于甲状旁腺具有自主功能,在一些肾移植后的患者中,尽管血钙水平在正常范围内甚至高于正常范围,但 PTH 水平仍然持续在较高水平,这就是所谓的 THPT。肾移植后,通常会达到磷稳态,恢复正常生物学状态,并增加 $1,25(OH)_2D_3$ 的生成,但如果甲状旁腺组织质量足够大,可以半自主地发挥作用,这可能不足以降低 PTH 或血钙水平。

THPT 的其他罕见原因包括 X 连锁低磷血症性佝偻病、成人发病(常染色体显性)低磷血症性佝偻病和致癌性骨软化症。这些疾病是慢性的,用大剂量口服磷酸盐治疗,这会增加血浆磷酸盐;磷酸盐的增加会暂时降低游离钙,并导致 $1,25(OH)_2D_3$ 的产生减少。矿物质代谢异常会刺激甲状旁腺,导致 PTH 的分泌,随着时间的推移,甲状旁腺的自主分泌功能可能与明显的高钙血症有关。在所有 3 种疾病中,FGF23 水平都增加,这会抑制 $1,25(OH)_2D_3$ 的产生。为了改善这些疾病中的矿化缺陷,除了磷酸盐外,还需要口服 $1,25(OH)_2D_3$。

三、临床表现

THPT 的症状和体征可能与 PTH 升高或高钙血症引起的 PHPT 相似,可能包括骨痛、骨密度降低、骨折、瘙痒、肾结石、消化性溃疡、胰腺炎、软组织或血管钙化、肌肉无力、精神状态改变和移植物功能受损。最常见的是,这些患者在肾移植后出现持续性 HPT 和高钙血症。虽然成功的肾移植可以逆转大多数患者的大部分骨骼和矿物质异常,但有时可以看到 PTH 持续升高,伴有或不伴有血钙升高。报道这些矿物质异常的数据很少。Bleskestad 等的一项也是迄今为止规模最大的回顾性观察研究发现,在 607 例肾移植成功的患者中,108 例(52%)在肾移植后 1 年 PTH 水平升高,47 例(8%)PTH 和血钙水平均升高。THPT 的特征是同时伴有高钙血症和 PTH 水平升高,在重度 CKD 患者的肾移植后最常见,但需要排除可能具有相同生化组合的其他前期或共存疾病。这些包括预先存在且未纠正的 PHPT,在严重 CKD 期间持续口服药物(如骨化三醇)以抑制 PTH,这也可能导致高钙血症或持续使用抗精神病药物(如锂)。

四、诊断

国际疾病分类代码给出了 THPT(持续升高的血清 PTH 和持续高钙血症的组合)的诊断"标签",排除其他原因:PHPT,家族性低尿钙高钙血症,在没有 CKD 的患者中可能导致这种生化异常组合(如锂)的条件(通常是医源性的),在 CKD 和 SHPT 的患者中使用骨化三醇。SHPT 的其他原因通常伴有低钙血症,后者有一个正常生物反应的继发病因来解释 PTH 增加(维生素 D 不足、吸收不良或 CKD)。

THPT 最常见于肾移植后,其中甲状旁腺细胞质量和/或功能增加的慢性刺激物得到部分纠正[高磷血症和 $1,25(OH)_2D_3$ 生成减少],但 PTH 水平没有得到充分抑制,因此 PTH 水平可能会保持升高。有些患者 PTH 水平可能会随着时间的推移而下降,除非其高于特定指南认为可能"不可接受"的水平,否则不会引起临床关注,但降低 PTH 水平(手术或药物)干预的主要指征是持续性高钙血症。血钙超过 11.0 mg/dL 且持续的高钙血症可能会导致不可接受的不良后果(血管钙化或移植肾功能降低),是广泛接受的干预指征。这些患者的其他管理策略包括检测骨密度和骨碱性磷酸酶,监测血清磷、肾功能和骨骼健康。虽然基线骨密度,尤其是双能 X 射线吸收仪(DXA)对这些严重 CKD 患者的骨折预测能力较差,但 DXA 测量的骨密度变化可能提供有价值的信息。

五、治疗

目前既没有治疗 THPT 的循证指南,也没有比较干预措施效果的大型试验。治疗的主要适应证是持续性高钙血症和/或 PTH 水平升高,主要治疗方式是手术。手术治疗的目的是减少甲状旁腺质量和细胞数量,从而使血钙水平正常化。虽然没有普遍接受的临床指南来指导何时进行干预,但最明显的适应证是长期持续性高钙血症(血钙>11.0 mg/dL),类似于美国国立卫生研究院确定的无症状 PHPT 干预适应证之一。虽然没有明确的血清 PTH 水平的临界值来决定干预措施,但持续的 PTH 水平(趋势而非单一测量)比正常上限高出 2~9 倍,即使在正常血钙的情况下,也应考虑行甲状旁腺切除术。最后一个 PTH 切点与 KDIGO 指南推荐治疗重度 CKD 患者的 SHPT 并无不同。需要强调的是,轻度高钙血症和/或 HPT 在肾移植后的前 12 个月内很常见,有关治疗的决定应推迟12 个月,以便磷、钙和维生素 D 的内环境恢复正常,对于肾移植后的患者,建议肾移植后至少每周测量一次血钙和磷酸盐,直到稳定。如果出现严重的高钙危象,则需要提前干预。此外,由于肾移植后早期可以观察到严重的低磷血症,因此在肾移植后早期高钙血症患者要仔细地监测血磷。

手术策略大致分为甲状旁腺次全切除术或甲状旁腺全切除术伴或不伴自体移植。采用哪种方法通常由外科医生根据具体情况决定。由于长期随访数据有限,关于哪种策略更好的数据比较少。Hsieh 等的一项试验比较了 488 例肾移植患者中 14 例 THPT 患者通过不同外科手术干预的结果,其中 7 例行甲状旁腺全切除术,7 例行甲状旁腺次全切除术,术后随访 6 个月。结果显示,两组手术时间、住院时间、腺体质量及除钙和磷之外的实验室参数没有统计学差异。然而,接受甲状旁腺全切除术的患者血钙水平较低,血磷水平较高。这使得作者得出了甲状旁腺次全切除术作为首选的手术治疗方式的结论,因为它可以降低低钙血症的风险。相比之下,Sadideen 的一项研究报道了 26 例肾移植受试者,他们接受了甲状旁腺全切除术,但没有进行自体移植;所有受试者均获得 5 年随访,20 例受试者获得 9 年随访。术后,所有患者均接受 1-α-钙二醇治疗。作者报道,在 5 年和 9 年的随访中,血钙和血清 PTH 均正常,并得出结论:不进行自体移植的甲状旁腺全切除术似乎可以预防持续性和复发性疾病。

不同的研究者试图在 CKD 患者中建立有效的术中甲状旁腺激素(IOPTH)测定方案。Hiramitsu 等的回顾性研究预先确定了 226 例患者在基线检查后 10 min 内 IOPTH 下降 70% 为临界值,以及术后第 1 天的 PTH 值<60 ng/L 作为成功预后的指标。术后 24 h>60 ng/L 的患者再次手术率显著升高(13.0% 与 0.5%,$P = 0.003$)。IOPTH 下降>70% 的敏感度、特异度和准确度分别为 97.5%、52.2% 和 92.9%。Vulpio 等使用 20 或 30 min 时 IOPTH 下降>80% 作为标准,得出结论:在切除 30 min 后 IOPTH 下降<80% 或 PTH 值≥166 ng/L 对预测 SHPT 的持续性准确度非常高。Karla 等执行了更严格的标准,当切除后 15 min PTH 下降<90% 时,采集的样本可作为术中再次检查颈部的敏感工具,当切除后 30 min PTH 下降>90% 可用于确认手术成功。

Andre 等的一项研究首次系统描述了肾性甲状旁腺功能亢进症(rHPT)手术治疗期间 PTH 峰值。激素活性肿瘤(如嗜铬细胞瘤)的动员可导致手术治疗期间激素水平升高。在这种情况下,可立即观察到相应的临床并发症。虽然在处理甲状旁腺的过程中也会发生类似的事件,但幸运的是,通常没有发现临床上的术中并发症。然而,甲状旁腺操作导致的 PTH 水平升高可能会影响对 IOPTH 的判断。在 rHPT 中,甲状旁腺病变组织体积越大,PTH 峰值变化越显著。甲状旁腺病变组织的总体积进一步影响 THPT 患者中发生的 PTH 峰值事件,可能是因为与 SHPT 的患者不同,THPT 中与实验室第二代 PTH 检测相互作用的 PTH 分数较少。从实际角度来看,未被注意到的 IOPTH 峰值会影响手术策略,不必要的额外颈部探查会增加手术时间和甲状旁腺切除术并发症。然而,这项研究提出了可以克服 PTH 峰值对 IOPTH 动力学的负面影响的方法。有必要通过采集两个 IOPTH 基线样本来检测 PTH 峰值:一个是在寻找增大的腺体之前,另一个是在假定识别出所有甲状旁腺之后且在切除前。这应该由基线样本来决定。如测试有效性研究,使用最高基线值作为适当的基线参数可以防止对 PTH 峰值或与甲状旁腺操作相关的其他变化的误解。

关于肾衰竭的甲状旁腺手术治疗存在知识缺口。许多专家参与了这些患者的治疗,但他们都不知道全方位的护理,这一事实加剧了这种情况。手术干预被描述为 THPT 的确切疗法,因为它可以使血钙和 PTH 水平正常化,并且它可以影响肾移植患者的移植物存活率。然而,对于使用哪种手术类型,没有明确的答案。外科医生之间有一场辩论。一些人更喜欢甲状旁腺次全切除术,因为它有较少的并发症风险,而另外一些人更喜欢甲状旁腺全切除术加甲状旁腺自体移植术,认为这可能会有更好的结果。2012 年,Hsieh 等比较了 14 例肾移植患者中无自体移植的甲状旁腺全切除术和甲状旁腺次全切除术,结果表明甲状旁腺全切除术会增加低钙血症的发生风险,因此他们建议采用较不彻底的方法。2019 年,Pvzm 等比较了 46 例透析患者的两次手术,发现甲状旁腺全切除术加甲状旁腺自体移植术改善了长期难以控制的高 PTH 水平,降低了复发风险,但具有更高的长期低钙血症风险。2021 年,Hye 等发表的一项多机构研究比较了 105 例肾移植后的甲状旁腺全切除术加甲状旁腺自体移植术和甲状旁腺次全切除术,发现接受甲状旁腺全切除术加甲状旁腺自体移植术治疗的患者甲状旁腺功能减退发生率较高,这可能导致移植肾功能恶化,因为一过性甲状旁腺功能减退可能导致移植肾灌注减少。接受肾移植的两个队列之间持续性高钙血症的发生率没有统计学差异,这表明甲状旁腺次全切除术可以在术后带来更好的结果。超过 6 个月后,对患者的随访显示,两种手术的复发率和持续性疾病发生率没有显著差异。两种手术的治愈率均超过 80% ,而甲状旁腺全切除术加甲状旁腺自体移植术是唯一与甲状旁腺功能减退相关的预测因子。此外,结果显示甲状旁腺全切除术加甲状旁腺自体移植术比甲状旁腺次全切除术有更多的暂时性和持续性甲状旁腺功能减退病例。正如 David 等报道的那样,这会增加患者发生异位钙化、癫痫发作和脑钙化的风险。

另一个潜在的治疗选择是拟钙剂,如西那卡塞。拟钙剂通过调节甲状旁腺的 CaSR 来抑制 PTH 分泌。尽管拟钙剂未被批准用于治疗 THPT,但仍有一些小规模(共 37 例患者)的短期(10~26 周)开放标签试验。这些试验都报道血钙有所降低,并且在大多数情况下恢复正常,3 项研究中有 2 项报道血清 PTH 显著降低,肾功能没有变化,也没有不良事件。最近的一项研究报道了 10 例患者在治疗 12 个月后停止西那卡塞的效果,研究的随访时间为 3 个月,仅限于测量血钙、磷、PTH、肌酐和胱抑素 C。结果显示,停药 3 个月后,血钙增加,但 10 例受试者中有 8 例仍在正常范围,血清 PTH 水平没有变化。对于服用西那卡塞治疗 THPT 患者进行停药试验可能是合理的。显然,需要进行更大规模的前瞻性随机对照试验。

最后,对于不能耐受手术或不愿意接受手术的患者寻求治疗 THPT 的有效和安全的替代方案至关重要。近年来,各种经皮消融技术已被开发用于治疗 HPT 患者,如乙醇或醋酸注射、激光消融、高强度聚焦超声治疗、射频消融和微波消融。在一项回顾性初步研究中,微波消融成功应用于 23 例伴有 THPT 的 CKD 患者的增生性甲状旁腺结节的消融,并对患者进行了 36 个月以上的随访。虽然长期控制 PTH 水平并不理想,但是微波消融后的 PTH 水平明显低于微波消融前。血钙和磷水平降低至边缘和/或正常范围,矿物质代谢紊乱得到良好控制。同时,患者的临床症状和生活质量明显改善。这些结果表明,超声引导下的消融技术对 TPHT 患者是安全、有效和微创的。但是研究数据仍较少,显然也需要进行更大规模的前瞻性随机对照试验。

(钱跃军　李明闯　李　栋)

参考文献

[1] 张凌,熊敏. 肾移植与三发性甲状旁腺功能亢进[J]. 内科理论与实践,2018,13(4):197-201.

[2] BENNEDBAEK K F N,KARSTRUP S,L HEGEDÜS. Ultrasound guided laser ablation of a parathyroid adenoma[J]. Br J Radiol,2001,74(886):905-907.

[3] BILEZIKIAN J P,POTTS J T,EL-HAJJ F G,et al. Summary statement from a workshop on asymptomatic primary hyperparathyroidism:a perspective for the 21st century[J]. J Clin Endocrinol Metab,2002,87(12):5353-5361.

[4] BLESKESTAD I H,BERGREM H,LEIVESTAD T,et al. Intact parathyroid hormone levels in renal

transplant patients with normal transplant function[J]. Clin Transplant,2011,25(5):E566-570.

[5]CARRAFIELLO G,LAGANÀ D,MANGINI M,et al. Treatment of secondary hyperparathyroidism with ultrasonographically guided percutaneous radiofrequency thermoablation[J]. Surg Laparosc Endosc Percutan Tech,2006,16(2):112-116.

[6]CHEN H H,LIN C J,WU C J,et al. Chemical Ablation of recurrent and persistent secondary hyperparathyroidism after subtotal parathyroidectomy[J]. Ann Surg,2011,253(4):786-790.

[7]DAVID K,MOYSON C,VANDERSCHUEREN D,et al. Long-term complications in patients with chronic hypoparathyroidism:a cross-sectional study[J]. Eur J Endocrinol,2019,180(1):71-78.

[8]DOUTHAT W G,CARDOZO G,GARAY G,et al. Use of percutaneous ethanol injection therapy for recurrent secondary hyperparathyroidism after subtotal parathyroidectomy[J]. Int J Nephrol,2011,2011:246734.

[9]DREAM S,CHEN H,LINDEMAN B. Tertiary hyperparathyroidism:why the delay? [J]. Ann Surg,2021,273(3):e120-e122.

[10]DULFER R R,FRANSSEN G,HESSELINK D A,et al. Systematic review of surgical and medical treatment for tertiary hyperparathyroidism[J]. Br J Surg,2017,104(7):804-813.

[11]EVENEPOEL P. Recovery versus persistence of disordered mineral metabolism in kidney transplant recipients[J]. Semin Nephrol,2013,33(2):191-203.

[12]HIRAMITSU T,TOMINAGA Y,OKADA M,et al. A retrospective study of the impact of intraoperative intact parathyroid hormone monitoring during total parathyroidectomy for secondary hyperparathyroidism:STARD study[J]. Medicine(Baltimore),2015,94(29):e1213.

[13]HSIEH T M,SUN C K,CHEN Y T,et al. Total parathyroidectomy versus subtotal parathyroidectomy in the treatment of tertiary hyperparathyroidism[J]. Am Surg,2012,78(5):600-606.

[14]HU Z,HAN E,CHEN W,et al. Feasibility and safety of ultrasound-guided percutaneous microwave ablation for tertiary hyperparathyroidism[J]. Int J Hyperthermia,2019,36(1):1129-1136.

[15]CHOI H R,ABOUEISHA M A,ATTIA A S,et al. Outcomes of subtotal parathyroidectomy versus total parathyroidectomy with autotransplantation for tertiary hyperparathyroidism:multi-institutional study[J]. Ann Surg,2021,274(4):674-679.

[16]JAMAL S A,MILLER P D. Secondary and tertiary hyperparathyroidism[J]. J Clin Densitom,2013,16(1):64-68.

[17]JAMAL S A,WEST S L,MILLER P D. Bone and kidney disease:diagnostic and therapeutic implications[J]. Curr Rheumatol Rep,2012,14(3):217-223.

[18]KANJI S,TAKAO O,KAZUKO Y,et al. Somatic mutations of the MEN1 gene and microsatellite instability in a case of tertiary hyperparathyroidism occurring during high phosphate therapy for acquired,hypophosphatemic osteomalacia[J]. J Clin Endocrinol Metab,2001,86(11):5564-5571.

[19]KIDNEY DISEASE:IMPROVING GLOBAL OUTCOMES(KDIGO) CKD-MBD UPDATE WORK GROUP. KDIGO 2017 clinical practice guideline update for the diagnosis,evaluation,prevention,and treatment of chronic kidney disease-mineral and bone disorder(CKD-MBD)[J]. Kidney Int Suppl,

2017,7(1):1-59.

[20]KIDNEY DISEASE:IMPROVING GLOBAL OUTCOMES(KDIGO)CKD-MBD WORK GROUP. KDIGO clinical practice guideline for the diagnosis,evaluation,prevention,and treatment of chronic kidney disease-mineral and bone disorder(CKD-MBD)[J]. Kidney Int Suppl,2009(113):S1-S130.

[21]KOVATCHEVA R D,VLAHOV J D,STOINOV J I,et al. High-intensity focussed ultrasound(HIFU) treatment in uraemic secondary hyperparathyroidism[J]. Nephrol Dial Transplant,2012,27(1):76-80.

[22]KRUSE A E,UTE E,FREY F J,et al. The calcimimeticcinacalcet normalizes serum calcium in renal transplant patients with persistent hyperparathyroidism[J]. Nephrol Dial Transplant,2005,20(7): 1311-1314.

[23]KRUSE A E,EISENBERGER U,FREY F J,et al. Effect of cinacalcet cessation in renal transplant recipients with persistent hyperparathyroidism[J]. Nephrol Dial Transplant,2007,22(8):2362-2365.

[24]CHÁVEZ K V,MÁRQUEZ-GONZÁLEZ H,CHAVEZ-TOSTADO M. The usefulness of intraoperative PTH as a predictor for successful parathyroidectomy in secondary hyperparathyroidism[J]. Front Surg,2021,8:696469.

[25]LEVIN A,BAKRIS G L,MOLITCH M,et al. Prevalence of abnormal serum vitamin D,PTH,calcium, and phosphorus in patients with chronic kidney disease:results of the study to evaluate early kidney disease[J]. Kidney Int,2007,71(1):31-38.

[26]LOU I,FOLEY D,ODORICO S K,et al. How well does renal transplantation cure hyperparathyroidism? [J]. Ann Surg,2015,262(4):653-659.

[27]MESSA P,CAFFORIO C,ALFIERI C. Calcium and phosphate changes after renal transplantation[J]. J Nephrol,2010,23(Suppl 16):S175-S181.

[28]ONODA N,KURIHARA S,SAKURAI Y,et al. A case of secondary hyperparathyroidism whose high turnover bone improved after the direct injection of acetic acid into the parathyroid glands[J]. Clinical Nephrology,2004,61(1):68-73.

[29]PVZM A,JASB B,MJW B,et al. Subtotal parathyroidectomy vs total parathyroidectomy with autotransplantation for secondary hyperparathyroidism in dialysis patients:short-and long-term outcomes[J]. J Am Coll Surg,2019,228(6):831-838.

[30]REEMA M,CHEN H. Diagnosis and management of hyperparathyroidism[J]. Adv Surg,2018, 52(1):137-153.

[31]SADIDEEN H M,TAYLOR J D,GOLDSMITH D J. Total parathyroidectomy without autotransplantation after renal transplantation for tertiary hyperparathyroidism:long-term follow-up[J]. Int Urol Nephrol,2012,44(1):275-281.

[32]SCHLOSSER K,ENDRES N,CELIK I,et al. Surgical treatment of tertiary hyperparathyroidism:the choice of procedure matters! [J]. World J Surg,2007,31(10):1947-1953.

[33]SERRA A L,RETO S,HUBER A R,et al. Effective control of persistent hyperparathyroidism with ci-

nacalcet in renal allograft recipients[J]. Nephrol Dial Transplant,2007(2):577-583.

[34]SERRA A L,SCHWARZ A A,WICK F H,et al. Successful treatment of hypercalcemia with cinacalcet in renal transplant recipients with persistent hyperparathyroidism[J]. Nephrol Dial Transplant, 2005,20(7):1315-1319.

[35]SILVEIRA A A,BRESCIA M D G,DO NASCIMENTO C P,et al. PTH spikes during surgical treatment for secondary and tertiary hyperparathyroidism:a prospective observational study[J]. World J Surg,2022,46(7):1693-1701.

[36]SUTTON W,CHEN X,PATEL P,et al. Prevalence and risk factors for tertiary hyperparathyroidism in kidney transplant recipients[J]. Surgery,2022,171(1):69-76.

[37]VULPIO C,BOSSOLA M,DI STASIO E,et al. Intra-operative parathyroid hormone monitoring through central laboratory is accurate in renal secondary hyperparathyroidism[J]. Clin Biochem, 2016,49(7/8):538-543.

[38]WEST S L,JAMAL S A. Determination of bone architecture and strength in men and women with stage 5 chronic kidney disease[J]. Semin Dial,2012,25(4):397-402.

第九章

甲状旁腺功能减退症

甲状旁腺功能减退症(HP)是一种少见的矿物质代谢紊乱,其特征是低钙血症和 PTH 的缺失或不足,临床特征有钙磷代谢异常引起的手足搐搦、麻木,严重者可导致癫痫发作。颈部手术是其主要病因;其次是自身免疫病、遗传缺陷及甲状旁腺靶器官受体异常所致。另外,假性甲状旁腺功能减退症(PHP)除 PTH 水平高于正常范围外,其余生化表现几乎与甲状旁腺功能减退症类似,其是外周靶细胞对 PTH 抵抗所致的临床综合征。

一、流行病学特征

甲状旁腺功能减退症较罕见,在美国,据估计其发病率为 37/10 万。在丹麦,发病率约为 22/10 万。它更少见于其他国家,如挪威估计发病率为 9.4/10 万。在意大利,报道的发病率为 (5.3~27.0)/100 000。PHP 则更少见,一项来自日本的研究报道 PHP 患病率接近 0.34/10 万人,女性居多;同样的来自丹麦的相关研究报道 PHP 患病率约为 1.1/10 万人。

二、发病机制

PTH 是钙稳态的主要循环调控激素。它直接作用于骨细胞和肾细胞,而它在胃肠道钙稳态中的作用是次要的,因为它影响活性维生素 $D[1,25(OH)_2D_3]$ 的产生。血钙水平与 PTH 分泌之间的微妙生理关系可以用一个陡峭的负 S 形曲线来描述。在一个非常窄的浓度范围内,离子钙与血 PTH 水平相关。这种关系是由细胞外钙敏感受体(CaSR)介导的。当 PTH 的产生缺失或缺乏时,肾小管内对钙的重吸收作用就会消失。PTH 的酸化效应也消失了。这两个病理生理过程部分导致了甲状旁腺功能减退症的低钙血症和高磷血症。

低钙血症轻者可导致口周面部及肢端麻木等临床表现,严重者会出现手足搐搦、癫痫样大发作或者喉痉挛等情况。若低钙血症在儿童患者中长期存在,可导致骨骼矿化障碍,表现为骨软化症或者佝偻病。低钙血症可引起心电异常、心率加快或心律失常,QT 间期延长,心肌痉挛和心力衰竭等。低钙血症可导致恶心、呕吐、腹痛、便秘、胃肠功能紊乱等。亦可引起外胚层组织营养变性,如牙齿延迟、低钙白内障,或发育不良、皮肤粗糙、毛发脱落等。

高磷血症可引起 Ca^{2+} 在骨和软组织沉积,进而导致异位钙化和骨化。这一机制目前尚不确定,但倾向性认为高磷血症可能与无机磷转运子作用相关。异位的钙磷沉积可导致骨痛、关节疼痛等,亦可引起白内障。

PHP 虽然表现为低钙血症和高磷血症,但血清 PTH 水平升高,主要原因是靶器官对 PTH 抵抗所致。PHP 很少出现高钙尿症,因为不是所有的靶器官对 PTH 都有抵抗,部分患者肾小管髓襻升支粗段对 PTH 可能还存有一定反应。因为低钙血症和高磷血症的表现,PHP 患者也会出现一些甲状旁腺功能减退的临床症状。

三、病因

1. 颈部手术　颈部手术是导致术后甲状旁腺功能减退症的主要原因,甲状旁腺功能减退症通常发生在甲状腺或甲状旁腺手术后几小时或术后 1～2 d。可分为暂时性和永久性甲状旁腺功能减退症,多数在几周内缓解,若超过 6 个月则为永久性甲状旁腺功能减退症。颈部手术后甲状旁腺功能减退症的发生率约为 8%,但其中 75% 是暂时性的,在 6 个月内恢复。因此,颈部手术后甲状旁腺功能减退症的发生率<2%。在经验丰富的颈部外科医生手中,它甚至更低。手术后甲状旁腺功能减退症的发生率主要取决于术者的手术技术,其次是手术的复杂程度、甲状腺的切除范围、彻底的颈部淋巴结清扫、胸骨后甲状腺肿或体积较大的甲状腺肿瘤等也增加了甲状旁腺功能减退症的发生率。

2. 自身免疫病　自身免疫病导致甲状旁腺单独或联合的 PTH 缺乏构成甲状旁腺功能减退症第二常见的病因。但从流行病学的角度来看并不常见。常见的为自身免疫性多发内分泌腺病综合征 1 型(APS-1),可引起甲状旁腺功能减退症、念珠菌病、艾迪生病,部分患者还有原发性腺功能减退、慢性活动性肝炎、脂肪泻、自身免疫性甲状腺疾病、1 型糖尿病、秃头、白癜风、恶性贫血等。

3. 遗传因素　遗传因素更罕见,可分为:伴有综合征的甲状旁腺功能减退症,研究较多的为自身免疫性多腺体综合征 I 型即迪格奥尔格综合征,为先天性甲状旁腺功能减退症最常见的病因,其发病率在新生儿中为 1/(4 000～5 000),常伴有异常面容、唇腭裂和胸腺发育不良等;甲状旁腺功能减退-耳聋-肾发育不良综合征(HDR)、甲状旁腺功能减退-发育迟缓-畸形综合征、甲状旁腺功能减退症相关线粒体疾病、散发性甲状旁腺功能减退症等。

4. 其他　镁离子参与了 PTH 受体激活,在 PTH 分泌过程中发挥重要作用。高镁血症由于抑制 PTH 释放而造成低钙血症,低镁血症亦可以抑制 PTH 对肾脏、骨骼的作用及 PTH 分泌。当镁代谢纠正后,甲状旁腺功能减退症病情可逐渐缓解,这一过程是可逆的。镁过量及镁缺乏导致低钙血症

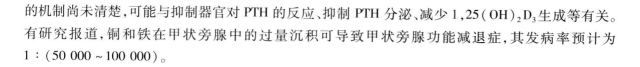

的机制尚未清楚,可能与抑制器官对 PTH 的反应、抑制 PTH 分泌、减少 1,25(OH)$_2$D$_3$ 生成等有关。有研究报道,铜和铁在甲状旁腺中的过量沉积可导致甲状旁腺功能减退症,其发病率预计为 1∶(50 000~100 000)。

四、临床表现

甲状旁腺功能减退症的主要临床表现是低钙血症引起的手足麻木、感觉异常、癫痫及低钙性心肌病。根据低钙血症的严重程度及发病速度,临床表现有所差异。

1. 经典的表现　神经肌肉的兴奋性增加。中度的神经兴奋性增加的主要表现为感觉异常,包括口周、手指和脚趾末端,严重的导致肌肉痉挛,更严重的可能导致癫痫发作。刺激自发性高频放电,导致肌肉痉挛,典型的为低钙击面征(Chvostek 征)阳性或低钙束臂征(Trousseau 征)阳性。进行性低钙血症的心血管症状包括 QT 间期延长,可导致尖端扭转型心动过速,可进展为心室颤动。低钙血症本身可导致认知功能障碍,并改变健康状况,在得到合理治疗后,认知障碍可得到明显改善,这一过程是可逆的。

2. 皮肤表现　可出现皮肤干燥,银屑病,剥脱性皮炎,皮肤水肿、粗糙。由于低钙血症的影响,头发和指甲也会在一定程度上受到影响,表现为毛发粗糙、稀疏伴斑秃,鳞状皮肤,脆甲症等可逆性症状。

3. 心血管系统表现　甲状旁腺功能减退症会导致血管阻力增加,心排血量减少,左心室功能下降,心电图出现 QT 间期延长、显著的 U 波或 T 波异常,心脏传导阻滞,可导致胸痛、心律失常、充血性心力衰竭。

4. 骨骼表现　甲状旁腺功能减退症患者骨密度和微体系结构改变明显。患者有程度不一的骨骼异常。有研究表明,特发性或术后甲状旁腺功能减退症患者骨密度可能增加。骨质硬化、骨皮质增厚和骨畸形等改变可出现在先天性甲状旁腺功能减退症患者中。甲状旁腺功能减退症导致的牙齿变化已被广泛报道。在发育早期出现低钙血症时,可导致牙萌出障碍、牙齿发育不良、牙釉质及牙根形成缺陷、龋齿等,牙釉质不全常被认为是甲状旁腺功能减退症最具特色的牙齿表现,发病率为 20%~80%。

5. 肾脏并发症　肾钙化和肾功能损害是甲状旁腺功能减退症的主要并发症。在 CaSR 基因突变患者中,由于肾脏钙重吸收减少而出现高钙尿症,其发生肾钙化、肾结石的概率高。肾钙化通常表现为肾绞痛,同时可导致肾功能受损,有研究表明甲状旁腺功能减退症患者平均 GFR 下降的患病率比同龄人群高 2~35 倍。

6. 眼部表现　白内障也是甲状旁腺功能减退症的一种常见表现,发生率约为 50%,其发生机制尚不清楚。甲状旁腺功能减退症患者还可出现视神经盘水肿。

7. 胃肠道症状　脂肪泻被认为是甲状旁腺功能减退症的临床表现,可能与胆囊收缩素有关,在低钙血症被治疗后,症状会有所改善。

五、检查

1.血钙和血磷 低钙血症即血清总钙<2.25 mmol/L;一般当血游离钙≤0.95 mmol/L,或血清总钙≤1.88 mmol/L 时常出现出汗,声门痉挛,气管呼吸肌及膀胱平滑肌痉挛,胆、肠痉挛等症状。主要的体征为低钙击面征阳性和低钙束臂征阳性。

血磷:多数患者血磷升高,部分患者正常。

2.尿钙和尿磷 一般情况下,尿钙减少,尿磷也减少。但常染色体显性遗传性低钙血症患者尿钙增加,表现为高尿钙性低钙血症。接受钙和维生素 D 制剂治疗的甲状旁腺功能减退症患者,随着血钙水平的纠正,易出现高钙尿症。

3.PTH 术中或术后即刻的 PTH 测定是判断手术相关甲状旁腺功能减退症最可靠、最早的方法。低 PTH 和低钙血症的组合是明显异常的,因为在生理条件下,低钙血症将导致 PTH 水平升高。在低钙血症的情况下,甲状旁腺 PTH 的预期增加是由于 CaSR 可产生增加 PTH 合成和分泌的信号。当血清总钙≤1.88 mmol/L 时,血 PTH 值应有 5~10 倍的增加。低钙血症时,如血 PTH 水平在正常范围,仍属甲状旁腺功能减退症,因此测血 PTH 时,应同时测血钙,两者一并分析。PHP 患者血 PTH 水平是升高的。原发性甲状旁腺功能亢进症和继发性甲状旁腺功能亢进症患者虽然血 PTH 水平也是升高的,但同时有高钙血症、低磷血症。

六、治疗

1.一般治疗 低钙血症的症状范围从轻度感觉异常到腕部或足部痉挛,在极端情况下可出现喉部痉挛或癫痫发作。主要处理原则为补钙和补充活性维生素 D。①避免症状性低钙血症。②将血钙维持在正常或略低于正常的较低范围内。一般不建议超过正常血钙水平的中间值。③保持血清磷尽可能接近正常范围。④维持正常的血清镁水平。⑤保持钙磷乘积尽可能接近正常范围。⑥避免高钙尿症。⑦预防骨外并发症,如肾钙盐沉着症和肾结石。⑧提高生活质量。

补钙可有静脉钙剂及口服钙剂,对出现口周及手脚麻木、抽搐等低钙血症症状的患者,应及时静脉补充钙,尽早缓解症状。待症状缓解后可改为口服钙剂。对于那些症状反复多次出现且难以缓解者,可反复应用静脉钙剂,每日补充 1~2 g 元素钙。钙剂溶液的浓度要避免过高,避免输液时液体外渗,刺激周围软组织。碳酸钙通常是口服钙剂中优先选择的,因其钙含量高,约 40%,因此成为更常用的钙剂。血钙不宜维持过高,2.0 mmol/L 左右即可。使用活性维生素 D:在甲状旁腺功能减退症患者中使用活性维生素 D[1,25(OH)$_2$D$_3$、骨化三醇]的基本原理是明确的,因为 PTH 的缺乏,以及高磷血症的影响,导致 25(OH)D$_3$难以向其活化形式转化,无法发挥应有的作用。与补充钙一样,活性维生素 D 治疗甲状旁腺功能减退症的作用也是重要的,但通常是在每天 0.25~2.0 μg/L。

术后甲状旁腺功能减退症的处理方法:①经验性预防,每次口服钙剂 0.5~1.25 g,2~3 次/d;骨化三醇 0.25~0.5 μg/次,2 次/d,无须静脉补钙。②轻中度甲状旁腺功能减退症,每次口服钙剂 1~

3 g,2~3 次/d;骨化三醇 0.25~0.50 μg/次,2 次/d,无须静脉补钙。③进展性/症状性甲状旁腺功能减退症,口服钙剂 3~4 g/次,2~3 次/d;骨化三醇 0.25~1.00 μg/次,2 次/d,1~2 g 葡萄糖酸钙静脉注射后持续静脉滴注。

由于甲状旁腺功能减退症患者会出现高钙尿症,在应用噻嗪类利尿剂治疗的过程中可出现低钾血症或低镁血症,因此监测血清钾和镁是很有必要的。噻嗪类利尿剂不应用于伴有肾上腺功能不全的自身免疫性多内分泌腺综合征Ⅰ型和伴有巴特综合征的某些常染色体显性甲状旁腺功能减退 1 型患者。

2. PTH 替代治疗 虽然常规使用钙剂和活性维生素 D 可以控制甲状旁腺功能减退症患者,但它们通常需要非常高的剂量,可引起高钙尿症、肾钙盐沉着症、肾结石、肾功能受损和异位钙化等并发症。还有一些患者,尽管钙剂和活性维生素 D 剂量非常高,但其血钙水平波动很大,并伴有相关的症状。PTH 作为一种被批准的甲状旁腺功能减退症的替代疗法的出现,为其管理提供了一个额外的有用的治疗选择,尤其是对于那些需要大量的钙剂和活性维生素 D 来控制的情况而言。2015 年,美国 FDA 批准通过了重组人甲状旁腺激素 1-84 片段[rhPTH(1-84)]用于治疗甲状旁腺功能减退症。

Winer 等首次报道了用重组人甲状旁腺激素 1-34 片段[rhPTH(1-34)]治疗甲状旁腺功能减退症的研究成果:PTH(1-34)是 PTH 的活性片段,可有效用于儿童和成人甲状旁腺功能减退症。PTH(1-34)的半衰期较短,所以每天 2 次和 3 次给药似乎比每天 1 次给药能更有效地控制 24 h 内的血钙水平。理论上,PTH(1-84)作为甲状旁腺功能减退症的替代激素更引人关注,因为其较长的体内半衰期和生物半衰期,使得每天 1 次给药比 rhPTH(1-34)更可行。一些研究认为在以下情况中可应用 PTH(1-34):①血钙或临床症状控制不良。②口服补钙>2.5 g/d 或 1,25(OH)$_2$D$_3$>1.5 μg/d,或 1-α 维生素 D>3.0 μg/d。③高钙尿症、肾结石、肾钙盐沉着症、肌酐清除率降低或尿生化分析增加结石风险。④钙磷乘积>55 mg^2/dL^2(4.4 mmol^2/L^2)。⑤内在疾病或减肥手术引起的胃肠功能障碍。⑥生活质量下降。但 rhPTH(1-84)的应用可导致血钙异常、肌肉骨骼症状、胃肠道症状等,若要广泛应用于临床,还需更多研究。

（钱跃军 王 栋 杨友成）

参考文献

[1]ASTOR M C,LAVUS K,DEBOWSKA A,et al. Epidemiology and health-related quality of life in hypoparathyroidism in Norway[J]. J Clin Endocrinol Metab,2016,101(8):3045-3053.

[2]BELL N H,STERN P H. Hypercalcemia and increases in serum hormone value during prolonged administration of 1alpha,25-dihydroxyvitamin D[J]. N Engl J Med,1978,298(22):1241.

[3]BILEZIKIAN J P. Hypoparathyroidism[J]. J Clin Endocrinol Metab,2020,105(6):1722-1736.

[4]BILEZIKIAN J P,KHAN A,POTTS J T JR,et al. Hypoparathyroidism in the adult:epidemiology,diag-

nosis, pathophysiology, target - organ involvement, treatment, and challenges for future research[J]. J Bone Miner Res,2011,26(10):2317-2337.

[5]BJORSES P,HALONEN M,PALVIMO J J,et al. Mutations in the AIRE gene:effects on subcellular location and transactivation function of the autoimmune polyendocrinopathy - candidiasis - ectodermal dystrophy protein[J]. Am J Hum Genet,2000,66(2):378-392

[6]BOLLERSLEV J, REJNMARK L, MARCOCCI C, et al. European society of endocrinology clinical guideline:treatment of chronic hypoparathyroidism in adults[J]. Eur J Endocrinol,2015,173(2):G1-G20.

[7]BRANDI M L, BILEZIKIAN J P, SHOBACK D, et al. Management of hypoparathyroidism:summary statement and guidelines[J]. J Clin Endocrinol Metab,2016,101(6):2273-2283.

[8]CHAN F K,TIU S C,CHOI K L,et al. Increased bone mineral density in patients with chronic hypoparathyroidism[J]. J Clin Endocrinol Metab,2003,88(7):3155-3159.

[9]CHU X,ZHU Y,WANG O,et al. Bone mineral density and its serial changes are associated with PTH levels in pseudohypoparathyroidism type 1B patients[J]. J Bone Miner Res,2018,33(4):743-752.

[10]CIANFEROTTI L,PARRI S,GRONCHI G,et al. Prevalence of chronic hypoparathyroidism in a Mediterranean region as estimated by the analysis of anonymous healthcare database[J]. Calcif Tissue Int,2018,103(2):144-150.

[11]CIPRIANI C,PEPE J,BIAMONTE F,et al. The epidemiology of hypoparathyroidism in Italy:an 8 - year register-based study[J]. Calcif Tissue Int,2017,100(3):278-285.

[12]CLARKE B L,BERG J K,FOX J,et al. Pharmacokinetics and pharmacodynamics of subcutaneous recombinant parathyroid hormone(1-84) in patients with hypoparathyroidism:an open-label,single-dose,phase I study[J]. Clin Ther,2014,36(5):722-736.

[13] CLARKE B L, BROWN E M, COLLINS M T, et al. Epidemiology and diagnosis of hypoparathyroidism[J]. J Clin Endocrinol Metab,2016,101(6):2284-2299.

[14]COOPER M S, GITTOES N J. Diagnosis and management of hypocalcaemia[J]. BMJ,2008,336(7656):1298-1302.

[15]FAVUS M J. Primer on the metabolic bone diseases and disorders of mineral metabolism[M]. 6th ed. Washington,DC:American Society of Bone and Mineral Research,2006.

[16]HABEB A M,AL-HARBI H,SCHLINGMANN K P. Resolving basal ganglia calcification in hereditary hypomagnesemia with secondary hypocalcemia due to a novel TRPM6 gene mutation[J]. Saudi J Kidney Dis Transpl,2012,23(5):1038-1042.

[17]HEANEY R P,DOWELL M S,BIERMAN J,et al. Absorbability and cost effectiveness in calcium supplementation[J]. J Am Coll Nutr,2001,20(3):239-246.

[18]KHAN A A,KOCH C A,VAN UUM S,et al. Standards of care for hypoparathyroidism in adults:a Canadian and international consensus[J]. Eur J Endocrinol,2019,180(3):1-23.

[19]KINIRONS M J,GLASGOW J F. The chronology of dentinal defects related to medical findings in hypoparathyroidism[J]. J Dent,1985,13(4):346-349.

［20］LAWAY B A,GOSWAMI R,SINGH N,et al. Pattern of bone mineral density in patients with sporadic idiopathic hypoparathyroidism［J］. Clin Endocrinol(Oxf),2006,64(4):405-409.

［21］NAKAMURA Y,MATSUMOTO T,TAMAKOSHI A,et al. Prevalence of idiopathic hypoparathyroidism and pseudohypoparathyroidism in Japan［J］. J Epidemiol,2000,10(1):29-33.

［22］POWERS J,JOY K,RUSCIO A,et al. Prevalence and incidence of hypoparathyroidism in the United States using a large claims database［J］. J Bone Miner Res,2013,28(12):2570-2576.

［23］ROSATELLI M C,MELONI A,MELONI A,et al. A common mutation in Sardinian autoimmune poly-endocrinopathy-candidiasis-ectodermal dystrophy patients［J］. Hum Genet,1998,103(4):428-434.

［24］RUSSELL R G,SMITH R,PRESTON C,et al. The effect of 1,25-dihydroxycholecalciferol on renal tubular reabsorption of phosphate,intestinal absorption of calcium and bone histology in hypophosphataemic renal tubular rickets［J］. Clin Sci Mol Med,1975,48(3):177.

［25］SCAMBLER P J,CAREY A H,WYSE R K,et al. Microdeletions within 22q11 associated with sporadic and familial DiGeorge syndrome［J］. Genomics,1991,10(1):201-206.

［26］SHOBACK D. Clinical practice. Hypoparathyroidism［J］. N Engl J Med,2008,359(4):391-403.

［27］SHOBACK D M,BILEZIKIAN J P,COSTA A G,et al. Presentation of hypoparathyroidism:etiologies and clinical features［J］. J Clin Endocrinol Metab,2016,101(6):2300-2312.

［28］SIKJAER T,AMSTRUP A K,ROLIGHED L,et al. PTH(1-84) replacement therapy in hypoparathyroidism:a randomized controlled trial on pharmacokinetic and dynamic effects after 6 months of treatment［J］. J Bone Miner Res,2013,28(10):2232-2243.

［29］STACK B C JR,BIMSTON D N,BODENNER D L,et al. American Association of Clinical Endocrinologists and American College of Endocrinology Disease State Clinical Review:postoperative hypoparathyroidism-definitions and management［J］. Endocr Pract,2015,21(6):674-685.

［30］TOHME J F,BILEZIKIAN J P. Hypocalcemic emergencies［J］. Endocrinol Metab Clin North Am,1993,22(2):363-375.

［31］UNDERBJERG L,SIKJAER T,MOSEKILDE L,et al. The epidemiology of nonsurgical hypoparathyroidism in Denmark:a nationwide case finding study［J］. J Bone Miner Res,2015,30(9):1738-1744.

［32］UNDERBJERG L,SIKJAER T,MOSEKILDE L,et al. Cardiovascular and renal complications to postsurgical hypoparathyroidism:a Danish nationwide controlled historic follow-up study［J］. J Bone Miner Res,2013,28(11):2277-2285.

［33］UNDERBJERG L,SIKJAER T,MOSEKILDE L,et al. Pseudohypoparathyroidism-epidemiology,mortality and risk of complications［J］. Clin Endocrinol(Oxf),2016,84(6):904-911.

［34］UNDERBJERG L,SIKJAER T,MOSEKILDE L,et al. Postsurgical hypoparathyroidism-risk of fractures,psychiatric diseases,cancer,cataract,and infections［J］. J Bone Miner Res,2014,29(11):2504-2510.

［35］WANG H,LIU J,YIN Y,et al. Recombinant human parathyroid hormone related protein 1-34 and

1-84 and their roles in osteoporosis treatment[J]. PLoS One,2014,9(2):e88237.

[36]WINER K K,YANOVSKI J A,CUTLER G B JR. Synthetic human parathyroid hormone 1-34 vs calcitriol and calcium in the treatment of hypoparathyroidism[J]. JAMA,1996,276(8):631-636.

[37]全婷婷,李悦芃,王鸥. 成年起病的原发性甲状旁腺功能减退症 200 例临床分析[J]. 中华内科杂志,2017,56(1):19-23.

[38]张凤丽,邢小平,王鸥,等. 特发性甲状旁腺功能减退症骨密度改变及甲状旁腺激素缺乏对骨量的影响研究[J]. 中国实用内科杂志,2010,30(5):429-431.

[39]陈家伦. 临床内分泌学[M]. 上海：上海科学技术出版社,2011.

第十章

高钙血症和低钙血症

第一节 高钙血症

一、诊断

血钙主要由三部分构成:蛋白结合钙、离子钙与小分子阴离子结合钙。一般情况下,血钙只在小范围内波动。

高钙血症是较常见临床急症,轻者无症状,仅常规筛查中发现血钙水平升高,重者可危及生命。血钙>2.75 mmol/L 为高钙血症确诊标准。按血钙升高水平可将高钙血症分为轻度、中度和重度 3 类,轻度高钙血症为血钙在 2.75~<3.0 mmol/L(11~<12 mg/dL);中度为 3.0~3.5 mmol/L(12~14 mg/dL);重度时>3.5 mmol/L(>14 mg/dL),同时可导致一系列严重的临床征象。血钙≥3.75 mmol/L(≥15 mg/dL)称为高钙危象,系内科急症,需紧急抢救。

骨骼系统储存着全身98%的钙,血液中的钙占2%,其中50%是游离状态离子钙,发挥着重要的生理作用,另外50%则与白蛋白、球蛋白等无机分子结合成为结合钙。细胞外液 Ca^{2+} 稳态由一系列复杂的内分泌激素控制,主要包括 PTH、维生素 D 及降钙素,通过调节骨骼、肾脏及肠道维持正常血钙,其中任何一个环节异常均可导致高钙血症。机体维持钙稳态对于动作电位正常传播、肌肉收缩、细胞生长的调节、凝血因子的活化及许多钙依赖性酶的调节等生理过程是必不可少的。

低白蛋白血症会影响血清总钙的测定结果。可通过公式计算校正后的血清总钙。

校正后的血清总钙(mmol/L)=(40-血清白蛋白)×0.02+测得血清钙(mmol/L)。需注意的是这仅是根据血清白蛋白的校正结果,如有条件可检测离子钙。正常血清钙为 2.0~2.5 mmol/L,正常离子钙为 1.0~1.4 mmol/L。

二、病因

血钙受 PTH、活性维生素 D[1,25(OH)$_2$D$_3$] 及降钙素的共同调节。血钙下降时,甲状旁腺主细胞分泌 PTH,刺激破骨细胞的骨吸收,增加肾脏对钙的重吸收,减少尿钙排泄,并促进肾脏生成 1,25(OH)$_2$D$_3$,从而升高血钙。甲状腺滤泡旁细胞分泌降钙素,可迅速抑制骨吸收,降低血钙。维生素 D 先后经肝脏和肾脏的羟化,成为 1,25(OH)$_2$D$_3$,刺激肠道对钙和磷的吸收,增加骨吸收,升高血钙。另外,由实质性肿瘤分泌的 PTHrP 也会造成高钙血症。

导致高钙血症的原因很多,可归纳如图 10-1。

高钙血症的原因
1. 原发性甲状旁腺功能亢进症 { 散发性:腺瘤、增生、腺癌
家族性:多发性内分泌肿瘤(MEN)1 型和 2A 型
2. 恶性肿瘤:局部溶骨性高钙血症(LOH)、恶性肿瘤体液性高钙血症(HHM)、异位 PTH 分泌
3. 内分泌疾病:甲状腺功能亢进症、嗜铬细胞瘤、肾上腺皮质功能减退症、肢端肥大症、血管活性肠肽瘤(VIP 瘤)
4. 肉芽肿疾病:结节病、组织胞浆菌病、球孢子菌病、结核、韦氏肉芽肿病、放线菌病、念珠菌病、嗜酸细胞肉芽肿、硅植入及石蜡注射所致肉芽肿
5. 药物诱导:维生素 D 中毒、维生素 A 中毒、噻嗪类利尿药、碳酸锂、雌激素和抗雌激素制剂、雄激素和三苯氧胺(乳腺癌治疗药)、茶碱、生长激素、铝中毒(慢性肾衰竭时)
6. 其他:制动(尤其在生长期儿童或佩吉特病患者)、急性和慢性肾衰竭、家族性低尿钙高钙血症、乳碱综合征、全胃肠外营养、婴儿特发性高钙血症、慢性活动性肝病

图 10-1 导致高钙血症的原因

三、临床表现

高钙血症的临床表现与血钙升高的速度、程度及患者对高钙血症的耐受能力有关。

血钙在 2.75 mmol/L 时,多数患者可无症状或症状较轻;当血钙中等程度升高时,多数患者有相应症状,某些老年患者甚至出现高钙危象时的临床表现,而有些慢性中度高钙血症患者可无明显不适,个体差异较大;患者血钙高于 3.5 mmol/L 时,几乎都出现高钙危象。

不同疾病所致的高钙血症除原发病的临床表现外,还涉及消化系统、泌尿系统、神经系统等多系统的临床征象。

1. 消化系统 食欲缺乏、恶心、呕吐为最常见症状,伴有体重减轻、便秘、腹胀、腹痛。

2. 泌尿系统 多尿、烦渴、多饮。长期高钙血症可导致肾钙盐沉着症而发生肾结石、肾钙化、钙化性肾功能不全,进而发展为肾功能不全、尿毒症。脱水常见,是摄入不足、严重呕吐和多尿等因素所致。

3. 神经系统 情绪低沉、记忆力减退、注意力不集中、失眠和表情淡漠等。重者有嗜睡、恍惚、幻觉、妄想、肌肉低张力、低反射、深腱反射消失、僵呆,甚至昏迷。

4. 心血管系统 心动过速或心动过缓、心律失常、传导阻滞、心搏骤停,心电图示 QT 间期缩短、T 波增宽,血压升高,易发生洋地黄中毒。

5. 钙盐沉着于组织器官 眼球结膜充血、角膜混浊。钙也可沉着于肾、血管、肺、心肌、关节和皮肤软组织等。当血钙高于或等于 3.75 mmol/L 时,多数患者病情迅速恶化,十分凶险,如不及时抢救,常死于肾衰竭或循环衰竭。

四、治疗

治疗措施的选择应取决于高钙血症程度、潜在病因、合并症等多方面因素。

1. 一般措施 治疗高钙血症的第一步是检查患者的药物、饮食等环节,消除可能加剧高钙血症的因素。停止噻嗪类利尿剂、锂、维生素 D 及含钙非处方制剂。

2. 外科手术治疗 甲状旁腺腺瘤所致的原发性甲状旁腺功能亢进症患者,可依据患者病情择期外科手术治疗,但是,不是所有患者都需要外科手术治疗。

3. 静脉输液 高钙血症导致多尿,肾小管重吸收减少,还会引起厌食、恶心、呕吐,进一步导致液体摄入减少,因此静脉补充生理盐水能够补充血容量、降低血钙。补液量的多少由血钙水平、年龄及合并症不同而异。推荐第一个 24 h 补充 3~6 L 液体。另外,一些学者建议补充生理盐水的速度要在 75~150 mL/h。

4. 降钙素 降钙素可治疗任何病因引起的高钙血症,并且降钙素起效快,不良反应相对轻微。鲑鱼降钙素比猪或合成人降钙素更有效,已获批临床应用,降钙素主要通过抑制骨吸收,降低血钙水平。降钙素起效快,几小时内能有效地将血钙水平降低 0.25~0.50 mmol/L,虽然这个数值降低得不明显,但配合输液治疗时,足以逆转严重高钙血症的风险,因此,降钙素是最有效的早期干预治疗方法。但是,几天后可能出现快速抑制,可能是降钙素受体的下调所致。肠外鲑鱼降钙素的常见副作用包括恶心、呕吐、冲洗和注射部位过敏反应,而鼻内型可能与鼻炎有关。在开始治疗之前,应完善过敏试验,从而防止严重过敏反应的发生。

5. 双膦酸盐类化合物 双膦酸盐类焦磷酸类似物通过破骨细胞的多种效应沉积在骨中并降低血钙水平,其中一个是抑制破骨细胞骨吸收,这类化合物已经成为治疗恶性肿瘤相关性高钙血症的必备药物。唑来膦酸治疗恶性肿瘤性高钙血症是有效的,在一些研究中,它比其他药物更有效,通过减少骨骼相关事件的数量,防止高钙血症复发,并表现出更长的作用时间。

唑来膦酸钠、帕米膦酸二钠和氯膦酸二钠已成功地用于控制严重结节病相关高钙血症。对乳碱综合征相关的高钙血症的治疗除去除病因外,双膦酸盐也是很好的选择。唑来膦酸钠的使用更方便,输液时间少 15 min,而双膦酸类钙调节剂至少需要 2 h。

双膦酸盐的不良反应包括发热、流感样症状、头痛、肌痛、关节痛。目前尚缺乏关于唑来膦酸钠再治疗安全性和有效性的数据。

6.糖皮质激素　糖皮质激素通过降低钙的肠吸收、抑制 1,25(OH)$_2$D$_3$ 的合成及增加尿钙排出而降低血钙水平。糖皮质激素在治疗与肉芽肿性疾病有关的、维生素 D 中毒的和血液系统恶性肿瘤,特别是多发性骨髓瘤和淋巴瘤相关的高钙血症有独特作用。

短期高剂量糖皮质激素治疗的不良反应包括高血糖、精神病、近端肌病和骨坏死等。由于糖皮质激素不良反应较多,糖皮质激素已经被其他效果更佳、不良反应更少的药物取代。

7.拟钙剂　研究显示,拟钙剂西那卡塞可以减少原发性甲状旁腺功能亢进症所致的高钙血症。西那卡塞可以有效地减少甲状旁腺癌相关的高钙血症,并可用于治疗慢性肾衰竭所致的三发性甲状旁腺功能亢进症。

8.地诺单抗　地诺单抗是一种全人单克隆抗体,针对 NF-κB 受体激活蛋白配体(RANKL)的破骨细胞中枢刺激器活动。它是治疗骨质疏松症的最佳药物。最新研究数据显示,地诺单抗可预防恶性肿瘤骨相关事件。

9.血液透析　肾衰竭患者,在严重钙化和闭塞的情况下,血液透析对降低血钙水平是必要的。

五、急性期处理

当血钙>3.5 mmol/L 时,无论临床症状轻与重,均需立即采取有效措施纠正高钙血症。主要措施如下。

1.扩容、促尿钙排泄。

2.应用抑制骨吸收药物。

3.应用糖皮质激素。

4.其他

(1)透析　使用低钙或无钙透析液进行腹膜透析或血液透析,治疗顽固性或肾功能不全的高钙危象,可迅速降低血钙水平。

(2)活动　卧床的患者应尽早活动,以避免和缓解长期卧床造成的高钙血症。

(董汉华　张　华　张文涛)

第二节　低钙血症

正常血清总钙水平为 2.25～2.75 mmol/L。当血清蛋白水平正常时,血清总钙低于 2.25 mmol/L,或血游离钙低于 1 mmol/L,称为低钙血症(hypocalcemia)。低钙血症是由甲状旁腺功能减退症、低镁血症、急性胰腺炎等引起的一组临床症候群,常表现为肌肉抽搐、手足搐搦、心律失常等症状。

一、病因

低钙血症主要是进入血中的 Ca^{2+} 减少或尿中排出的 Ca^{2+} 增多所致,临床上常见于甲状旁腺功能减退症、Ca^{2+} 摄入和/或吸收降低、维生素 D 缺乏或抵抗、肾功能不全、低血镁症、急慢性胰腺炎等。

低钙血症基本病因如下。

1. 维生素 D 代谢障碍　维生素 D 可通过骨骼、肠道、肾脏和甲状旁腺内的 VDR 调节钙平衡和骨代谢。

(1)维生素 D 缺乏　食物中维生素 D 缺少或紫外线照射不足。

(2)肠吸收障碍　梗阻性黄疸、慢性腹泻、脂肪泻等。

(3)维生素 D 羟化障碍　肝硬化、肾衰竭、遗传性 1α-羟化酶缺乏症等。活性维生素 D 减少,引起肠钙吸收减少和尿钙增多,导致血钙降低。

2. 甲状旁腺功能减退症

(1)PTH 缺乏　甲状旁腺或甲状腺手术误切除甲状旁腺,遗传因素或自身免疫导致甲状旁腺发育障碍或损伤。

(2)PTH 抵抗　假性甲状旁腺功能减退症患者,PTH 的靶器官受体异常。此时,破骨减少,成骨增加,造成一时性低钙血症。

3. 慢性肾衰竭

(1)肾排磷减少,血磷升高,因血液钙磷乘积为一常数,故血钙降低。

(2)肾实质破坏,$1,25-(OH)_2D_3$ 生成不足,肠钙吸收减少。

(3)血磷升高,肠道分泌磷酸根增多,与食物钙结合形成难溶的磷酸钙随粪便排出。

(4)肾毒物损伤肠道,影响肠道钙磷吸收。

(5)慢性肾衰竭时,骨骼对 PTH 敏感性降低,骨动员减少。

4. 低镁血症　可使 PTH 分泌减少,PTH 靶器官对 PTH 反应性降低,骨盐 $Mg^{2+}-Ca^{2+}$ 交换障碍。

5. 急性胰腺炎　机体对 PTH 的反应性降低,胰高血糖素和降钙素分泌亢进,胰腺炎症和坏死释放的脂肪酸与钙结合成钙皂而影响肠吸收。

6. 摄入不足　长期低钙饮食。

7. 其他　低白蛋白血症(肾病综合征)、妊娠、大量输血、恶性肿瘤骨转移等。

二、症状

低钙血症的症状与血钙降低的程度可不完全一致,而与血钙降低的速度有关。低钙血症的症状与神经和肌肉兴奋性、骨骼、心血管等改变密切相关。

1. 典型症状

(1)神经肌肉系统　低钙血症导致神经肌肉兴奋性增加,可出现口周和指(趾)尖麻木及针刺感,低钙面击征、低钙束臂征阳性、肌肉痉挛、手足搐搦、喉鸣与惊厥,严重时可导致喉、气管痉挛及癫痫发作甚至呼吸暂停。

(2)心血管系统　其主要表现为传导阻滞等心律失常,严重时可出现心室颤动等,心力衰竭时对洋地黄的反应不良。心电图典型表现为 QT 间期和 ST 段明显延长。

(3)骨骼　常可引起骨痛、病理性骨折、骨骼畸形、骨质软化、骨质疏松和纤维性骨炎等;婴幼儿患者可能会发生佝偻病,出现囟门闭合迟缓、方头、鸡胸、串珠肋、手镯腕、膝内翻(O 形腿)或膝外翻(X 形腿)等。

(4)皮肤　主要有干燥、无弹性、色泽灰暗和瘙痒等症状。

(5)低血钙性心肌病　既往无器质性心脏病但具有低钙血症的婴儿,出现扩张型心肌病表现,称为低血钙性心肌病,是长期低钙血症导致的一种可逆性心肌病。患儿的首发症状是致命性心力衰竭、心源性休克或猝死,生化检测以血钙降低、碱性磷酸酶升高、血清 25(OH)D_3 降低、PTH 水平升高为特点。

(6)精神症状　如烦躁不安、抑郁及认知功能减退。

(7)其他　婴幼儿缺钙时,免疫力低下,易发生感染。慢性缺钙可致皮肤干燥、脱屑、指甲易脆和毛发稀疏等。长期低钙患者偶尔会发生白内障。

2. 并发症　低钙血症可引起窦性心动过速、心律失常,也可引起房室传导阻滞,在极少数情况下可引起充血性心力衰竭。低钙血症可使迷走神经兴奋性提高,发生心脏停搏。

三、检查

预计检查:医生首先会对患者进行体格检查,初步了解病情,随后根据患者的具体情况选择进行血液、颅内摄片、甲状腺摄片、腹部 B 超、颅脑 CT、颅脑 MRI、心电图等检查,以便于明确病因。

1. 体格检查

(1)低钙面击征(Chvostek sign)　敲击患者耳前的面神经,诱发同侧面肌收缩为低钙面击征阳性(约 10% 正常人 Chvostek 征可呈假阳性)。

(2)低钙束臂征(Trousseau sign)　用血压计袖套绑住上臂,将压力加至收缩压之上 20 mmHg 维持 2~3 min,造成前臂缺血,阳性反应为拇指内收,腕及掌指关节屈曲,指间关节伸展。

2. 实验室检查

(1)血钙测定　当血清蛋白水平正常时,血清总钙<2.25 mmol/L 或血游离钙<1 mmol/L,称为低钙血症。

(2)血清磷测定　血清磷升高而血钙降低多由急、慢性肾衰竭或特发性、假性甲状旁腺功能亢进症所致,而血清磷降低的低钙血症多见于吸收不良、维生素 D 缺乏、急性胰腺炎和急性肾衰竭的多尿期。

(3)尿磷测定　血钙水平降低而尿磷水平升高多见于维生素 D 缺乏、吸收不良等,尿磷水平降低多为特发性或假性甲状旁腺功能减退症和镁缺乏等。

(4)血清 PTH 测定　血清 PTH 水平升高多见于维生素 D 缺乏、吸收不良、急性或慢性肾衰竭、假性甲状旁腺功能亢进症等,血清 PTH 水平降低多为特发性甲状旁腺功能亢进症、急性胰腺炎和镁缺乏等。

(5)25-羟胆骨化醇测定 参考值为 15~80 μg/L。肝胆系统疾病时 25(OH)D₃ 生成减少,维生素 D 缺乏性软骨病的主要生化学特征就是血浆 25(OH)D₃ 缺乏,而假性维生素 D 缺乏症患者血中的 25(OH)D₃ 水平正常。

3. 影像学检查

(1)颅内、甲状腺摄片 可以发现 20% 特发性甲状旁腺功能减退症患者有颅内钙化(以基底核为主),外科手术后的甲状旁腺功能减退症或假性甲状旁腺功能减退症患者一般不出现颅内钙化。骨骼摄片可以了解骨病的性质及程度,同时还可确定有无转移性肿瘤等。

(2)腹部 B 超 发现胃肠道疾病。

(3)颅脑 CT 或 MRI 鉴别是否合并神经系统疾病,诊断及鉴别诊断颅内病变,多无特殊发现,偶见骨硬板增厚。如显示脑钙化、基底结钙化,多为特发性或假性甲状旁腺功能减退症。

4. 其他检查 心电图:低钙血症患者的心电图常出现 QT 间期延长、ST 段延长、T 波低平或倒置,有时可出现心动过速。

四、诊断

1. 诊断原则 根据患者的症状表现,如精神状态改变、局灶和全身癫痫发作、感觉异常、手足搐搦、反射亢进、肌无力等,再结合血清总钙低于 2.25 mmol/L 的检查结果,通常不难诊断。有时还需结合其他实验室、影像学及心电图检查等,以帮助明确病因,评估病变情况。

2. 鉴别诊断

(1)低镁血症 低镁血症时,也会出现肌肉震颤、手足搐搦、心律失常等症状,查血生化可鉴别。

(2)碱中毒 碱中毒时,也会表现为面部和肢体肌肉抽动、手足搐搦,查血 pH 值可鉴别。

五、治疗

1. 治疗原则 低钙血症患者通常需要根据病情的轻重来选择是口服还是静脉补钙。还需要积极寻找原因,针对病因进行治疗,如口服维生素 D、补充镁剂等。

2. 低钙危象的治疗

(1)低钙血症出现手足搐搦、喉头痉挛等症状时,应立即处理,一般用 10% 葡萄糖酸钙或氯化钙静脉注射,必要时 8~12 h 后再重复注射。症状缓解后,可用 10% 葡萄糖酸钙稀释于 5% 葡萄糖注射液中滴注,直至血清钙水平达到正常下限。

(2)补钙治疗效果差时,应考虑存在低血镁,用硫酸镁肌内注射,或硫酸镁放于葡萄糖注射液中静脉滴注。

(3)抽搐严重者可用地西泮(安定)静脉注射,也可用水合氯醛或巴比妥类药物。

（4）及时发现并纠正碱中毒,尤其是使用呼吸机者,过度通气可发生碱中毒,加重低钙血症。

2.慢性低钙血症的治疗　慢性低钙血症首先要治疗原发病,如维生素 D 缺乏症、甲状旁腺功能减退症,通常推荐联合应用钙和维生素 D 制剂,临床上应用最多的是骨化三醇加碳酸钙或葡萄糖酸钙等钙剂,治疗目标是维持血清钙水平于正常低限。对于新生儿缺钙,晚期应给予母乳或配方乳。

（1）相关药品　如葡萄糖酸钙、氯化钙、骨化三醇、碳酸钙。

（2）治疗周期　治疗周期受病情严重程度、治疗方案、治疗时机、个人体质等因素影响,可存在个体差异。

六、预后

1.一般预后　经过积极的治疗,病因得到去除后,多数患者病情可逐渐得到控制,症状逐渐缓解或消失,一般预后良好。

2.危害性　若不及时纠正血钙情况,可能会引起多系统、器官和组织病变,严重影响机体健康。

3.治愈性　经过规范、合理的治疗,多数患者可获得治愈,但部分患者可能需终生服药。

4.治愈率　目前尚无相关数据。

七、日常

1.注意休息　日常要充分休息,避免过度劳累,同时注意自我保护,保持乐观心态,遵医嘱用药并积极配合医生治疗,有助于获得较好的治疗效果。

2.心理护理

（1）心理特点　由于本病可能会引起多个系统症状,患者和家属容易出现担忧、焦虑、恐惧、不安等情绪。患者还可能因过重的心理负担,从而给疾病的治疗带来不良影响。

（2）护理措施　①患者可向亲友倾诉,缓解情绪,还可学习疾病相关知识和治疗措施,并用适当的方法宣泄自己的负面情绪,以保持乐观平稳心态,同时积极配合医生治疗,有助于获得更好的治疗效果。②家属在疏导患者的同时,也可多与医生沟通,了解疾病的治疗情况,增强患者战胜疾病的信心。

3.用药护理　谨遵医嘱用药,不可自行增减药量或滥用药物,同时学习药物的正确用法、用量和副作用,以免引起不良反应。

4.生活管理　①营造舒适、安静的休息环境,家属还应清除室内障碍物,以免不良意外伤害情况发生。②病情严重者应卧床休息,保证充足的睡眠,避免过度劳累。③注意气候变化,及时添减衣物,避免受寒引发感冒。④病情稳定者,可适当进行户外活动,适当晒太阳,有助于疾病恢复。

5.复诊须知　遵医嘱定期门诊复查,如有异常,随时就诊。

八、饮食

1. 饮食调理　日常进行饮食调理,合理饮食,做到营养均衡,保证机体能量及营养物质摄入充足,对于身体的恢复可起到一定的积极作用。

2. 饮食建议

(1)饮食中钙摄入不足,可适当多吃奶制品和高钙的食品,如鱼虾、蛋奶、菌藻类(蘑菇、黑木耳、紫菜、海带)、绿叶蔬菜等。

(2)规律饮食,必要时可少食多餐。对于较小的婴幼儿患者,一定要保证充分喂养。

3. 饮食禁忌　避免暴饮暴食;尽量减少烟酒的摄入;避免摄入油腻、生冷、辛辣刺激性食物,以防对机体产生不良刺激,影响恢复。

九、预防

预防措施有以下几点。

(1)行甲状腺手术前预防性补钙。

(2)对于新生儿,鼓励母乳喂养,及时添加辅食,补充维生素 D;在母乳喂养不足的情况下,及时给予母乳化配方奶喂养,或牛奶喂养期间加服钙剂和维生素 D。

(3)多晒太阳。

(4)妊娠期间摄入足够的钙和维生素 D,尤其在妊娠后期,更应该注意补钙,多吃一些含钙多的食品,如鱼虾、牛奶、骨头汤等,使胎儿在母亲体内就得到充足的钙,是预防新生儿低钙血症的关键。

（董汉华　赵亚鹏　杨婵婵）

参考文献

[1]曹丽,曹雷,常露元.低钙腹膜透析液对慢性肾衰竭患者血清钙磷代谢、肾损伤及残余肾功能的影响[J].海南医学,2021,32(15):1946-1949.

[2]戴鸿都,吴菁,刘安祥,等.以抽搐伴意识障碍为首发症状的低钙血症一例[J].海南医学,2020,31(12):1624-1625.

[3]冯超,冯津萍.甲状旁腺功能减退致心力衰竭1例[J].中华心力衰竭和心肌病杂志,2021,5(2):118-122.

[4]刘建民.高钙血症的病因分析及其鉴别诊断思路[J].诊断学理论与实践,2006,5(6):474-476.

［5］刘洁,丁玲,李小亚,等.难治性甲状旁腺功能减退青少年的补钙治疗［J］.医药导报,2021,
40(10):1427-1430.

［6］刘金莲.慢性肾衰竭患者钙磷代谢紊乱的危险因素分析［J］.健康大视野,2021(13):252.

［7］马江涛,柴爽,万雷,等.维生素 D 缺乏对骨和骨外作用研究进展［J］.中国骨质疏松杂志,2020,
26(1):109-113.

［8］马艳荣,董玲玲.重度低钙血症引起的心力衰竭一例［J］.临床内科杂志,2022,39(3):174-176.

［9］孟书平,蔡元元,王影杰,等.肝细胞癌手术患者大量输血发生低钙血症的影响因素［J］.实用癌
症杂志,2022,37(3):448-450,454.

［10］潘鑫鑫,任小丹,何元群,等.血钙联合 APACHE Ⅱ 评分对急性胰腺炎重症倾向的预测研究［J］.
重庆医学,2020,49(10):1648-1652.

［11］孙阳,童宗武,赵艳红,等.慢性肾衰竭肾性贫血与血脂及钙磷代谢相关性［J］.中国继续医学教
育,2019,11(9):80-82.

［12］王晨一.甲状腺全切术后症状性低钙血症的危险因素分析及 iPTH 对补钙剂量的预测［D］.郑
州:郑州大学,2021.

［13］王辉,丁霏,罗薇,等.住院患者高钙血症的病因分析［J］.国际检验医学杂志,2019,40(15):
1811-1813.

［14］王田田,邵姗,彭振兴,等.甲状旁腺素测定预测甲状腺全切除术后低钙血症的价值［J］.检验医
学,2013,28(6):475-478.

［15］王文龙,李新营,夏发达,等.甲状腺术后甲状旁腺功能减退的危险因素［J］.中南大学学报(医
学版),2019,44(3):315-321.

［16］王永静.不同钙制剂粒径对比分析［J］.家有孕宝,2021,3(8):132-133.

［17］吴睢.静脉补钙治疗骨质疏松症的疗效和安全性［J］.临床合理用药杂志,2020,13(35):64-66.

［18］徐浩,朱林峰,孙举来,等.甲状腺全切术后甲状旁腺功能降低的原因及补钙疗效分析［J］.蚌埠
医学院学报,2020,45(8):1029-1032,1036.

［19］叶盛开,陈海英,任霞,等.静脉补钙治疗骨质疏松症的疗效和安全性［J］.临床药物治疗杂志,
2019,17(10):46-51.

［20］张怡然.甲状旁腺功能减退性心肌病的系统综述［J］.临床荟萃,2020,35(9):783-787.

［21］赵沙沙,闻萍,甘巍,等.甲状旁腺全切术患者术后严重低钙血症危险因素分析［J］.中华肾脏病
杂志,2019,35(7):494-498.

［22］赵少聪,李婉婉,孙晓敏.以低钙惊厥为主要临床表现的 DiGeroge 综合征 3 例临床分析［J］.重
庆医学,2019,48(5):878-880.

［23］周雪,杨孟雪,杨波,等.活性维生素 D 通过 VDR 调控细胞因子信号转导抑制分子、酪氨酸激
酶 2/信号转导和转录激活因子 3 通路在糖尿病肾脏疾病中作用的研究［J］.中国糖尿病杂志,
2020,28(11):852-860.

［24］KHAN A,GREY A,SHOBACK D. Medical management of asymptomatic primary hyperparathyroid-
ism:proceedings of the third international workshop［J］. J Clin Endocrinol Metab,2009,94(2):373-
381.

［25］LEGRAND S B. Modern management of malignant hypercalcemia［J］. Am J Hosp Palliat Care，2011，28（7）:515-517.

［26］VUCINIC V，SKODRIC-TRIFUNOVIC V，IGNJATOVI Ć S. How to diagnose andmanage difficult problems of calcium metabolism in sarcoidosis:an evidence-based review［J］. Curr Opin Pulm Med，2011，17（5）:297-302.

第十一章

甲状旁腺功能亢进症围手术期护理

近年,甲状旁腺功能亢进症发病率呈上升趋势,对患者影响较大。甲状旁腺功能亢进症可分为原发性甲状旁腺功能亢进症、继发性甲状旁腺功能亢进症及三发性甲状旁腺功能亢进症三类。原发性甲状旁腺功能亢进症、三发性甲状旁腺功能亢进症多以手术治疗为主,继发性甲状旁腺功能亢进症优先考虑药物治疗,症状严重、药物控制欠佳的考虑手术治疗。同时,在甲状旁腺功能亢进症围手术期进行有效的护理干预有助于改善患者预后及积极预防并发症,利于患者术后康复。本章就甲状旁腺功能亢进症围手术期护理内容总结如下。

一、术前评估

其一,对患者甲状旁腺肿块大小、质地、形状、活动度及是否存在气管受压等进行评估。

其二,对患者有无甲状旁腺疾病病史与肾衰竭病史进行评估。

其三,对女性患者的月经情况进行评估。

二、术前护理干预

甲状旁腺功能亢进症手术患者术前护理主要内容如下。

1. 日常生活护理 入院时评估患者自理能力,根据患者自理能力等级,做好日常生活护理,指导患者卧床休息,避免剧烈运动及劳累。患者上下床时应动作缓慢,遵循"下床三部曲"原则,避免出现头晕等不适情况。保持病室地面清洁干净,创造安全环境。卧床患者多翻身,翻身时动作轻柔,预防发生压疮。

2. 饮食护理 慢性肾脏病继发甲状旁腺功能亢进症患者,要求低磷、低钾、优质蛋白饮食;原发和肾移植后的三发性甲状旁腺功能亢进症患者无须低磷、低钾饮食。正常血钙的患者无须避免高钙饮食。高钙血症患者避免高钙饮食,禁食牛奶、海带、虾皮、豆制品等含钙高的食物,进食鸡、鸭及马铃薯等含钙低的食物。同时避免食用巧克力、红小豆、黄豆、蛋黄、开心果、乳酪等含磷高的食物。

3.皮肤护理 患者术前应穿宽松、较柔软的衣裤,保持皮肤及床单清洁干燥,术前修剪指甲,避免将自身皮肤抓伤。

4.术前适应性训练干预 术前,护理人员指导患者进行头颈过伸位练习,每天训练3次,适应术中体位变化。教会患者学会深呼吸及有效咳嗽方法,保持呼吸道通畅。并教会患者踝泵运动以预防发生下肢静脉血栓。

5.合并肾衰竭需透析患者的护理 血液透析患者选择透析间歇期进行手术,建议术前24 h 常规行4 h血液透析,透析抗凝改用普通肝素抗凝,手术当天不透析或无肝素透析或枸橼酸盐透析。注意动静脉瘘造瘘的部位,造瘘侧肢体不能进行血压监测及输液、采血等护理操作。

6.心理护理 对患者心理状态进行评估,与患者进行沟通,告知其甲状旁腺功能亢进症有关知识,解释手术必要性与方式、麻醉方法、预后过程等情况,避免其术前发生紧张、焦虑等不良情绪;特别是合并肾衰竭透析患者,因其治疗周期长、经济负担大,应及时了解患者的心理状态,给予必要的心理疏导。

三、术后评估

其一,评估患者伤口渗血、渗液情况及颈部切口是否留置引流管或橡皮引流条。

其二,评估患者呼吸状况,是否存在胸闷、憋气、呼吸困难。

其三,评估并发症。术后观察患者恢复情况,观察患者是否出现吞咽困难、窒息及呼吸困难、低钙血症、喉上神经损伤、喉返神经损伤等并发症。

四、术后护理

1.常规术后护理 患者术后须平卧,麻醉清醒后,患者可在床上进行踝泵运动、定期翻身等,避免发生下肢静脉血栓。在保护好引流管的情况下,可自由体位(侧卧、垫枕),头颈部避免剧烈扭动。患者咳痰、咳嗽及改变体位时可以手固定自身颈部,减少身体震动。如有恶心、呕吐症状,头偏向一侧(预防误吸、窒息)并及时告知医护人员。

2.伤口护理 伤口敷料须保持清洁及干燥,若发生伤口渗血情况,及时处理并记录。

3.引流管护理 切口常规放置引流管并连接负压装置,保持引流通畅及负压状态,引流管需妥善固定,防止出现异常情况(脱落、挤压、折叠及扭曲等)。观察患者术后引流液情况(量、颜色等),如引流量突然增多,患者可能存在活动性出血,应及时通知医生进行处理并做好标记。

4.饮食护理 患者术后清醒饮用少量温水,若无呛咳、误咽,进食流质食物,逐渐过渡到半流质、软食、正常饮食。CKD患者术后由于PTH水平急性下降后成骨细胞对矿物质的无对抗性摄取,在短期内无须限磷,待血钙逐渐过渡至正常开始限磷,原发和肾移植后的三发性甲状旁腺功能亢进症患者无须限磷饮食。术后应加强营养,少食多餐,多吃豆制品、牛奶、黑木耳、水果、蔬菜等食物。

5. 保持呼吸道通畅　患者术后进行低流量吸氧,须避免吸氧管堵塞影响患者术后呼吸道畅通。教会患者深呼吸、有效咳嗽。若有必要,患者可进行超声雾化吸入治疗以稀释痰液,便于痰液排出,并合理镇痛,缓解患者疼痛。

6. 合并肾衰竭患者的护理　对于需要透析的患者,注意观察其具体尿量,并控制好患者每日输液量,通过进食维持体液平衡、能量供给。

7. 透析患者的护理　与透析中心联系,根据病情及时继续维持性血液透析。术后第 1 天进行透析治疗,治疗过程中须留意患者伤口出血情况,避免出现出血及凝血情况,同时还应注意避免瘘管堵塞。保护患者透析用动静脉瘘管,不能在患者同侧肢体测量血压与进行输注液体治疗。术后 1 周内建议采用无肝素或枸橼酸钠抗凝透析,避免术后出血。

8. 并发症的护理　患者术后进行生命体征监测,注意监测血压,积极预防低血压。同时观察患者术后发音、吞咽情况,尽早发现患者术后并发症,及时处理。

(1)术后呼吸困难及窒息患者护理干预　该并发症是患者术后最危急的并发症,是由患者术后出血、血肿压迫气管致使喉头水肿引起,患者声带麻痹,呼吸频率增快、呼吸困难,严重时死亡。若患者术后出现颈部疼痛及肿胀情况,甚至出现颈部皮肤瘀斑,立即将患者返回手术室实施二次手术。若患者术后呼吸困难严重,无法移动患者,立即在床边拆开手术缝线,将血肿消除,并严密止血,若有必要可将患者气管切开,保证患者呼吸。

(2)喉返神经损伤护理干预　患者一侧喉返神经损伤可由健侧向患侧过度内收而代偿,但无法恢复患者原音;双侧严重损伤可致患者失声、严重呼吸困难及窒息等,危害严重。而喉返神经损伤多为暂时性,理疗干预可改善该并发症,患者可在干预后 3~6 个月恢复。严重呼吸困难者须立即行气管切开,辅助患者呼吸。

(3)喉上神经损伤护理干预　喉上神经损伤可进行行理疗处理,患者恢复较好。

(4)低钙血症护理干预　患者若术后血钙水平低,可能引起手足搐搦,须积极进行预防,及时为患者补足血钙。若出现抽搐,症状轻者可口服钙剂或者静脉注射钙剂,症状严重者静脉注射 10% 葡萄糖酸钙或者氯化钙 10 mL,适当限制摄入肉类、乳品、蛋类等,避免影响钙吸收。

(5)高钾血症护理干预　继发性甲状旁腺功能亢进症患者容易并发电解质紊乱,部分患者围手术期有自发性高钾血症倾向,无肝素透析也可能因透析不充分导致高钾血症。患者术后严格卧床休息,以低钾饮食为主,每日限定饮食钾含量,避免情绪较大波动,保持心态平和。5% 碳酸氢钠液或者 11.2% 乳酸钠静脉注射,可以提升血 pH 值,使 K^+ 转移入细胞内。

(6)术后甲状腺功能监测　手术会机械性刺激甲状腺或破坏甲状腺血供,有可能导致暂时性甲状腺炎、甲状腺功能减退、甲状腺功能亢进甚至短暂性甲状腺毒症的发生,从而引起多系统功能紊乱,甚至可诱发水、电解质紊乱及心律失常等,因此术后要监测甲状腺功能。

五、出院护理及随访

患者恢复出院时对其进行健康教育,讲解患者出院在家的注意事项。尿路结石较大患者结石不会全部消失,需要泌尿外科治疗,且需要定期来院复查结石;骨病者需要警惕骨折的发生,饮食应注意钙磷比例适当。建立患者术后随访档案,采取电话及微信等方式定期对患者进行随访,了解其恢复情况,对患者日常生活习惯及服药、病情恢复提供指导,解决患者问题。

综上所述,手术可较好地改善甲状旁腺功能亢进症患者病情,要重视患者围手术期护理工作,对患者进行术前、术后评估,了解患者围手术期具体情况,给予患者良好的护理干预。护理干预主要以饮食、心理、并发症的处理及预防为主,做好术后随访工作,了解患者恢复情况。

（董美霞）

参考文献

[1]曹亚琴,陈晓侠,赵静,等.个体化护理在原发性甲状旁腺功能亢进症患者围术期中的应用效果[J].当代护士(上旬刊),2019,26(7):80-82.

[2]陈红,李芹,周娟,等.护理干预套囊压力联合雾化吸入对继发甲状旁腺功能亢进手术病人术后咽喉部并发症效果观察[J].蚌埠医学院学报,2020,45(4):547-550.

[3]邓凤英,罗湘俊,王松,等.25例甲状旁腺全切加前臂自体移植患者的围手术期护理[J].中华护理杂志,2018,53(3):314-317.

[4]邓凤英,罗湘俊,王松,等.多学科协作在继发性甲状旁腺功能亢进全切并前臂移植围术期的应用[J].国际护理学杂志,2019,38(2):245-248.

[5]冯晓东,李雪玉,毕婷,等.继发性甲状旁腺功能亢进患者术后高浓度补钙静脉通路选择的研究[J].护理管理杂志,2021,21(2):128-131.

[6]高秀芳,徐建清,晋静,等.终末期肾病透析患者甲状旁腺切除术围术期的护理[J].当代护士(中旬刊),2020,27(5):72-73.

[7]姜爱华,杨丽松,邬亦华.一例原发性甲状旁腺癌伴甲状腺功能亢进患者的围手术期护理[J].中国实用护理杂志,2018,34(18):1403-1405.

[8]马勤,周婕.射频消融治疗慢性肾衰竭继发甲状旁腺功能亢进的观察与护理[J].护理与康复,2018,17(11):49-50.

[9]潘艳艳,吕小林.肾性甲状旁腺功能亢进患者甲状旁腺切除术后早期内瘘失功的原因及护理对策[J].护士进修杂志,2019,34(6):530-532.

［10］史雯,商莉莉.原发性甲状旁腺功能亢进症伴多发棕色瘤 1 例的护理［J］.护理与康复,2020,19（8）:83-85.

［11］王慧,吕小林,马晴,等.精细化护理模式在长期透析继发性甲状旁腺功能亢进病人围术期中的应用［J］.全科护理,2019,17（20）:2521-2523.

第十二章

甲状旁腺疾病与营养

第一节　甲状旁腺激素与骨和矿物质代谢

甲状旁腺激素(PTH)是一种含有 84 个氨基酸的肽,由位于颈部甲状腺背面附近的两对甲状旁腺分泌。PTH 帮助身体维持血液中钙的稳定浓度。PTH 有两种促进钙吸收的主要机制:一种是通过增加肾脏中 Ca^{2+} 的重吸收和刺激维生素 D 的激活,当 Ca^{2+} 浓度下降时,甲状旁腺释放 PTH,帮助 Ca^{2+} 浓度恢复正常。另一种是抑制 PTH 水平(通过高蛋白质/钙摄入量),可以减少骨吸收,从而改善骨密度。

骨是一种由磷灰石构成的特殊的结缔组织,这是磷酸钙的一种形式。骨的稳态由 3 种不同类型的细胞调节:破骨细胞、成骨细胞和骨细胞。成骨细胞负责骨的形成和非矿化骨基质的分泌。成骨细胞表面 PTH、$1,25(OH)_2D_3$、生长激素和雌激素受体的激活导致胰岛素样生长因子-1(IGF-1)的产生,IGF1 是一种重要的驱动出生后骨骼生长的自分泌激素。破骨细胞通过成骨细胞间接刺激 PTH 从骨中释放磷酸钙,并受到骨保护素(OPG)/NF-κB 受体激活蛋白配体(RANKL)系统的调控。成骨细胞表达 RANKL,它与破骨细胞前体表面的 RANK 结合,诱导其成熟。当成骨细胞分泌诱饵受体 OPG 时,它与 RANKL 结合的亲和力高于 RANK,防止过度的骨吸收。相反,OPG 分泌减少增加了对破骨细胞的刺激。此外,骨细胞是成骨细胞的分化形式,它分泌几种激素(如 FGF23 和硬化蛋白),并表达调节骨矿物质重塑的基质蛋白。

几乎 99% 的钙都储存在骨骼中,钙/磷酸盐的比例为 2∶1。总钙平衡受 PTH、$1,25(OH)_2D_3$ 和降钙素通过与肾脏、骨骼和胃肠道的相互作用来调节:血钙减少诱导 PTH 和 $1,25(OH)_2D_3$ 分泌,增加其肾潴留和肠道吸收,而高钙血症被降钙素分泌和 PTH 抑制所抵消。

肠道钙摄取是细胞旁或跨细胞途径,后者受骨化三醇的正调节。

肾脏通过增加或减少其尿排泄来调节血钙水平。钙的重吸收主要发生在近端小管和髓袢升支粗段(TAL)的由主动钠重吸收驱动的细胞旁途径,而在远端小管钙重吸收是跨细胞的,受 PTH、降钙素和 $1,25(OH)_2D_3$ 的调节。此外,CaSR 的激活通过上调 claudin-14 来抑制钙沿 TAL 的转运,这可能阻断了由 claudin-16 和 claudin-19 形成的二价阳离子渗透孔。

PTH、$1,25(OH)_2D_3$、FGF23 和肾源性激素 Klotho 也参与维持恒定的血磷水平。磷主要储存在骨中,在小肠(NPT2b,SLC34A2)或近端小管(分别为 NPT2a 和 NPT2c,SLC34A1 和 SLC34A3)通过 NPT 跨细胞转运。PTH 通过降低 NPT2a 和 NPT2c 的活性来发挥其磷酸化功能,但它也降低了 NPT2b 的表达。此外,低磷血症增加了 $1,25(OH)_2D_3$ 合成,而高磷血症抑制了肾 1α-羟化酶,加剧了 $1,25(OH)_2D_3$ 缺乏。

增加膳食中的磷摄入量和骨化三醇都能刺激 FGF23 的分泌,然而,FGF23 激活成纤维细胞生长因子受体 1 需要 Klotho 的辅助。FGF23 通过下调 1α-羟化酶和刺激其降解酶 24-羟化酶而增加 $1,25(OH)_2D_3$ 降解,减少 NPT 的表达和抑制 $1,25(OH)_2D_3$ 的合成。此外,FGF23 作用于甲状旁腺组织,减少 PTH 的分泌。

第二节　原发性甲状旁腺功能亢进症与营养管理

PHPT 的饮食管理长期以来一直是一个有争议的领域。由于高钙血症,许多患者被建议限制饮食钙摄入量。然而,众所周知,低膳食钙会导致正常个体中 PTH 水平升高。在 PHPT 患者中,异常的甲状旁腺组织对血钙水平的轻微变动不那么敏感,但当膳食钙受到严格限制时,PTH 水平仍有可能上升。但 Insogna 等认为,富含钙的饮食可以抑制 PHPT 中的 PTH 水平。膳食钙也可能受到环境中 $1,25(OH)_2D_3$ 不同水平的影响。Locker 等研究发现,在 $1,25(OH)_2D_3$ 水平正常的患者中,高钙(1 000 mg/d)和低钙(500 mg/d)摄入量饮食的患者的尿钙排泄没有差异。另一方面,在那些 $1,25(OH)_2D_3$ 水平升高的人群中,高钙饮食与高钙尿的恶化相关。这一观察结果表明,如果 $1,25(OH)_2D_3$ 水平没有增加,患者的膳食钙摄入量可以放宽到 1 000 mg/d,但如果 $1,25(OH)_2D_3$ 水平升高,则应该得到更严格的控制。虽然钙补充剂并不特别推荐给 PHPT 和骨质疏松症患者,但如果饮食不足,小剂量钙补充剂不会加剧高钙血症或高钙尿症。因此大多数专家建议,未接受手术的 PHPT 患者应摄入与正常人群的营养指南推荐相一致的钙。

基于数据显示补充维生素 D 可降低 PTH 水平,最近的指南建议服用保守剂量的维生素 D(每天 600~1 000 U),使 $1,25(OH)_2D_3$ 水平维持在 21~30 μg/L 水平。更高水平的维生素 D 可能是有益的。2014 年的一项胆钙化醇随机对照试验(每日 2 800 U 与安慰剂相比)表明,治疗使 $1,25(OH)_2D_3$ 水平从 20 μg/L 提高到 37.8 μg/L,降低了 PTH 水平,并增加了腰椎骨密度,但对血钙或尿钙水平无不良影响。

第三节　继发性甲状旁腺功能亢进症与营养

一、继发性甲状旁腺功能亢进症的基础营养管理

（一）蛋白质摄入量

Kerstetter 等报道,在蛋白质摄入少的情况下,肠道对钙的吸收减少,随后血 PTH 和骨化三醇增加。膳食蛋白质的摄入量似乎也与 PTH 分泌呈负相关,这可能表明了蛋白质导向型饮食的有益作用。

（二）钙摄入量

成人早期的骨量峰值强烈依赖于膳食钙摄入量和骨骼钙潴留。钙的摄入量可以显著预测全身骨量,而如果钙摄入量减少,可能无法达到他们的目标骨量峰值。此外,日本的一项研究报道了年轻人的钙摄入量和骨密度呈正相关,而较高的膳食钙改善了骨矿物质含量和骨密度。因此,膳食钙的量(表 12-1)及其与维生素 D 的相互作用,在骨骼和矿物质稳态中发挥了重要作用。Spiegel 等发现膳食钙含量、$1,25(OH)_2D_3$ 与 PTH 水平呈负相关(表 12-2)。虽然维生素 D 和动物来源的钙摄入量与 PTH 水平呈负相关,但其他一些研究者观察到膳食总钙对 SHPT 的风险没有影响。因此他们提出了钙的生物利用度(以及对 PTH 的影响)因饮食来源的不同而不同的假设。Gannage-Yared 等证实了上述 PTH 与乳制品和动物钙来源之间的负相关关系,而蔬菜来源的钙未引起血浆 PTH 水平变化。后者可能因为植物性食品中的草酸含量高,这是已知的肠道钙吸收减少的原因。

表 12-1　钙含量高的食物（每 100 g 食物中钙含量）

乳制品	动物	蔬菜	其他
牛奶(276 mg)	沙丁鱼(286 mg)	甜菜(362 mg)	芝麻酱(902 mg)
克菲尔(247 mg)	鲑鱼(179~212 mg)	荨麻(334 mg)	杏仁牛奶(345 mg)
酪乳(222 mg)		苋菜(216 mg)	大米牛奶(221 mg)
酸奶(216 mg)		菠菜(191 mg)	
奶酪(138~333 mg)		大豆(175 mg)	
希腊酸奶(116 mg)		羽衣甘蓝(94 mg)	

资料来源:美国农业部(USDA)2002 年。

表 12-2　与 SHPT 风险增加相关的饮食因素

饮食因素	对骨骼和矿物质代谢的潜在影响
高蛋白质摄入量	增加 IGF-1 和骨钙素
高膳食酸负荷	增加尿钙排泄
低钙摄入量	增加 $1,25(OH)_2D_3$ 和 PTH
维生素 D 补充不足	减少肾脏重吸收和肠道吸收钙
低水果和蔬菜摄入量	潜在减少骨密度
低镁摄入量	潜在减少骨矿物质和负钙平衡
高磷酸盐摄入量	增加 FGF23 和 PTH

人们可能认为以蔬菜和水果为钙的唯一来源的饮食会对骨骼健康产生有害的影响。然而，众所周知，这种饮食与较高的骨密度有关。其潜在机制目前尚不清楚，可能是多因素的。当然，在富含蔬菜和水果的饮食中，减少的酸和镁含量增加也要被考虑在内。相比之下，严格的素食饮食与较低的 $25(OH)D_3$ 水平相关，其特征是膳食钙摄入量低和 PTH 水平升高。

（三）磷摄入量

磷是人类饮食中必需的营养物质（表 12-3），在细胞内信号传导和能量代谢中起着重要作用，是细胞膜和骨的关键组成部分。膳食中高磷摄入量会增加血浆 PTH 水平。Hayakawa 等在高膳食磷摄入量的动物模型中发现甲状旁腺细胞增殖和 PTH 分泌增加。事实上，肠道或静脉注射磷酸盐后的初始磷酸化反应发生在循环 PTH 水平增加之后，然后发生循环 FGF23 上升和 $1,25(OH)_2D_3$ 下降。

表 12-3　磷含量高的食物（每 100 g 食物中磷含量）

乳制品	肉类和鱼	豆类和蔬菜	其他
奶酪（464~602 mg）	罐头沙丁鱼（489 mg）	大豆（180 mg）	芝麻（616 mg）
茅屋奶酪（116~143 mg）	罐头三文鱼（326 mg）	蘑菇（140 mg）	核桃（510 mg）
酸奶（89~141 mg）	猪肉（173~294 mg）	鹰嘴豆（130 mg）	开心果（500 mg）
牛奶（87~110 mg）	小牛肉（237~258 mg）	豆类（103 mg）	杏仁（440 mg）
	牛肉（178~231 mg）	卷心菜（70 mg）	咖喱粉（260 mg）
	金枪鱼（138 mg）	西兰花（60 mg）	花生（250 mg）

资料来源：哈佛大学 T. H. Chan 学院公共卫生营养部。

富磷和低钙饮食增加了年轻人血浆 PTH 水平。此外，Katsumata 等发现，如果膳食磷酸盐摄入量增加同时伴随高钙摄入量，则会减弱磷酸盐负荷增加对 PTH 分泌的影响。

（四）脂肪摄入量

肥胖可能通过减少血 $25(OH)D_3$ 来改变维生素 D 的代谢。与低脂饮食相比，喂食富含饱和脂肪酸饮食的小鼠的 25(OH)D_3 水平降低,1,25(OH)$_2$$D_3$ 水平升高。这是由肾 1α-羟化酶诱导,抑制肝脏中 24-羟化酶、25-羟化酶 mRNA 的表达和血浆 PTH 水平升高而引起的。因此高脂肪饮食可能导致 PTH 分泌增加,导致 1,25(OH)$_2$$D_3$ 调节的改变,解释了肥胖患者为什么肝脏 25-羟化酶活性降低。

二、继发性甲状旁腺功能亢进症和非透析依赖性慢性肾脏病的营养管理

CKD 相关的 SHPT 治疗的主要方法是纠正已知的诱发或恶化这种情况的危险因素。高磷血症确实是肾功能下降时与 SHPT 相关的最常见的危险因素。因此,一线治疗旨在避免高磷血症。通常最常见的饮食建议是减少蛋白质的摄入量,特别是动物源性食物的消费,然而在过去的 10 年里,关于限制蛋白质的饮食建议发生了变化,重点不是关注磷的绝对摄入量,而是关注所摄入的磷的来源。

K/DOQI 2020 指南建议,CKD G3~G5 期患者应开始非常低的蛋白质饮食(每天 0.55~0.60 g 或 0.28~0.43 g/kg,使用酮酸/氨基酸类似物),以延缓 CKD 进展和死亡。然而,只有少数随机对照试验研究了这种饮食对营养参数特别是对于老年患者的影响,包括血清白蛋白、总蛋白或肌力,以及可能存在骨骼肌减少症和营养不良的风险。

此外,更新的 KDIGO 指南关于 CKD-MBD 的建议是,通过减少膳食磷摄入量或服用磷结合剂,将 CKD G3a~G5 期患者的血清磷维持在正常范围内。

磷结合剂临床结果的随机对照试验显示,在透析和非透析 CKD 患者中,血磷的减少确实伴随着较低的死亡率,而无钙磷酸盐结合剂似乎也能减少血管钙化的进展。相反,膳食测量对血磷的有效性是有争议的。一些作者发现,限制膳食磷对降低血磷只有适度或没有影响,这并不一定反映总磷平衡,磷摄入量减少可能会被 FGF23 和 PTH 水平代偿性降低所抵消。Ritter 等在尿毒症大鼠模型中发现了磷限制与 CaSR 的表达和功能之间的直接联系。从 1.2% 磷饮食切换到 0.2% 磷饮食导致 CaSR 表达正常化,抑制甲状旁腺增生,PTH 分泌减少。同时,有报道称,磷限制会导致 CKD 患者血 FGF23 水平下降。

最近,Selamet 等观察到,795 例 CKD G3a~G5 期患者通过 24 h 尿磷排泄估计的膳食磷摄入量与终末期肾病的高风险和全因死亡率无关。研究者对过度限制饮食蛋白质和营养不良的固有风险提出了关注,目前已知这会增加 CKD 患者的死亡风险。

这些结果可能导致这样的结论,即饮食建议对 SHPT 的管理只产生适度的影响。然而,尿磷酸盐排泄量可能不是 CKD 患者磷酸盐平衡的一个强有力的预测因子,在肾功能正常的患者中,膳食磷负荷不会导致高磷血症,因为由 PTH、FGF23 等磷酸盐激素引起的尿磷酸盐排泄量代偿性增加。相反,在晚期 CKD 患者中,这种反应受损,可能增加磷酸盐正平衡的风险,即使唾液和胃肠道磷酸盐清除增加。

与此同时,有研究报道了直接测定食品中磷酸盐含量与营养数据库之间存在显著差异。这种不准确性,再加上隐藏的膳食磷来源,引起了通过膳食回忆预测 CKD 患者平均磷酸盐摄入量的进一

步关注,这可能至少部分解释了文献中关于限制磷酸盐影响的异质性结果。尿磷酸盐/尿素氮比值在鉴别无机磷酸盐摄入量较高的患者中的效用最近被证实。这可以作为监测 CKD 患者中隐藏的膳食磷酸盐来源的有用工具。

食物中的磷含量与其胃肠道吸收之间的关系更复杂。事实上,膳食中磷的来源也已被证明可以改变高磷血症的风险。这在一项交叉试验中得到了证实,其中包括 9 例 G3、G4 期 CKD 患者,他们从肉类饮食转向了纯素食饮食。尽管膳食中磷酸盐(分别为 795 mg/d 和 810 mg/d)和钙(分别为 1 176 mg/d 和 1 310 mg/d)相似,但与肉类饮食相比,仅食用素食的患者血浆磷酸盐和 FGF23 水平降低,PTH 水平略有增加。一项对慢性肾功能不全队列(CRIC)参与者的分析和现有饮食数据证实了前一种结果,高植物蛋白摄入量与血浆 FGF23 降低和血清碳酸氢盐水平增加有关,而不影响血清磷酸盐或血浆 PTH 水平。

膳食中磷酸盐的来源可能解释了这些结果。无机磷酸盐的生物利用度很高,它通常被用作食品防腐剂和用在加工肉类中。尽管肉类和蔬菜之间的磷酸盐总量相似,但在豆类、坚果和谷物等发现的有机磷酸盐主要以植酸盐的形式存在。由于人类缺乏植酸降解酶植酸酶,植物中磷酸盐的生物利用度较动物蛋白降低。

临床观察可见存在 SHPT 的 CKD 患者代谢性酸中毒与恶化的矿物质骨病相关,可能通过直接增加骨缓冲、促进 PTH 和 FGF23 分泌的机制导致负钙平衡和骨密度损失。

在 CKD 患者中,血钙水平初期多表现为正常,随病程进展至晚期可能下降。然而,低钙血症的发展是对 PTH 分泌的进一步刺激,过度的正钙平衡可能会增加异位钙化的风险和心血管风险。关于膳食钙的现有证据表明,在未服用活性维生素 D 的非透析 CKD 患者中,平衡钙摄入 800~1 000 mg/d 可降低血浆 PTH 水平,而不影响血钙或磷酸盐水平。

三、继发性甲状旁腺功能亢进症和透析依赖性慢性肾脏病的营养管理

CKD 患者在开始肾脏替代治疗时,其营养需求发生了显著变化。CKD 患者血浆 PTH 水平升高和高磷血症被发现是常见的和有害的疾病,与矿物质骨病的进展和全因死亡风险增加有关。Chen 等发现在 164 位接受血液透析的老年患者中,高 PTH 与低骨密度显著相关,而良好的营养状况则能导致较高的骨密度。据估计 CKD-MBD 占血液透析患者总死亡率的 20%。此外,这些患者患营养不良的风险也很高,而这本身就与较高的死亡率有关。Villain 等对 3 165 位年龄在 75 岁及以上的血液透析患者平均随访 1.5 年,研究结果发现营养状况是与死亡率最密切相关的因素,低营养标志物对预后有负面影响。因此,关于 CKD 的最新营养指南建议血液透析和腹膜透析患者避免低蛋白饮食,并提倡每日膳食蛋白摄入量在 1.0~1.2 g/kg。研究表明,减少磷摄入量的一种有效方法是建议血液透析患者识别含有磷添加剂的食物,多数在 3 个月后可见血清磷显著下降。

与非透析依赖性 CKD 相比,血液透析患者的中性钙平衡的维持要复杂得多,它受到钙消耗、活性维生素 D 补充、透析液中钙浓度、透析方式等的影响。

第四节　甲状旁腺功能减退症与营养管理

甲状旁腺功能减退症的标准治疗是根据临床判断,口服不同剂量的钙剂和维生素 D。治疗的目的是:①改善低钙血症症状。②将空腹血钙水平维持在低正常范围内。③将空腹血磷水平维持在高正常范围内或仅轻微升高。④避免或减少高钙尿症。⑤将磷酸钙产物水平维持在远低于正常上限($55\ mg^2/dL^2$ 或 $4.4\ mmol^2/L^2$)。⑥避免肾脏(结石和肾钙化)和其他软组织的异位钙化。在剂量调整期间,应每周至每月测量血钙(经白蛋白校正后)、磷和肌酐水平,一旦达到稳定的方案,每年测量两次。在调整剂量时应考虑尿钙和肌酐,并应根据稳定的方案每年测量两次,以评估肾毒性。

(一)钙和蛋白质摄入量

在正常情况下,肠道对钙的吸收占摄入钙的 20%~30%。但在病理条件下可能减少,如乳糜泻,其中净钙吸收减少。患有胃酸缺乏的老年人,他们的碳酸钙的吸收可能会受到损害,包括乳制品在内的不同形式的钙都会被吸收。乳制品因其钙含量高和可吸收性,是钙的重要膳食来源。它比任何其他常见食物每卡提供更多的钙、蛋白质、镁、钾、锌和磷。此外,乳制品中富含芳香族氨基酸,可刺激肝脏产生 IGF-1。IGF-1 通过其刺激肾性骨化三醇的作用而增强肠道对钙的吸收。当钙在含蛋白质的膳食中被摄入时,其吸收更好。建议每日膳食蛋白质的摄入量为 0.8 g/kg 体重。然而,老年人似乎需要摄入更高的摄入量,为 1.1~1.2 g/kg 体重。

肠道对钙的吸收能力主要由骨化三醇控制,它通过基因组和非基因组机制刺激钙的转运。骨化三醇的正常日产量为 0.5~1.0 μg/d。在甲状旁腺功能减退症中,PTH 的缺乏与骨化三醇水平降低有关,从而减少了肠道对钙的吸收。甲状旁腺功能减退症的高磷血症也限制了骨化三醇的产生。在这些条件下,血钙稳态依赖于更高的肠道阳离子内流。增加膳食中钙、钙补充剂和活性维生素 D 代谢物的摄入量都可以促进钙的吸收。为避免餐后尿钙排泄量显著增加,应在 1 d 中均匀分布钙摄入量。在许多情况下,增加骨化三醇的数量可以减少所需的钙补充量。

益生元如半乳糖由大肠中的微生物群发酵,可通过降低 pH 值来增强钙的吸收。大肠含有一个强大的维生素 D 依赖的钙转运系统,在正常情况下,对钙稳态的贡献很小,因为到达大肠的钙会与各种阴离子结合,因此生物可利用性较差。

通过饮食提供足够的钙来管理甲状旁腺功能减退症几乎是不可能的。此外,乳制品作为饮食中钙的主要来源,也是富含磷的。因此,钙剂是必不可少的。通常,患者需要补充 1~2 g 的钙,每次 500 mg。碳酸钙和柠檬酸钙是最常见的口服钙剂。碳酸钙含有 40% 的元素钙,柠檬酸钙含有 21% 的元素钙。碳酸钙通常每天需要更少的用量,而且更便宜,因此也更划算。碳酸钙的吸收是最好的,但必须与酸一起服用,适用于胃酸稍多患者或需以蛋白质为基础的饮食,而柠檬酸钙在不考虑饮食时也吸收良好,因而无须额外胃酸。因此,柠檬酸钙可能对胃酸缺乏或应用质子泵抑制剂的患者更有效。有一些病例报道称,甲状旁腺功能减退症患者在开始使用质子泵抑制剂治疗后出现了抽搐。对于存在便秘或腹胀的人,柠檬酸钙也可能比碳酸钙更适合,但需要更多的用量来达到与碳酸钙相同的目标。有研究者认为患者需要多达 9 g 的钙来控制血钙。

不推荐使用某些"天然"形式的钙,如白云石,可能含有大量的铅或其他重金属。珊瑚钙,虽然被吹捧有未经证实的健康益处,是碳酸钙非常昂贵的来源。碳酸钙的非结晶形态性质稳定,健康绝经后妇女的Ⅰ期临床试验结果显示,与结晶碳酸钙相比,钙吸收比例增加。关于甲状旁腺功能减退症受试者的Ⅰ期和Ⅱ期临床试验的结果尚未发表。甲状旁腺功能减退症患者所需的元素钙补充量差异很大,通常为 500~1 000 mg,2~3 次/d。

(二)镁摄入量

当发生低钙血症且其病因尚不清楚时,应怀疑是镁缺乏症。镁缺乏与 PTH 的分泌和作用受损有关。镁存在于所有来自细胞的营养物质中。镁的膳食来源包括杏仁、大豆、种子、小麦胚芽、麦麸、小米、深绿色蔬菜、水果和海鲜。男性和女性推荐的每日镁摄入量分别为 420 mg/d 和 320 mg/d。在正常情况下,饮食中镁的不足是最不常见的。但是,如果镁持续从肠道或肾脏流失,饮食摄入可能会不足。肠道对镁的净吸收与摄入量成正比,但通常平均为 35%～40%。磷酸盐和纤维素磷酸盐与镁形成络合物,从而降低其吸收。低 pH 值对于取代与膳食纤维结合的镁并使其被吸收非常重要。因此,长时间慢性腹泻,特别是滥用泻药,是镁消耗的危险因素。上消化道液中含有 2 mmol/L 的镁,而在腹泻液中,镁水平可能高达 30 mmol/L。*CaSR* 基因突变的患者由于尿镁丢失而可能需要大量补充镁。一项对甲状旁腺功能减退症受试者的小型研究表明,补充镁并不会改变血镁正常个体的血钙水平。

(三)钠摄入量

PTH 的作用是增加肾小管对钙的重吸收。在慢性甲状旁腺功能减退症中,尽管肾小球钙滤过性降低,但相对肾钙清除率高于正常值。钙和钠的清除率有一定的相关性,高钠摄入量可能与高钙尿症有关。治疗甲状旁腺功能减退症患者的一个合理的措施是限制钠的摄入量,这一步骤可能会减少高钙尿症。环状利尿剂增加尿钙排泄,对甲状旁腺功能减退症患者来说是禁忌的。噻嗪类利尿剂治疗可用于增加远端肾小管对钙的重吸收,通常与低盐饮食一起促进钙潴留,对钙排泄的影响可在开始治疗后的 3~4 d 内出现。

(四)其他

低磷饮食或磷结合剂通常不被使用,除非高磷血症特别难处理。在 PTH 和/或骨化三醇的作用下,约占总骨钙的 1% 通过双向流动每月交换。骨化三醇除了增强膳食钙吸收的主要作用外,另一个作用是刺激骨吸收。在没有 PTH 的情况下,骨中的钙流出更依赖骨化三醇。大量的循环或局部产生的物质,或存在于骨基质中的物质,也能够影响这些流动,但在药理学上无法获得。许多营养物质(主要是在动物研究中)已经被证明会影响骨吸收,如干李子、蓝莓、鱼油、锌、葡萄等。然而,这些营养物质似乎能减少骨转换,而不是刺激骨吸收,因此不能被作为甲状旁腺功能减退症的辅助治疗手段。

(吕　鹏)

参考文献

［1］BILEZIKIAN J P. Hypoparathyroidism［J］. J Clin Endocrinol Metab,2020,105(6):1722-1736.

［2］CHEN S C,CHUNG W S,WU P Y,et al. Associations among geriatric nutrition risk index,bone mineral density,body composition and handgrip strength in patients receiving hemodialysis［J］. Nutrition,2019,65:6-12.

［3］CUSANO N E,RUBIN M R,MCMAHON D J,et al. Therapy of hypoparathyroidism with PTH(1-84): a prospective four-year investigation of efficacy and safety［J］. J Clin Endocrinol Metab,2013,98(1): 137-144.

［4］DI LORIO B,BELLASI A,RUSSO D,et al. Mortality in kidney disease patients treated with phosphate binders:a randomized study［J］. Clin J Am Soc Nephrol,2012,7(3):487-493.

［5］GANNAGE-YARED M H,CHEMALI R,SFEIR C,et al. Dietary calcium and vitamin D intake in an adult Middle Eastern population:food sources and relation to lifestyle and PTH［J］. Int J Vitam Nutr Res,2005,75(4):281-289.

［6］HAYAKAWA Y,TANAKA Y,FUNAHASHI H,et al. Hyperphosphatemia accelerates parathyroid cell proliferation and parathyroid hormone secretion in severe secondary parathyroid hyperplasia［J］. Endocr J,1999,46(5):681-686.

［7］INSOGNA K L,MITNICK M E,STEWART A F,et al. Sensitivity of the parathyroid hormone-1,25- dihydroxyvitamin D axis to variations in calcium intake in patients with primary hyperparathyroidism［J］. N Engl J Med,1985,313(18):1126-1130.

［8］ITO S,ISHIDA H,UENISHI K,et al. The relationship between habitual dietary phosphorus and calcium intake,and bone mineral density in young Japanese women:a cross-sectional study［J］. Asia Pac J Clin Nutr,2011,20(3):411-417.

［9］KATSUMATA S,MATSUZAKI H,UEHARA M,et al. Effects of dietary calcium supplementation on bone metabolism,kidney mineral concentrations,and kidney function in rats fed a high-phosphorus diet［J］. J Nutr Sci Vitaminol(Tokyo),2015,61(2):195-200.

［10］KERSTETTER J E,BIHUNIAK JD,BRINDISI J,et al. The Effect of a whey protein supplement on bone mass in older caucasian adults［J］. J Clin Endocrinol Metab,2015,100(6):2214-2222.

［11］LOCKER F G,SILVERBERG S J,BILEZIKIAN J P. Optimal dietary calcium intake in primary hyperparathyroidism［J］. Am J Med,1997,102(6):543-550.

［12］MARCOCCI C,BOLLEERSLEV J,KHAN A A,et al. Medical management of primary hyperparathyroidism:proceedings of the fourth international workshop on the management of asymptomatic primary hyperparathyroidism［J］. J Clin Endocrinol Metab,2014,99(10):3607-3618.

［13］MOE S M,ZIDEHSARAI M P,CHAMBERS M A,et al. Vegetarian compared with meat dietary protein source and phosphorus homeostasis in chronic kidney disease[J]. Clin J Am Soc Nephrol,2011,6(2):257-264.

[14]PARK J M,PARK C Y,HAN S N. High fat diet-induced obesity alters vitamin D metabolizing enzyme expression in mice[J]. Biofactors,2015,41(3):175-182.

[15]RITTER C S,MARTIN D R,LU Y,et al. Reversal of secondary hyperparathyroidism by phosphate restriction restores parathyroid calcium-sensing receptor expression and function[J]. J Bone Miner Res,2002,17(12):2206-2213.

[16]ROLIGHED L,REJNMARK L,SIKJAER T,et al. Vitamin D treatment in primary hyperparathyroidism:a randomized placebo controlled trial[J]. J Clin Endocrinol Metab,2014,99(3):1072-1080.

[17]SELAMET U,TIGHIOUART H,SARNAK M J,et al. Relationship of dietary phosphate intake with risk of end-stage renal disease and mortality in chronic kidney disease stages 3-5:the modification of diet in renal disease study[J]. Kidney Int,2016,89(1):176-184.

[18]SPIEGEL D M,BRADY K. Calcium balance in normal individuals and in patients with chronic kidney disease on low-and high-calcium diets[J]. Kidney Int,2012,81(11):1116-1122.

[19]TANG B M,ESLICK G D,NOWSON C,et al. Use of calcium or calcium in combination with vitamin D supplementation to prevent fractures and bone loss in people aged 50 years and older:a meta-analysis[J]. Lancet,2007,370(9588):657-666.

[20]VAISMAN N,SHALTIEL G,DANIELY M,et al. Increased calcium absorption from synthetic stable amorphous calcium carbonate:double-blind randomized crossover clinical trial in postmenopausal women[J]. J Bone Miner Res,2014,29(10):2203-2209.

[21]VILLAIN C,ECOCHARD R,BOUCHET J L,et al. Relative prognostic impact of nutrition,anaemia,bone metabolism and cardiovascular comorbidities in elderly haemodialysis patients[J]. Nephrol Dial Transplant,2019,34(5):848-858.

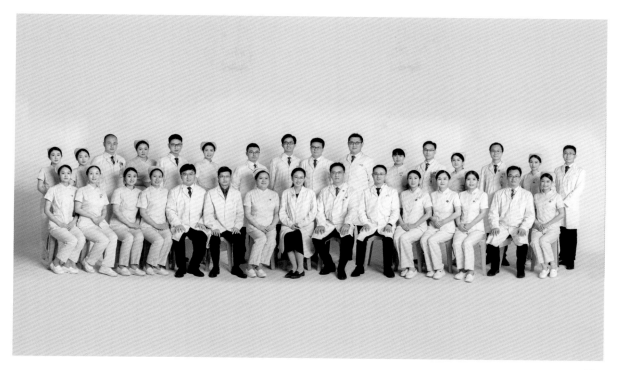

医护风采

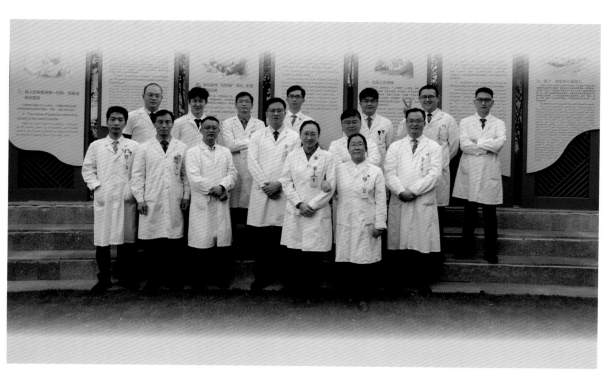

医生风采

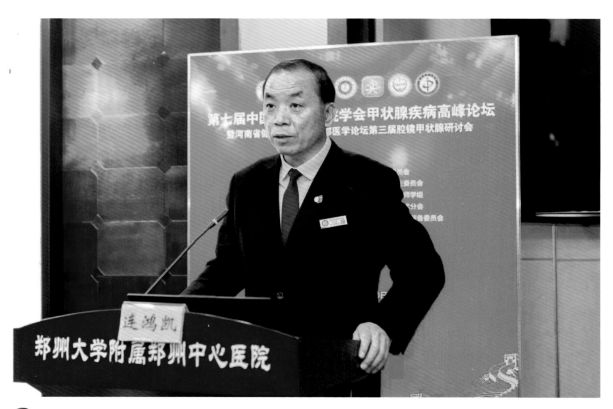

連鴻凱院长致辞

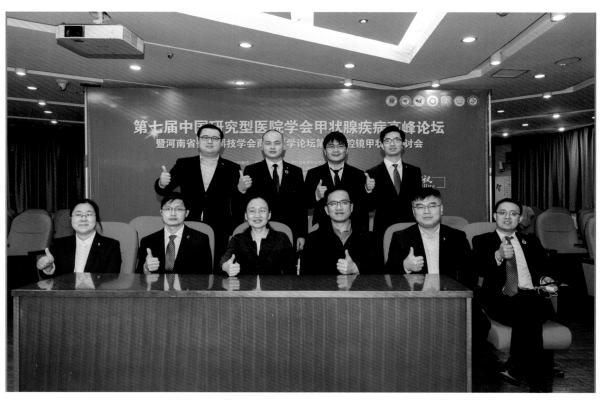

学术会议合影

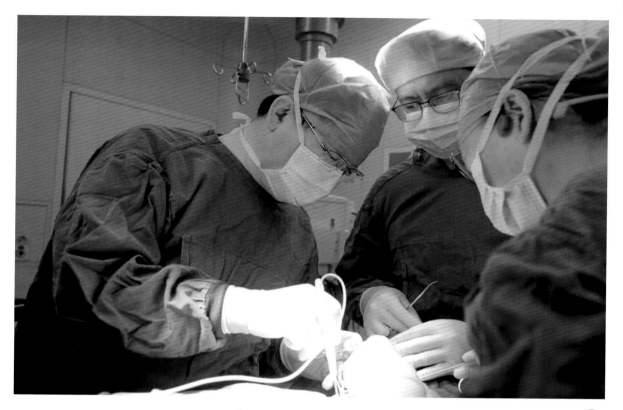

田文教授主刀的胸骨后巨大甲状旁腺腺瘤手术

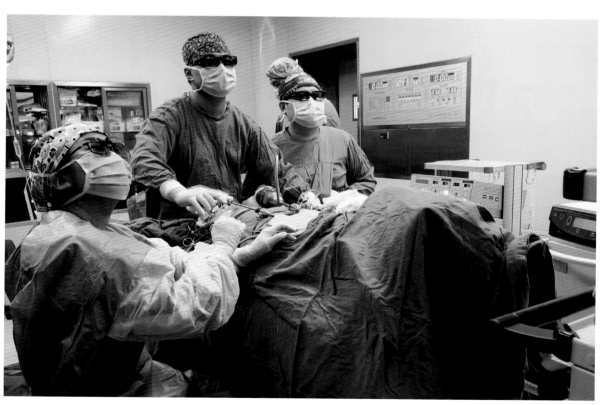

3D 腔镜手术

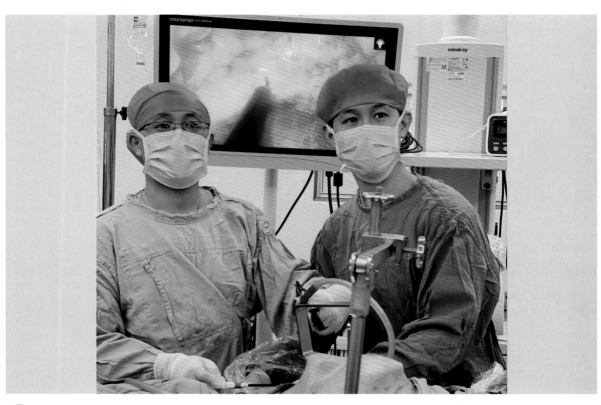

经腋窝腔镜手术

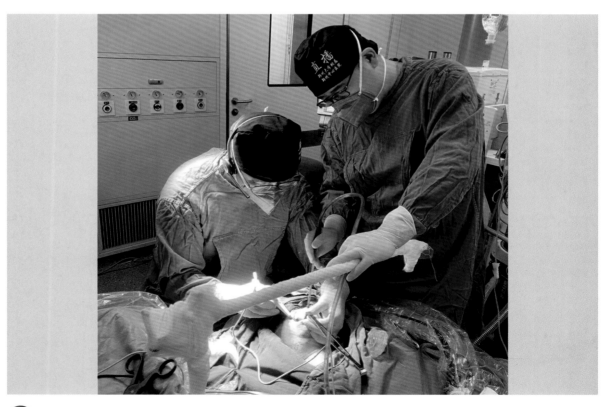

经口腔腔镜手术